儿科常见病诊治与检验医学

战玉助 等◎主编

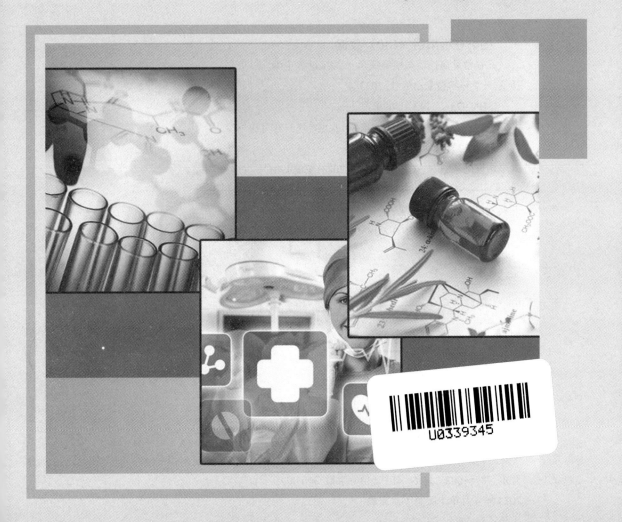

天津出版传媒集团

天津科学技术出版社

图书在版编目（CIP）数据

儿科常见病诊治与检验医学 / 战玉助等主编. -- 天
津：天津科学技术出版社，2023.4
ISBN 978-7-5742-1076-9

Ⅰ．①儿… Ⅱ．①战… Ⅲ．①小儿疾病－常见病－诊
疗 Ⅳ．①R72

中国国家版本馆CIP数据核字(2023)第064901号

儿科常见病诊治与检验医学
ERKE CHANGJIANBING ZHENZHI YU JIANYAN YIXUE
责任编辑：李　彬
责任印制：兰　毅

出　　版：天津出版传媒集团
　　　　　天津科学技术出版社
地　　址：天津市西康路 35 号
邮　　编：300051
电　　话：（022）23332377（编辑部）
网　　址：www.tjkjcbs.com.cn
发　　行：新华书店经销
印　　刷：山东道克图文快印有限公司

开本 787×1092　1/16　印张 13　字数 310 000
2023 年 4 月第 1 版第 1 次印刷
定价：56.00 元

编　委　会

主　编　战玉助（临沂市人民医院）
　　　　杨华英（自贡市妇幼保健院）
　　　　高真子（聊城市茌平区人民医院）
　　　　马　超（聊城市茌平区人民医院）
　　　　钟建祥（昌乐齐城中医院）
　　　　马韶梅（昌乐齐城中医院）

前　言

　　本书由长期从事临床工作且理论扎实、实践经验丰富的资深医务工作者进行撰写，全书共十二章，首先介绍了儿科各个专业的常见疾病的临床诊断与治疗，其次本书整合了临床检验基础的检验项目，详细阐述了医学检验所涉及的基础知识，重点介绍了现代临床检验的基础理论、临床意义等内容，力求反映检验医学现状和趋势，体现医学检验学的基础知识和临床应用。

　　尽管在本书编撰过程中，编者们做出了巨大的努力，对稿件进行了多次认真的修改，但由于编写经验不足，加之编写时间有限，书中如存在遗漏之处，敬请广大读者提出宝贵的修改建议，以期再版时修正完善！

目　　录

第一章　营养与营养障碍性疾病 ……………………………………………………… 1

　　第一节　营养基础 …………………………………………………………………… 1

　　第二节　婴儿喂养 …………………………………………………………………… 3

　　第三节　幼儿营养与膳食安排 ……………………………………………………… 7

　　第四节　蛋白质-能量营养不良 ……………………………………………………… 7

　　第五节　小儿肥胖症 ………………………………………………………………… 10

　　第六节　维生素 D 缺乏性佝偻病 …………………………………………………… 12

第二章　新生儿疾病 …………………………………………………………………… 16

　　第一节　高危新生儿 ………………………………………………………………… 16

　　第二节　新生儿窒息与复苏 ………………………………………………………… 17

　　第三节　新生儿呼吸窘迫综合征 …………………………………………………… 22

　　第四节　胎粪吸入综合征 …………………………………………………………… 25

第三章　小儿循环系统疾病 …………………………………………………………… 28

　　第一节　病毒性心肌炎 ……………………………………………………………… 28

　　第二节　高血压急症 ………………………………………………………………… 31

　　第三节　严重心律失常 ……………………………………………………………… 35

　　第四节　感染性心内膜炎 …………………………………………………………… 41

　　第五节　急性心包填塞 ……………………………………………………………… 44

　　第六节　青紫型先天性心脏病缺氧发作 …………………………………………… 46

　　第七节　小儿血管迷走性晕厥 ……………………………………………………… 47

第四章　小儿血液系统疾病 …………………………………………………………… 48

　　第一节　急性白血病 ………………………………………………………………… 48

　　第二节　急性溶血性贫血 …………………………………………………………… 54

　　第三节　特发性血小板减少性紫癜 ………………………………………………… 57

第五章　小儿免疫系统疾病 …………………………………………………………… 62

　　第一节　风湿热 ……………………………………………………………………… 62

第二节 过敏性紫癜 ··· 66

第三节 川崎病 ·· 68

第六章 小儿传染性疾病 71

第一节 概述 ·· 71

第二节 麻疹 ·· 73

第三节 水痘 ·· 75

第四节 流行性腮腺炎 ··· 77

第五节 猩红热 ·· 80

第六节 小儿结核病 ··· 82

第七节 禽流感 ·· 88

第七章 小儿骨科疾病 90

第一节 锁骨骨折 ··· 90

第二节 肱骨近端骨骺分离 ··· 93

第三节 肱骨干骨折 ··· 94

第四节 肱骨髁上骨折 ··· 95

第五节 肱骨外髁骨折 ··· 97

第六节 肱骨内上髁骨折 ··· 98

第七节 桡骨头半脱位 ··· 99

第八节 股骨干骨折 ·· 100

第八章 标本采集与处理 102

第一节 血液标本采集 ·· 102

第二节 尿液标本采集 ·· 107

第三节 体液标本采集 ·· 109

第九章 血液一般检验 110

第一节 红细胞检验 ·· 110

第二节 白细胞检验 ·· 117

第三节 输血检验 ·· 123

第十章 尿液一般检验 130

第一节 尿液常规检查 ·· 130

第二节 尿液的其他检查 ·· 137

第十一章 体液一般检验 142

第一节 粪便检查 ·· 142

第二节 脑脊液常规检查 ·· 144

第三节 浆膜腔积液检查 ·· 145

第四节　精液和前列腺液检查 ·· 149

第五节　阴道分泌物检查 ·· 154

第十二章　红细胞疾病检验 ··· 158

第一节　实验室检查 ·· 158

第二节　贫血的分类与诊断原则 ··· 172

第三节　造血原料异常贫血的诊断 ··· 175

第四节　再生障碍性贫血检验 ··· 188

参考文献 ··· 197

第一章　营养与营养障碍性疾病

第一节　营养基础

营养是指人体获得和利用食物维持生命活动的整个过程。食物中经过消化、吸收和代谢能够维持生命活动的物质称为营养素。

营养素包括：能量；宏量营养素（蛋白质、脂类、糖类）；微量营养素（矿物质及维生素）；其他膳食成分（膳食纤维、水）。

一、能量的需要

能量是指食物中的蛋白质、脂类、糖类在体内氧化分解释放出的热量。人体能量代谢的最佳状态是达到能量消耗与能量摄入的平衡，能量缺乏或过剩对人体身体健康都不利。能量的单位是千卡（kcal）或千焦（kJ），1kcal＝4.184kJ，1kJ＝0.239kcal。1g 糖类、蛋白质和脂肪在体内的实际产能分别为 4kcal（16.8kJ）、4kcal（16.8kJ）和 9kcal（37.8kJ）。小儿总能量消耗量包括基础代谢、食物的热力作用、生长、活动和排泄五个方面，具体如下：

1.基础代谢　指在清醒而安静的状态下，维持人体生命活动所需要的最低能量。小儿基础代谢的能量需要量较成人相对较高，随年龄增长逐渐减少。婴儿基础代谢的能量需要约占总能量的 60％，约为每日 55kcal（230kJ）/kg，7 岁时约为每日 44kcal（184kJ）/kg，12 岁时约为每日 30kcal（126kJ）/kg，与成人相仿。

2.食物的热力作用　指食物在消化、吸收和代谢过程中所消耗的超过基础代谢的能量。与食物成分有关，蛋白质的食物热力作用最大，婴儿食物含蛋白质量高，食物热力作用占总能量的 7％～8％，采用混合膳食的年长儿约占 5％。

3.生长发育所需　生长发育需要的能量与小儿生长发育的速度成正比，生长发育的速度越快，需要量越多，是小儿特有的能量需要。婴儿期生长发育的速度最快，此项所需能量占总能量的 25％～30％。

4.活动消耗　用于肌肉活动所需要的能量。此项能量需要量与身体大小、活动强度、活动持续时间及活动类型有关，并随年龄增加而增加。当能量摄入不足时，小儿首先表现为活动减少。

5.排泄消耗　正常情况下，未能消化吸收的食物的损失，约占总能量的 10％以内，腹泻时可成倍增加。

以上五个方面能量的总和即为总的能量所需。常用的估算方法为,1 岁以内婴儿约需能量为每日 110kcal/kg,即每日 460kJ/kg,以后每增加 3 岁能量需要量每日约减少 10kcal/kg,即 42kJ/kg,至 15 岁时为每日 60kcal/kg,即每日 250kJ/kg。长期能量摄入不足可引起营养不良,长期能量摄入过多可引起肥胖。

二、营养素的需要

1.蛋白质　蛋白质的主要功能是构成人体组织细胞的重要成分,维持人体的生理功能;次要功能是提供能量,占总能量的 8%～15%。1 岁内婴儿蛋白质的推荐摄入量为每日 1.5～3g/kg。蛋白质氨基酸的模式与人体氨基酸的模式接近的食物,生物利用率高,称为优质蛋白质。婴幼儿生长发育旺盛,保证优质蛋白质的供给非常重要。优质蛋白质主要来源于动物和大豆蛋白质。小儿蛋白质长期供给不足可导致营养不良、生长发育停滞及贫血等;供给过多可导致消化功能紊乱(腹泻或便秘)。

2.脂类　包括脂肪(甘油三酯)和类脂,是人体的第二供能营养素。人体自身不能合成,必须由食物供给的脂肪酸称为必需脂肪酸,如亚油酸、亚麻酸。亚油酸在体内可转变成亚麻酸和花生四烯酸,是最重要的必需脂肪酸。亚油酸主要存在于植物油、坚果类(核桃、花生),亚麻酸主要存在于绿叶蔬菜、鱼类脂肪及坚果类。母乳含有丰富的必需脂肪酸。

脂肪供能占总能量的百分比:6 个月以下为 45%～50%,6 个月至 2 岁为 35%～40%,2～7 岁为 30%～35%,7 岁以上为 25%～30%。婴儿脂肪的需要量为每日 4g/kg,成人为每日 1.0～1.5g/kg。脂类主要来源于乳类、肥肉、蛋黄及植物油等。脂类供给不足可导致营养不良,供给过多可导致食欲减退和腹泻。

3.糖类　为供能的主要物质。主要以糖原形式存在于肝脏和肌肉内。2 岁以上儿童膳食中,糖类提供的能量应占总能量的 55%～65%。糖类主要来源于粮谷类和薯类食物,长期供给不足可导致营养不良和酸中毒。

4.矿物质　是构成机体的成分,并为调节生理功能所必需。在矿物质中,人体含量大于体重的 0.01% 的各种元素称为常量元素,如:钙、磷、镁、钠、氯及钾等。体内含量很低,需通过食物摄入,有一定的生理功能的元素称微量元素。如碘、锌、硒、铜、铁等。微量元素是酶、维生素必需的活性因子;构成或参与激素的作用;参与核酸代谢。

5.维生素　是维持人体正常生理功能不可缺少的一类有机物质,主要功能是调节人体的新陈代谢,但不供给能量。维生素可分为脂溶性维生素(维生素 A、维生素 D、维生素 E、维生素 K)和水溶性维生素(B 族维生素、维生素 C)两大类。前者可储存在体内,不需每日供给,过量可致中毒;后者不能储存在体内,需每日供给,缺乏后症状出现迅速,过量一般不发生中毒。

6.水　是机体不可缺少的物质,细胞组成的重要成分。人体内所有的新陈代谢和体温调节活动都必须有水的参与才能完成。年龄越小需水量相对越大,婴儿需水量为每日 150ml/

kg,以后每增长 3 岁每日约减少 25ml/kg,成人需水量为每日 40～50ml/kg。水供给不足或丢失过多可导致脱水;供给过多可导致水中毒。

7.膳食纤维 主要来源于植物的细胞壁,是不被小肠酶消化的非淀粉多糖。膳食纤维主要功能是:促进肠蠕动,降解胆固醇,改善肝代谢,防止肠萎缩。婴幼儿可从谷类、新鲜蔬菜、水果中获得一定量的膳食纤维。

第二节 婴儿喂养

婴儿喂养方式分母乳喂养、部分母乳喂养、人工喂养三种喂养方式。

一、母乳喂养

母乳是满足婴儿生理和心理发育的最好的天然食品,对婴儿的健康生长发育有着不可替代的作用。经过大量的研究表明,母乳具有无比的优越性,现在,全世界都在大力提倡母乳喂养,世界卫生组织提出,要实现 4 个月内婴儿纯母乳喂养率达到 85% 的总目标。

(一)母乳的成分

母乳的成分在乳母产后不同时期差异很大,产后 4～5 天内的乳汁称为初乳,量少,淡黄色,碱性,比重高,每日量为 15～45ml,含脂肪较少而蛋白质较高(主要为分泌型免疫球蛋白A),维生素 A、牛磺酸和矿物质的含量丰富,并含有初乳小球(充满脂肪颗粒、巨噬细胞及其他免疫活性细胞),对新生儿的生长发育及增强抗感染能力十分重要;6～10 天的乳汁为过渡乳,成分介于初乳和成熟乳之间;11 天至 9 个月的乳汁称为成熟乳,每日量为 700～1000ml,成分较为稳定;10 个月以后的乳汁称为晚乳,总量减少,营养成分降低。

(二)母乳喂养的优点

1.营养丰富、利用率高 各种营养素比例适宜,人乳含蛋白质、脂肪、糖类的比例为 1:3:6,符合营养素需要的比例,容易消化吸收。蛋白质中清蛋白多,酪蛋白少,在胃内形成的奶凝块小,易于消化吸收。人乳含必需氨基酸比例适宜。脂肪中含不饱和脂肪酸多,形成的脂肪球小,易消化吸收,并有利于脑的发育。人乳中含乙型乳糖多,促进双歧杆菌、乳酸杆菌生长同时抑制大肠杆菌生长,减少腹泻的发生。人乳中含有脂肪酶,利于脂肪的消化吸收。人乳中含有丰富的维生素,矿物质浓度低,适合婴儿不成熟的肾发育水平,且含微量元素锌、碘、铜较多,钙、磷比例为 2:1,有利于钙的吸收;铁含量与牛乳相同,但吸收率是牛乳的 5 倍。

2.母乳有增强婴儿免疫力的作用 母乳中含有抗体及分泌型 IgA,可减少感染;母乳含乳铁蛋白可抑制大肠杆菌及白色念珠菌生长,有杀菌、抗炎、抗病毒和调理细胞因子的作用;双歧因子可促进乳酸杆菌生长,抑制大肠杆菌、痢疾杆菌等生长,减少肠道感染;人乳中还含有大量的巨噬细胞、淋巴细胞、补体、溶菌酶等抗感染物质,能增强婴儿的免疫力。

3.母乳温度适宜,几乎无菌,经济、卫生、方便,有利于婴儿心理健康发育,增进母子感情。

4.母乳喂养可刺激乳汁分泌;促进子宫收缩与复原,利于产后康复;推迟排卵,减少再次受孕的机会;减少乳腺癌和卵巢癌的发生。

(三)母乳喂养的护理

母乳是婴儿最佳的食物和饮料,世界卫生组织(WHO)和我国卫生部制定的《婴幼儿喂养策略》建议婴儿出生后6个月内完全接受母乳喂养,要建立成功的母乳喂养应做好以下的准备和采取相应的措施:

1.产前准备　大多数健康的孕妇都具有哺乳的能力,通过宣传树立孕妇母乳喂养的信心;保证孕母的合理营养和充足的睡眠。

2.乳头保健　孕母在妊娠后期每日用清水(忌用肥皂或酒精等)擦洗乳头;乳头平坦或内陷者用两手拇指从不同角度按捺乳头两侧并向周围牵拉,每日数次;每次哺乳后挤少许乳汁均匀地涂在乳头上,对乳头表皮有保护作用。

3.尽早开奶、按需哺乳　孕母、婴儿健康状况良好时应尽早开奶,一般生后0.25～2小时内即可哺乳。尽早开奶可促进产妇催产素和催乳素的分泌,减少产后出血和促进乳汁的分泌。按需哺乳是根据婴儿需要随时哺乳,不限制时间和次数,频繁吸吮乳头的刺激也有利于乳汁的分泌,提高母乳喂养成功率。

4.正确的哺乳姿势和技巧　喂奶前,母亲洗净双手和乳头,取舒适的体位,然后将婴儿的身体转向母亲,并贴紧母亲,母亲的手呈"C"字形托住乳房,将乳头接触婴儿的嘴唇,当小儿张口时,将乳头和大部分的乳晕放入婴儿口中,如果是有效的吸吮,可听到婴儿有节奏的吞咽声,且面颊部不会凹陷。两侧乳房应交替进行哺乳,一侧吸空后再吸另一侧。若一侧乳房奶量已能满足婴儿需要,则每次轮换乳房哺乳。哺乳时注意保持婴儿呼吸道通畅,哺乳后应将婴儿竖抱于母亲前胸,头靠在母亲肩上,轻轻拍背,然后取右侧卧位,防止婴儿溢乳。

(四)母乳喂养的注意事项

1.母亲的注意事项　保证足够的营养、愉快的心情、充足的睡眠;避免刺激性食物、烟酒;注意不滥用药物。

2.观察乳量是否充足　奶量充足的标准是:安静,睡眠好,大小便正常,无腹胀,理想的体重增长(每日增长15～30g,生理性体重下降期除外)。

3.哺乳禁忌　母亲感染HIV和严重疾病(重症心脏病、肾脏病、糖尿病、恶性肿瘤、精神病、癫痫等)时应停止哺乳。患急性传染病时,可将乳汁挤出,经消毒后哺喂;乙型肝炎病毒主要是通过胎盘或血液传播,因此,乙型肝炎病毒携带者并非哺乳禁忌证;母亲患结核病但无临床症状可继续哺乳。此外,新生儿患某些疾病如半乳糖血症等遗传代谢病症,是母乳喂养的禁忌证。

4.断乳　随着小儿年龄的增长,母乳的质和量已不能满足小儿生长发育的需要,同时婴儿的各项生理功能也能逐步适应非流质食物,小儿应从4个月开始添加辅助食物,既满足小儿生长发育的需要,又为断乳做准备。在添加辅助食物的同时,逐步减少哺乳次数,使母子双方在生理和心理上做好准备,10～12 个月完全断乳。若小儿体弱多病或遇夏季炎热时,可推迟断乳时间,但最迟不超过 1 岁半。

二、部分母乳喂养

母乳不足或工作、生活条件限制而加用配方奶、兽乳(牛、羊乳)进行喂养的方法称为部分母乳喂养。部分母乳喂养按其实施方法可分为两种。

1.补授法　每次母乳哺喂时间不变,先哺喂母乳,将两侧乳房吸空后再补充其他乳品,为补授法。这样哺乳的方法有利于母乳的分泌。

2.代授法　每日用配方乳或兽乳替代一次或数次母乳喂养,为代授法。此方法一般用于母乳喂养婴儿 4～6 个月后开始引入配方乳或兽乳,为断奶做准备。

三、人工喂养

4～6 个月以内的婴儿因母乳缺乏或其他原因不能用母乳喂养,完全改用配方奶、兽乳(牛乳、羊乳、马乳)喂养者称为人工喂养。

(一)兽乳的特点(以牛乳为例)

人工喂养常用牛乳,但牛乳的成分不适合婴儿。

1.乳糖含量低　牛乳中的乳糖含量低于人乳,主要为甲型乳糖,可促进大肠杆菌的生长。

2.宏量营养素比例不当　牛乳中酪蛋白多,清蛋白少,在胃内形成的凝块大;牛乳的氨基酸比例不当;牛乳中饱和脂肪酸多,形成的脂肪球大,而且缺乏脂肪酶,不利于消化吸收;牛乳中不饱和脂肪酸(亚麻酸)低于人乳;钙磷比例不适宜,影响钙的吸收。

3.肾脏负荷重　牛乳中矿物质比人乳高 3～3.5 倍,增加肾脏负担,对婴儿肾脏有潜在的损害。

4.缺乏各种免疫因子　是与人乳最大的区别,故牛乳喂养婴儿患感染性疾病的机会较多。

羊乳的营养价值与牛乳大致相同,羊乳蛋白质凝块较小,脂肪颗粒小,比牛乳容易吸收,但羊乳中叶酸含量很少,长期哺喂易致营养性巨幼红细胞性贫血。

(二)牛乳的改造

无论牛乳还是羊乳,均不适合人类的婴儿,故一般人工喂养或婴儿断离母乳时应首选配方乳。

1.配方奶粉　是以牛乳为基础的改造奶制品,使其宏量营养素成分尽量"接近"人乳,使之适合婴儿的消化能力和肾功能,如降低酪蛋白、无机盐的含量;添加一些重要的营养素,如乳清蛋白、不饱和脂肪酸、乳糖、维生素和微量元素等。

配方奶粉稀释的比例:合理的奶粉调配是保证婴儿营养摄入的关键。一般市售配方奶粉配有统一规格的专用小勺。如盛 4.4g 奶粉的专用小勺,一勺宜加 30ml 温开水;盛 8.8g 奶粉的专用小勺,一勺宜加 60ml 温开水(重量比为 1:7)。

2.全牛奶的家庭改造 如无条件用配方奶而采用鲜牛奶喂养婴儿时,必须按照下列方法进行改造。具体方法如下:①煮沸:既可达到灭菌的目的,又可使牛奶中的蛋白质变性,使之在胃内不易凝集成大块。②加糖:牛乳中乳糖含量低,加糖的目的是使牛乳中宏量营养素的比例适宜,利于吸收,软化大便。一般每 100ml 牛奶中可加蔗糖 5~8g。③加水:降低牛奶矿物质、酪蛋白的比例,减轻婴儿消化道、肾脏负荷。

(三)奶量摄入的估计(6 个月以内)

1.配方奶粉摄入量估计 一般市售婴儿配方奶粉 100g 约供能 500kcal,婴儿能量需要量约为每日 110kcal/kg,故需婴儿配方奶粉每日 20g/kg 可满足需要。

2.全牛奶摄入量估计 8%糖牛乳 100ml 约供能 100kcal,婴儿能量需要量约每日 110kcal/kg,故婴儿需 8%糖牛乳每日 110ml/kg,因牛乳蛋白质与矿物质含量较高,需加水稀释,使每日总液量达 150ml/kg,即每日需另加水 40ml/kg。

(四)人工喂养的注意事项

1.乳汁的浓度和量 不可过稀、过浓或过少。出生后 1~2 周内的新生儿可用 2:1 乳(牛乳 2 份,加水 1 份),以后逐渐增至 3:1 或 4:1 乳,1~2 个月即可喂全乳。

2.乳液温度与奶嘴 乳液温度与体温相似,即将乳液滴在喂哺者手背或前臂内侧,以不感觉烫手为宜。奶嘴的软硬度应适宜,奶嘴孔的大小以奶瓶盛水倒置时瓶内液体滴状并连续滴出为宜。现市售奶瓶与奶嘴设计非常科学,不用将奶瓶倒置喂哺,婴儿自动吸吮,可自行控制吸入乳汁的量和速度。

3.哺喂过程 哺乳前准备好婴儿及奶具,将婴儿抱起置于膝上,使之呈半卧位姿势,将奶瓶斜置,使乳汁充满奶嘴进行哺喂,每次哺喂时间持续 15~20 分钟,喂后将婴儿竖抱于胸前,轻拍后背,排出空气后将婴儿置右侧卧位。

4.所有用具每次用后都要洗净,消毒;乳瓶内剩余的乳汁不能留到下次再喂。

四、婴儿食物转换

4~6 个月后的婴儿,单靠乳类食品已不能满足其生长发育的需要,且随乳牙的萌出,婴儿的消化吸收能力日趋成熟,需及时添加辅助食品,并为断离母乳做好准备。

(一)不同喂养方式婴儿的食物转换

婴儿喂养的食物转换过程是让婴儿逐渐适应各种食物的味道、培养婴儿对其他食物的兴趣逐渐由乳类为主要食物转换为进食固体食物为主的过程。母乳喂养婴儿的食物转换是帮助婴儿逐渐用配方奶或兽乳完全替代母乳,同时添加其他食物;部分母乳喂养或人工喂养婴儿的食物转换是逐渐添加其他食物。

(二)婴儿食物转换原则

由于婴儿一直进行乳类喂养,消化系统发育还不成熟,在食物转换过程中必须遵循循序渐进的原则:由少到多,使婴儿有一个适应的过程;由稀到稠,即从流质到半流质,再到固体食物;由细到粗,如从菜汁到菜泥,到碎菜;由一种到多种,婴儿习惯一种食物后再添加另一种;遇病暂停,婴儿患病时,暂缓添加新品种。

第三节　幼儿营养与膳食安排

一、幼儿进食特点

1.生长发育速度减慢　1岁后小儿生长发育逐渐平稳。因而,幼儿进食相对稳定。

2.心理行为影响　幼儿神经心理发育迅速,进食时表现出强烈的自我进食欲望,常表现出对某些食物强烈的喜恶,并有调节进食的能力,小儿自我选择的食物和量也常常适合自己的生理需要,因此,家长应尽量尊重小儿的选择,避免强迫小儿进食引起心理逆反甚至厌食。

3.家庭成员的影响　家庭成员进食的行为和对食物的反应会成为小儿的榜样,因此,家长应言传身教,不偏食、挑食;营造良好的进食环境;专心进食,细嚼慢咽;进食要定时、定量,养成良好的进食习惯。

4.进食技能发育情况　幼儿的进食技能发育状况与婴儿期训练有关,因此,婴儿期就要训练小儿吞咽、咀嚼技能,避免长期食物过细,导致幼儿期不愿进食固体食物,或"包在口中不吞"。

二、幼儿的膳食安排

幼儿膳食中能量和各种营养素的摄入量需满足该年龄段儿童的生理需要,蛋白质供给量40g/d左右,其中优质蛋白应占总蛋白的1/2,蛋白质、脂类和糖类的产能之比应为(10%~15%):(30%~35%):(50%~60%)。膳食安排一般四餐(奶类2,主食2)两点(点心)为宜。

第四节　蛋白质-能量营养不良

蛋白质-能量营养不良简称营养不良,是由于能量和(或)蛋白质缺乏引起的一种慢性营养缺乏症,多见于3岁以下婴幼儿。临床特点为体重明显减轻、皮下脂肪减少或皮下水肿,较重者生长发育停滞,常伴有全身各器官系统的功能障碍、抵抗力低下及多种维生素缺乏。临床分为三种类型:消瘦型(能量供给不足所致)、水肿型(蛋白质供给不足所致)和消瘦-水肿型(介于两者之间)。

一、病因及发病机制

(一)病因

1.摄入不足(喂养不当)　母乳不足又未及时添加含蛋白质丰富的食品;奶粉调制过稀;未

及时添加辅食或添加不合理,或突然断奶;较大儿童具有长期挑食、偏食或吃零食过多等不良的饮食习惯。

2.消化吸收障碍　迁延性腹泻、过敏性肠炎、肠吸收不良综合征等影响食物的消化吸收;唇裂、腭裂、幽门狭窄等先天畸形影响食物的摄入或消化吸收。

3.需要量增加　早产、双胎或多胎;急、慢性传染病(如麻疹、肝炎、结核、慢性菌痢等)的恢复期;糖尿病、肾病综合征、甲状腺功能亢进等。

4.其他因素　护理不当、活动过度、睡眠不足及精神因素等也可因摄入不足或消耗增加而导致营养不良。

(二)发病机制

由于长期能量供给不足,体温偏低;蛋白质摄入不足或消耗过多,可使体内蛋白质代谢处于负氮平衡,当血清总蛋白浓度<40g/L、清蛋白<20g/L时可出现低蛋白性水肿;能量摄入不足,体内脂肪大量消耗,可致血清胆固醇浓度下降、脂肪肝;糖原不足或消耗过多,可致低血糖,重者可致低血糖性休克,抢救不及时可导致患儿突然死亡;由于组织(脂肪)消耗超过水分消耗,故体液相对较多,细胞外液呈低渗性状态,腹泻时常表现为低渗性脱水,并易出现代谢性酸中毒、低钾及低钙血症;各系统器官退行性病变及功能低下,出现食欲缺乏及腹泻、血压偏低等;特异性及非特异性免疫功能均明显降低,极易并发各种感染。

二、临床表现

营养不良的早期表现是体重不增。随着营养不良的日益加重,体重逐渐下降,皮下脂肪减少甚至消失,患儿表现为消瘦,严重者可导致生长发育停滞,同时伴精神萎靡不振,各器官功能减退,极易并发各种感染。营养不良患儿皮下脂肪减少或消失的顺序:首先是腹部,然后累及胸部、背部、臀部、四肢,最后累及的是面颊。腹壁皮褶的厚度是判断营养不良程度的重要指标。测量的方法是在腹部脐旁锁骨中线上,检查者拇指和示指相距3cm,垂直捏起皮肤及皮下脂肪,用皮尺量其上缘的厚度,也可用皮脂仪测量。

根据体重下降的程度、皮下脂肪减少的程度及内脏功能损害的程度将婴幼儿营养不良分为三度。

三、并发症

营养不良患儿易出现各种并发症,最常见的是营养性贫血,其中营养性缺铁性贫血多见;其次是各种维生素的缺乏,其中脂溶性维生素 A 缺乏最常见,常表现为角膜干燥症,严重可致失明。维生素 D 缺乏可出现在恢复期生长发育迅速时才表现出来。最严重的并发症是自发性低血糖,常于清晨发生,表现为面色苍白、意识不清、呼吸暂停、脉搏减慢、体温不升等,如不积极抢救,可导致死亡。由于免疫功能下降,还易导致各种感染,如呼吸道感染、中耳炎、鹅口疮、泌尿道感染及结核病等。

四、实验室检查

人血白蛋白浓度降低是营养不良最重要的改变,但出现较晚,不够灵敏。胰岛素样生长因子 1(IGF-1)水平降低是诊断营养不良的较好指标。血清淀粉酶、脂肪酶、胆碱酯酶、碱性磷酸酶等活力均下降,血清胆固醇浓度降低,生长激素水平升高。

五、诊断

中度以上营养不良因临床表现较为明显而容易诊断,重点应注重轻症及早期营养不良的诊断及病因诊断,诊断时应从以下三方面考虑:

1.重症易诊,轻症易漏　根据小儿年龄、喂养史、出现营养不良的表现(体重下降、皮下脂肪减少、全身各器官系统功能障碍等),重症典型病例不难诊断。轻症营养不良患儿因表现不典型容易漏诊,可通过生长发育监测及时发现。

2.分度诊断　诊断为营养不良的患儿,可根据临床表现进行分度诊断。

3.病因诊断　营养不良是一组综合征,可由多种因素引起,若不消除病因,营养不良难以痊愈,故必须通过详细询问病史和进一步的检查确定病因,做出病因诊断,同时加以治疗,方为良策。

六、治疗

营养不良的治疗原则:采取综合治疗措施,积极治疗危及生命的并发症,消除病因,调整饮食,促进消化功能。

(一)积极处理危及生命的并发症

1.自发性低血糖　一旦发生自发性低血糖,应立即静脉注射 50% 葡萄糖,迅速升高血糖,避免猝死。

2.腹泻引起的水电解质及酸碱平衡紊乱　营养不良患儿易发生腹泻,腹泻时易发生严重脱水(低渗性)、酸中毒、低钾、低钙及低镁血症,应按照小儿液体疗法的要求及时纠正。

3.各种感染　营养不良患儿由于免疫力低下,容易发生各种感染,应及时选用有效抗生素控制感染。

(二)消除病因

在病因明确的基础上,积极治疗原发病,如根治各种消耗性疾病、手术纠正消化道畸形、控制感染性疾病及改进喂养方法等。

(三)调整饮食

营养不良患儿因长期摄入不足,消化道已经适应较低营养物质的摄入,Ⅱ度以上营养不良患儿常伴消化功能紊乱,骤然增加摄食量常不能适应,故饮食调整应遵循循序渐进、由少到多的原则。Ⅰ度营养不良一般从每日 250～330kJ/kg(60～80kcal/kg)开始,Ⅱ度、Ⅲ度营养不良从每日 165～230kJ/kg(40～55kcal/kg)开始,逐渐增加,最后达每日 500～727kJ/kg。食物中应富含维生素和微量元素。

(四)促进消化

1.消化酶 胃蛋白酶、胰蛋白酶等。

2.维生素 多种维生素、维生素 B_{12}。

3.增进食欲 一般用蛋白同化类固醇制剂如苯丙酸诺龙能促进蛋白质的合成,增进食欲,用法是每次 0.5～1mg/kg,每周 1～2 次,连续用 2～3 周;食欲极差患儿可每日一次皮下注射正规胰岛素 2～3U,注射前必须先服葡萄糖 20～30g,其次,注意更换注射部位,避免导致注射部位皮下脂肪及肌肉萎缩,并连用 1～2 周;锌制剂可提高患儿味觉敏感度,有增进食欲的作用,可口服元素锌每天 0.5～1mg/kg。

(五)其他疗法

1.中成药 中成药对治疗营养不良、调理脾胃、增进食欲有独到的疗效,可酌情使用。常用木香槟榔丸、小儿化积口服液等。

2.推拿、捏脊及针灸疗法等 也有一定的疗效。

七、预防

本病应采取综合性的预防措施,具体如下:大力提倡母乳喂养,及时添加辅助食品,纠正不良的饮食习惯;合理安排生活作息,保证充足睡眠;积极防治各种传染病;及时矫正各种先天畸形;推广使用生长发育监测图,早期发现营养不良。

第五节　小儿肥胖症

小儿肥胖症是由于小儿长期能量摄入超过消耗,导致体内脂肪过度积聚,体重超过一定范围的一种慢性营养障碍性疾病。体重超过同性别、同身高正常小儿体重均值的 20% 即称为肥胖。小儿肥胖症的发生率在我国呈逐渐增多的趋势,目前为 5%～8%,大多为单纯性肥胖。肥胖症可发生在任何年龄,多见于婴儿期、5～6 岁及青春期。

一、病因

单纯性肥胖占肥胖症的 95%～97%,不伴明显的神经、内分泌和代谢性疾病,主要病因为能量摄入过多和活动量过少,如长期摄入高脂肪、高能量的食物,活动过少和缺乏适当的体育锻炼等。肥胖症也与遗传因素有关,肥胖双亲的后代发生肥胖症的概率高达 70%～80%,双亲之一肥胖的后代发生肥胖症的为 40%～50%。

二、病理

肥胖症的病理改变主要是脂肪细胞数量增多或体积增大。人体脂肪细胞数量增多主要在出生前 3 个月、出生后第 1 年和 11～13 岁三个阶段，肥胖若发生在这三个阶段，即引起脂肪细胞数量的增多且体软增大，治疗较困难且易复发，应积极预防；而在其他时期发生的肥胖，脂肪细胞的数目正常仅体积增大，治疗易奏效。

三、临床表现

肥胖可发生于任何年龄，最常见于婴儿期、5～6 岁和青春期。患儿食欲旺盛且喜食高脂肪、高能量食物。明显肥胖患儿常有疲劳感，用力时气短或腿痛。严重肥胖小儿由于胸廓及膈肌活动受限，使肺泡换气量不足，呼吸浅快，导致低氧血症、红细胞增多、心脏扩大及充血性心力衰竭，称为肥胖-换气不良综合征。

体格检查可见患儿皮下脂肪多而均匀分布，尤以面颊、肩部及腹部为甚。严重肥胖者可因腹部、臀部及大腿处皮下脂肪过多而使皮肤出现皮纹。女孩胸部丰满，可触及乳腺硬结；男孩因阴茎隐匿在阴阜脂肪垫中而被误诊为阴茎发育不良。

四、实验室检查

肥胖儿甘油三酯、胆固醇多增高，严重患儿血清 β 白蛋白也增高；血清胰岛素增高；血生长激素水平降低。超声检查常有脂肪肝。

五、诊断及鉴别诊断

WHO 推荐的方法是身高/体重法，如体重超过同性别、同身高参照人群均值的 20% 以上可诊断为肥胖症。超过均值 20%～29% 为轻度肥胖，超过均值 30%～49% 为中度肥胖，超过均值 50% 为重度肥胖。体重指数是诊断肥胖症的另一个指标，是指体重与身长的平方之比（kg/m²），当体重指数超过同年龄、同性别的第 95 百分位数可诊断为肥胖症。确诊时应与遗传性疾病、内分泌疾病引起的继发性肥胖相鉴别，如 Prader-Willi 综合征、肾上腺皮质增生症、肥胖性生殖无能症等。

六、治疗

肥胖症的治疗原则是控制饮食、增加活动及消除心理障碍。其中，控制饮食和增加活动是最重要的两项治疗措施。

1.控制饮食　在满足小儿基础营养及生长发育的前提下，限制患儿每日热能的摄入。多选择高蛋白、低脂肪、低糖类的食物，鼓励患儿多食用体积大、饱腹感明显而热能低的蔬菜类食物,如青菜、萝卜、黄瓜、番茄等,同时加适量的豆制品、瘦肉、鱼及蛋等。

2.增加运动　是减轻肥胖患儿体重的重要措施之一。鼓励患儿选择喜欢、有效且易于坚持的运动,如晨跑、散步、游泳等,每日坚持运动1小时左右,运动量以运动后轻松愉快、不感到疲劳为宜。这项措施必须循序渐进、持之以恒。

3.心理护理　引导患儿正确认识自身形体的改变,解除其精神负担,消除自卑心理,帮助患儿树立信心,自觉接受和坚持治疗。

第六节　维生素D缺乏性佝偻病

维生素D缺乏性佝偻病是由于维生素D的缺乏,导致钙磷代谢异常,甲状旁腺反应增强,引起骨样组织钙化不良,骨骼生长发育障碍,严重者可致骨骼畸形。本病是儿科常见病,多发病,被卫生部列为小儿重点防治的"四病"之一。婴幼儿,尤其是婴儿,由于生长发育迅速,户外活动少,是发生维生素D缺乏性佝偻病的高危人群。冬春季发病较多,北方患病率高于南方。

一、维生素D的概述

1.来源　①内源性维生素D:皮肤中的7-脱氢胆固醇在紫外线的光化学作用下转变成胆固化醇(维生素D_3),是人类维生素D的主要来源。②外源性维生素D:维生素D_3和D_2,主要从食物中摄取,如鱼肝油、蛋黄及植物中。③胎儿可通过胎盘从母体获得维生素D(25-OH-D_3)。

2.活化　维生素D并没有生物活性,必须在肝脏25-羟化酶的作用下转变成25-OH-D_3,再在近端肾脏1-羟化酶的作用下再次羟化转变成具有很强生物活性的1,25-$(OH)_2$-D_3。

3.生理功能　①促进肠道对钙磷的吸收。②促进肾小管对钙磷的重吸收,特别是对磷的重吸收,可提高血磷浓度,有利于骨骼的钙化。③促进骨的发育(成骨细胞的增殖和破骨细胞的分化)。

二、病因及发病机制

(一)病因

1.围生期维生素D不足　胎儿可从母体获得维生素D,获得维生素D量的多少与母亲体内维生素D的水平及胎龄有关。当母亲患有严重营养不良、肝肾疾病、慢性腹泻,或早产、双胎均可导致婴儿体内维生素D储存不足。

2.日光照射不足　是婴幼儿维生素D缺乏性佝偻病的最主要原因。如婴幼儿户外活动少,玻璃有阻挡紫外线的作用,可影响内源性维生素D的生成。大城市由于高大建筑物较多阻挡日光照射,大气污染可吸收部分紫外线。

3.摄入不足　食物中的维生素D含量少,母乳喂养的小儿因母乳中钙磷比例适宜,发生佝偻病的概率明显小于人工喂养小儿。

4.生长发育速度快 婴幼儿,特别是早产、双胎的小儿,生长发育的速度快,对维生素 D 的需要量相对较多。

5.疾病的影响 胃肠道及肝胆疾病影响维生素 D 的吸收,肝肾疾病影响维生素 D 的代谢。

6.药物的影响 长期服用苯己比妥钠、苯妥英钠等。

(二)发病机制

维生素 D 缺乏性佝偻病实际上是机体为维持血钙水平而造成对骨骼的损害。由于维生素 D 的缺乏,肠道对钙磷的吸收减少,使血钙、血磷降低,此时甲状旁腺反应增强,释放出较多的甲状旁腺素(PTH),甲状旁腺素一方面刺激肾脏合成 $1,25\text{-}(OH)_2\text{-}D_3$ 增加,另一方面,使旧骨中的钙释放到血液中,使血钙维持在正常水平,但尿磷排出增加,钙磷乘积降低,引起神经精神症状;由于维生素 D 的缺乏,体内生成的 $1,25\text{-}(OH)_2\text{-}D_3$ 减少,导致成骨障碍,骨样组织钙化不良(堆积);由于旧骨脱钙,导致骨质疏松。

三、临床表现

神经精神症状出现较早,接着出现骨骼的改变,肌肉松弛,严重可致生长发育迟缓,免疫力低下等。临床上分期如下:

(一)活动早期(初期)

1.神经精神症状 易激惹、烦躁、夜惊、易惊、多汗、枕秃(多在 3 个月左右发病)。以上表现并非佝偻病的特异症状,只能作为临床早期诊断的参考依据。

2.骨骼改变不明显。

3.血生化检查 血钙正常或稍低,血磷降低,碱性磷酸酶正常或稍高,血清 $1,25\text{-}(OH)_2\text{-}D_3$ 下降,甲状旁腺素(PTH)升高。

(二)活动期(激期)

1.神经精神症状更明显,常为患儿就诊的主要原因。

2.出现典型的骨骼改变

(1)头部改变:①颅骨软化:在 3～6 个月出现。②方颅:由于额骨和顶骨的骨样组织堆积,增厚,可表现为方颅(从上往下看),在 7～8 个月出现。③出牙延迟:12 个月以上尚未出牙。④囟门晚闭:超过 18 个月前囟尚未闭合。

(2)胸部改变:①肋骨串珠:由于骨样组织堆积在肋骨与肋软骨交接处,可见从上到下排列成串珠样的半球形突起。多见于第 4 肋骨以下,以第 7～第 10 肋骨明显。向内隆起部分较大,严重者可致局部肺不张。②鸡胸、漏斗胸:胸骨邻近的肋骨骺部内陷,使胸骨向外突起,状似鸡胸;如胸骨剑突部向内凹陷,则形成漏斗胸。③肋膈沟:由于膈肌附着处的肋骨软化,吸气时牵拉内陷成一条横的浅沟称为肋膈沟或郝氏沟。

(3)四肢畸形:①手镯、脚镯:骨样组织堆积在手腕、足踝部,形成环状隆起,触之似手镯、脚镯。多见于6个月以上小儿。②"O"形腿或"X"形腿:由于下肢长骨(股骨、胫骨、腓骨)骨质软化,站立、行走时重力压迫变形所致,多见于1岁以上患儿。

(4)其他改变:患儿会坐与站立后,由于韧带松弛、骨质疏松,可导致脊柱后突或侧弯、骨盆形成三角骨盆或扁平骨盆(可致女婴成年后难产)。

3.全身肌肉、韧带松弛　患儿表现为坐、立、行晚,可出现蛙状腹、脐疝及肝脾下垂等。

4.血生化检查　血钙降低,血磷明显降低,碱性磷酸酶明显升高,钙磷乘积明显降低,血清 $1,25\text{-}(OH)_2\text{-}D_3$ 下降,PTH 升高。

(三)恢复期

以上各期经治疗后,首先神经精神症状好转,血钙、磷逐渐恢复正常,治疗2～3周后X线改变有改善(临时钙化带重新出现),1～2月后碱性磷酸酶恢复正常。

(四)后遗症期

多见于2岁以上的小儿,除遗留不同程度的骨骼畸形外,其余均正常。

四、诊断及鉴别诊断

(一)诊断

早期诊断,及早治疗,避免发生骨骼畸形。诊断应根据病史(日光照射不足、早产、双胎等)、临床表现(神经精神症状、骨骼改变)、血生化及骨骼X线检查等资料进行综合分析,才能正确诊断。避免单纯依据神经精神症状做出诊断,因上述症状缺乏特异性。血清 $25\text{-}(OH)\text{-}D_3$ 水平是最可靠的诊断依据。无条件做该项检查时,可根据血生化与骨骼X线检查来进行诊断。

(二)鉴别诊断

1.与其他原因所致佝偻病的鉴别

(1)低血磷抗维生素D佝偻病:对用一般剂量维生素D治疗佝偻病无效时应与本病鉴别。本病多为性连锁遗传,也可为常染色体显性或隐性遗传。是因肾小管重吸收磷及肠道吸收磷的原发性缺陷所致;症状多出现在1岁以后,2～3岁仍有活动性佝偻病的表现;血钙正常、血磷降低、尿磷增加。

(2)远端肾小管性酸中毒:本病是因远曲小管分泌氢不足,致使尿中丢失大量钠、钾、钙,此时,甲状旁腺反应增强,骨质脱钙,出现佝偻病体征。不同点是本病除有佝偻病体征外,还有代谢性酸中毒、低钾血症的表现。

(3)维生素D依赖性佝偻病:本病为常染色体隐性遗传。可分两型:Ⅰ型为肾脏1-羟化酶缺陷,Ⅱ型为靶器官对 $1,25\text{-}(OH)_2D_3$ 受体缺陷。两型临床都有严重的佝偻病体征,不同之处是Ⅰ型患儿可有高尿酸血症,Ⅱ型患儿有脱发的重要特征。

(4)肾性佝偻病:本病是由于先天或后天原因导致慢性肾功能障碍,钙磷代谢异常,血钙低、血磷高,甲状旁腺功能亢进,骨质脱钙,出现佝偻病体征。不同之处是佝偻病体征多于幼儿后期逐渐明显,形成侏儒状态。

(5)肝性佝偻病:急性肝炎、先天性肝外胆管缺乏或其他肝脏疾病时,血中 25-(OH)-D_3 明显降低,出现佝偻病的体征和低钙血症的表现。

2.软骨营养不良　本病为遗传性软骨发育障碍,出生时即可见特殊的体态(头大、四肢短、前额突出、腰椎前突、臀部后突)。可依据特殊体态及骨骼 X 线做出诊断。

3.脑积水　出生后数月起病者,头围和前囟进行性增大、前囟饱满紧张隆起、骨缝分离、颅骨叩诊有破壶音,严重时两眼呈"落日状"。头颅 B 超或 CT 检查可诊断。

五、治疗

治疗的目的在于控制活动期,防止骨骼畸形。

1.一般疗法　治疗期间应增加日光照射时间,每日户外活动时间不少于 2 小时。加强营养,及时添加含钙、磷及维生素 D 丰富的食物,如母乳、肝、蛋黄及蕈类食物等。加强护理,尽量少站立和行走,避免下肢骨骼畸形和病理性骨折的发生。

2.维生素 D 疗法　一般采用口服法,每日 $50\sim100\mu g$($2000\sim4000U$)或 $1,25\text{-}(OH)_2D_3$ $0.5\sim2.0\mu g$,1 个月后改为预防剂量(即恢复期用量 400U/d)。大剂量的维生素 D 治疗即突击疗法,既不能缩短病程,且有中毒的危险,因此,大剂量维生素 D 治疗仅用于重症佝偻病有并发症或无法口服者,用维生素 D_3 注射液 30 万 U,仅注射 1 次,3 个月后改为预防量(400U/d)。普通疗法治疗 1 个月后复查,症状改善进入恢复期改为预防量。

3.钙剂治疗　维生素 D 治疗同时服用钙剂,突击疗法前 3 日服用钙剂,常用的钙剂有:葡萄糖酸钙、活性钙等,剂量为每日 $1\sim3g$。

4.手术治疗　严重畸形患儿可给予手术矫形治疗。

六、预防

1.加强孕期保健　孕妇应多到户外活动,增加内源性维生素 D 的生成。多食富含钙、磷及维生素 D 的食物。妊娠后期适量补充维生素 D(预防量),可使胎儿从母体获得充足的维生素 D,增加储存量,满足生后一段时间生长发育的需要。

2.婴幼儿期的预防　婴幼儿期预防本病的关键是日光照射和适量维生素 D 的补充。宣传母乳喂养,及时添加富含维生素 D 的辅食;强调多晒太阳,保证小儿每日户外活动时间 2 小时以上,夏天宜在上午 10 点以前及下午 4 点以后进行,其他季节在中午前后。

3.预防用药　足月儿生后 2 周开始补充维生素 D 400U/d;早产、双胎、低出生体重儿生后 2 周开始补充维生素 D 800U/d,3 个月后改为预防量 400U/d。

第二章　新生儿疾病

第一节　高危新生儿

高危妊娠包括高危孕产妇和高危婴儿两个方面,高危因素有可能是固定或者是动态的。存在高危因素的胎儿和新生儿不是所有都出现疾病,只有一部分出现相应的疾病,但是,高危儿的发病率和死亡率远远高于正常新生儿。另外,高危因素的出现,可能生后立即表现出来,而某些疾病在出生之后数日方能表现出来,故对高危儿的监测不仅在产前和生产之中进行检测,生后仍应继续监测,及时发现问题,采取适当的措施。

一、病因

孕妇年龄>40 岁或<16 岁;出生时 Apgar 评分 1min 评分小于 3 分,5min 小于 7 分;既往有异常分娩史,死胎、死产、流产史;孕期有异常情况;孕母妊娠早期有出血;母亲有妊娠高血压、心脏病、肾功能不全、糖尿病等疾病;母亲有不良嗜好,抽烟或者酗酒,有吸毒史;出生体重<2.5kg 或者>4kg;孕周<37 周或者>40 周。

1.胎儿方面的问题　低出生体重儿,小于胎龄儿,宫内发育迟缓,过期产,胎心频率和节律异常;小儿脐带脱垂、脐带绕颈、打结;出生体重与妊娠周龄有偏离者;多胎妊娠,两次妊娠间隔小于半年者;有剖宫产者,前置胎盘或胎盘早剥,新生儿有贫血或窒息。

2.新生儿方面的问题　持续性或者进行性的呼吸窘迫、发绀、呼吸节律不整、反复呼吸暂停;心率异常;全身苍白水肿,出生 24h 内出现黄疸;神志异常伴有反应差,惊厥;体温不升,面色发灰,不吸吮;严重先天畸形,例如先天性心脏病、食道气管瘘、膈疝等疾病。

3.分娩过程中的问题　剖宫产儿,先露异常,臀位,横位,胎头吸引术,产钳助产术,宫缩无力滞产。羊水过多或过少,胎盘脐带有畸形者。孕产妇有感染,胎膜早破超过 24h 者,新生儿有感染的可能性大大提高;生产过程中的高危因素,如胎儿宫内窘迫、脐带脱垂、产程异常。

既往史有异常妊娠史,胎儿畸形、新生儿死亡和血型不合者;异常生产史,难产史,阴道难产史,臀位分娩史。

孕产妇本人及亲属中有遗传病史,孕产妇暴露于物理化学因素或者服用致畸药物。

二、临床表现

1.围生期窒息,1min 及 5min Apgar 评分<7 分。

2.呼吸急促,＞60/min,伴有呼吸困难,三凹征阳性,呼吸节律不规则伴有呼吸暂停,皮肤发绀者。

3.新生儿淡漠、激惹甚至惊厥,前囟平紧或隆起者。

4.存在低血压者,伴有出血失血表现。

5.先天性畸形需要急症手术者如食管气管瘘,膈疝,大血管错位。

6.出生之后 24h 内出现黄疸,母子血型不合者。

7.频繁呕吐,出生之后 24h 未排便者。

8.体温不升或者高热者。

9.早产儿,小于胎龄儿,大于胎龄儿,过期产儿。

10.不同类型的婴儿由于生理基础不同,所产生的高危病症也是不同的。

11.早产儿常并发新生儿呼吸窘迫综合征、颅内出血、卵圆孔开放、动脉导管开放、持续胎儿循环、早发性和晚发性呼吸暂停、新生儿坏死性小肠结肠炎、代谢紊乱(低血糖、高血糖)、新生儿寒冷损伤综合征。

三、监护

1.先天畸形产前诊断　　出生缺陷是指胎儿在母亲的子宫内出现了发育异常,轻微畸形对身体影响不大,严重畸形可致新生儿死亡或者留下终身残疾。据统计,我国每年有 30 万～40 万新生儿有严重出生缺陷,给社会和家庭带来了严重的问题。

2.产前诊断的指征　　在胎儿发育的过程中通过直接和间接的方法了解胎儿的健康发育情况,有无遗传代谢疾病或者先天畸形,确定后可采取早期干预措施。

3.有创的监测手段　　羊水细胞监测,孕 16～20 周时进行羊膜腔穿刺术抽 20ml 羊水,进行染色体核型检查。

孕早期采用绒毛活检术,进行细胞培养和染色体核型分析。还可以经皮采脐血 2ml,检测胎儿血友病、血红蛋白异常。目前,孕中期可使用胎儿镜采皮肤标本,诊断遗传性皮肤病。

4.无创监测手段　　B 型超声诊断的特点一是安全,二是可以重复进行,例如先天性神经管缺陷的筛查、先天性心脏病的筛查。核磁共振用于脑瘤的筛查。

目前有关胎儿的监测正在逐步开展,如胎儿生长发育监测、胎儿宫内储备力测定、胎儿胎盘功能测定。

第二节　新生儿窒息与复苏

新生儿窒息是指婴儿由于产前、产时或产后的各种病因引起气体交换障碍,在生后 1min 内无自主呼吸或在数分钟后仍有呼吸抑制,未能建立规律呼吸,伴有低氧血症、高碳酸血症和酸中毒。新生儿窒息多为胎儿窒息(宫内窘迫)的延续。本病是围生期小儿死亡和导致伤残的重要原因之一。

一、临床表现

根据窒息的轻重,相对地分为轻度(青紫)窒息与重度(苍白)窒息两种。窒息的程度以生后 1min Apgar 评分法为准。

1.Apgar 评分 8～10 分为正常。

2.4～7 分为轻度窒息,临床常见皮肤青紫、呼吸变浅或不规则、心率减慢等。

3.0～3 分为重度窒息,临床可见皮肤苍白、四肢冷、呼吸微弱或无呼吸、心率减慢、肌张力松弛等。Apgar 评分于生后 1min 和 5min 各评定 1 次,1min 评分反映生后即刻缺氧情况,用以指导复苏抢救;5min 评分则反映中枢抑制的程度,提供远期预后的情况。若生后 1min 评分 8～10 分而数分钟后又降到 7 分以下者亦属窒息。

二、辅助检查

1.实验室检查　宫内缺氧胎儿,可通过羊膜腔镜或在胎头露出宫颈时取头皮血,或取脐动脉血进行血气分析,血 pH<7.0。出生后动脉血气分析 pH 降低、氧分压降低、二氧化碳分压增高。可有低血糖、电解质紊乱、血尿素氮和肌酐升高等生化指标异常。

2.特殊检查　对出现呼吸困难者摄 X 线胸片,常见两肺纹理增粗紊乱,或见斑片状阴影。头颅 B 超、CT、MRI 检查可发现并发新生儿缺氧缺血性脑病或颅内出血等征象。对心率减慢者查心电图、二维超声心动图、心肌酶谱,可有异常变化。

三、诊断

1.诊断要点

(1)诊断依据:①生后 1min 和(或)5min Apgar 评分≤7 分;②脐动脉血 pH<7.0。

(2)分度诊断:①轻度窒息:生后 1min Apgar 评分 4～7 分;②重度窒息:生后 1min Apgar 评分 0～3 分。

2.鉴别诊断

(1)颅内出血:患儿可有出生窒息史,也常有产伤史,或有维生素 K 缺乏等其他出血性疾病史,而且颅内出血神经系统症状进展快,其表现呈兴奋与抑制交替状态并进行性加重,头颅 B 超或 CT 可见出血病灶。

(2)新生儿呼吸窘迫综合征:早产儿多见,生后不久出现进行性呼吸困难、青紫、呼气性呻吟等为其特点。死亡率高,死亡多发生在生后 48h 内。胸部 X 线为毛玻璃样改变或支气管充气征伴"白肺"的特异性表现可确诊。

四、治疗

尽快完成对患儿及时有效的复苏抢救,尽可能缩短机体缺氧的时间,监测体温、呼吸、心率、尿量等多项指标,了解各脏器受损程度并及时处理。

1.一般治疗 加强护理,复苏前后均需注意保暖,防止并发症的发生。轻度窒息患儿复苏后数小时可以试喂糖水,若无呕吐、腹泻,可喂奶。

2.复苏治疗 遇存在窒息的患儿生后应及时进行复苏,多采用国际公认的 ABCDE 复苏方案:①A（airway）:吸净黏液,畅通气道;②B（breathing）:建立呼吸,保证吸氧;③C（circulation）:维持循环,保证心搏量;④D（drugs）:药物治疗,纠正酸中毒;⑤E（evaluation）:保暖、监护、评价。其中 A 为根本,B 为关键。对呼吸、心率和皮肤颜色进行评估应贯穿于整个复苏过程中,遵循:评估→决策→措施→再评估→再决策→再措施的循环往复原则。

在 ABCDE 复苏原则下新生儿复苏可分为 4 个步骤:①基本步骤,包括快速评估、初步复苏及评估;②人工呼吸,包括面罩或气管插管正压人工呼吸;③胸外按压;④给予药物或护容输液。

(1)初步复苏:以下操作要求动作迅速,应在生后 15～20s 内完成。

在胎儿肩娩出前,助产者用手挤捏新生儿的面、颏部排出（或用吸球吸出）新生儿口咽、鼻中的分泌物。胎儿娩出后,用吸球或吸管(8F 或 10F)先口咽、后鼻腔清理分泌物。应限制吸管的深度和吸引时间(<10s),吸引器的负压不超过 100mmHg（13.3kPa）。过度用力吸引可能导致喉痉挛和迷走神经性的心动过缓,并可使自主呼吸出现延迟。

当羊水有胎粪污染时,无论胎粪是稠或稀,胎头一旦娩出,应先吸引口、咽和鼻部,可用大吸引管(12F 或 14F)或吸球吸出胎粪,接着对新生儿有无活力进行评估(有活力是指新生儿有规则呼吸或哭声响亮、肌张力好、心率>100/min),如新生儿有活力,初步复苏继续;如无活力,可采用胎粪吸引管进行气管内吸引。

新生儿出生后立即用温热干毛巾擦干全身的羊水和血迹,减少蒸发散热,预热的保暖衣被包裹其外。有条件者可用远红外辐射保暖装置代替,不得已时也可用白炽灯等临时保暖,但应防止烫伤。因会引发呼吸抑制,也要避免高温。

摆好体位,肩部用布卷垫高 2～3cm,置新生儿头轻度仰伸位(鼻吸气位)。

完成以上步骤的处理后若婴儿仍无呼吸,可采用手拍打或手指弹患儿足底或摩擦后背 2 次(触觉刺激)以诱发自主呼吸,如这些努力均无效,表明新生儿处于继发性呼吸暂停,需正压人工呼吸。

(2)建立呼吸,维持循环:初步复苏后立即对婴儿进行评估,对出现正常呼吸,心率>100/min,且皮肤颜色逐渐红润或仅有手足青紫者,只需继续观察。

对呼吸暂停或抽泣样呼吸,或心率 60～100/min 及给予纯氧后仍存在中枢性青紫者,应立即应用加压吸氧面罩正压给氧,通气频率 40～60/min,吸呼比 1:2,压力第一口呼吸时为

2.94～3.92kPa(30～40cmH₂O)以保证肺叶的扩张,之后减为1.96～2.94kPa(20～30cmH₂O)。可通过患儿胸廓起伏、呼吸音、心率及肤色来判断面罩加压给氧的效果。如达不到有效通气,需检查面罩和面部之间的密闭性,是否有气道阻塞(可调整头位,清除分泌物,使新生儿的口张开)或气囊是否漏气。面罩型号应正好封住口鼻,但不能盖住眼睛或超过下颌。

大多窒息患儿经此通气后可恢复自主呼吸,心率>100/min,肤色转红,此时可停面罩正压吸氧,改常规吸氧或观察;如心率未到100/min,但有逐渐加快趋势时应继续面罩加压给氧;如心率始终无增快,并除外了药物抑制后,应立即行气管插管加压给氧,使心率迅速上升,若此后心率仍持续<80/min,应同时加做胸外按压。

持续气囊面罩人工呼吸(>2min),可致胃充盈。应常规插入8F胃管,用注射器抽气或敞开胃管端口来缓解。

对无规律性呼吸或心率<60/min者,应直接进行气管插管正压通气加胸外按压。气管内插管适应证有羊水胎粪黏液吸入,需吸净者;重度窒息需较长时间进行加压给氧人工呼吸者;应用面罩加压给氧人工呼吸无效,胸廓无扩张或仍发绀者;需气管内给药者;拟诊先天性膈疝或超低出生体重儿。气管插管的方法:左手持喉镜,使用带直镜片(早产儿用0号,足月儿用1号)的喉镜进行经口气管插管。将喉镜夹在拇指与前3个手指间,镜片朝前。小指靠在新生儿颏部提供稳定性。喉镜镜片应沿着舌面右边滑入,将舌头推至口腔左边,推进镜片直至其顶端达会厌软骨谷。暴露声门,采用一抬一压手法,轻轻抬起镜片,上抬时需将整个镜片平行朝镜柄方向移动使会厌软骨抬起即可暴露声门和声带。如未完全暴露,操作者用自己的小指或由助手的示指向下稍用力压环状软骨使气管下移有助于看到声门。在暴露声门时不可上撬镜片顶端来抬起镜片。插入有金属管芯的气管导管,将管端置于声门与气管隆凸之间,接近气管中点。通常不同型号气管导管插入后,2.5mm直径插管唇端距离(上唇至气管导管管端的距离)为6.0cm、3.0mm插管唇端距离为7.0cm,3.5mm插管管唇端距离为8.0cm,4.0mm管唇端距离为9cm。整个操作要求在20s内完成并常规做1次气管吸引。插入导管时,如声带关闭,可采用Hemlish手法,助手用右手示、中两指在胸外按压的部位向脊柱方向快速按压1次促使呼气产生,声门就会张开。

用胎粪吸引管吸引胎粪时,将胎粪吸引管直接连接气管导管,以清除气管内残留的胎粪。吸引时复苏者用右手示指将气管导管固定在新生儿的上腭,左手示指按压胎粪吸引管的手控口使其产生负压,边退气管导管边吸引,3～5s将气管导管撤出。必要时可重复插管再吸引。确定气管插管位置正确的方法:①胸廓起伏对称;②腋下听诊双侧呼吸音一致且胃部无呼吸音;③无胃部扩张,呼气时导管内有雾气;④心率、肤色和新生儿反应好转。

心脏胸外按压时多采用双拇指手掌法或双指法,双拇指或中示指重叠或并排于患儿胸骨体中下1/3交接处,其他手指围绕胸廓托于背后,用拇指以100～120/min的频率按压胸廓(每按压3次,间断正压通气1次,即90/min的按压和30/min呼吸,达到每分钟约120个动作),深度为胸廓前后径的1/3。

(3)药物治疗:在新生儿复苏时,很少需要用药。新生儿心动过缓通常是因为肺部充盈不充分或严重缺氧,而纠正心动过缓的最重要步骤是充分的正压人工呼吸。

在完成气管插管加压给氧,胸外按压等处理30s后再次进行评估,对可能还会存在无反应的部分窒息患儿,应及时给予药物治疗。另外,对于临产前有胎心、出生后无心跳者,应在进行气管插管胸外按压的同时就给予药物。

1:10 000肾上腺素对心搏停止或在30s的正压人工呼吸和胸外按压后,心率持续<60/min者应立即应用,剂量为0.1～0.3ml/kg(0.01～0.03mg/kg),首选静脉注入,也可气管导管内注入,剂量同前,有条件的医院还可经脐静脉导管给药。必要时每3～5min可重复1次,当心率>100/min时停用。药物浓度不宜过高,1:1000肾上腺素会增加早产儿颅内出血的危险。

碳酸氢钠在一般心肺复苏(CPR)的过程中不鼓励使用,但在对其他治疗无反应或有严重代谢性酸中毒时可使用。剂量2mmol/kg,常用5%碳酸氢钠溶液(相当于0.6mmol/ml)3.3ml/kg,用等量5%～10%葡萄糖溶液稀释后经脐静脉或外周静脉缓慢注射(>5min)。碳酸氢钠的高渗透性和产生CO_2的特性可对心肌和大脑功能造成损害,故应在建立充分人工呼吸和血液灌流后应用,如何再次使用碳酸氢钠治疗持续代谢性酸中毒或高血钾症,应根据动脉血气或血清电解质等结果而定。因该药有腐蚀性不能经气管导管给药。

对有低血容量的新生儿、已怀疑失血或有新生儿休克(苍白、低灌注、脉弱)且对其他复苏措施无反应者考虑给予扩容剂扩充血容量。一般可选择等渗晶体溶液,推荐生理盐水。大量失血时,则需要输入与患儿交叉配血阴性的同型血或O型血红细胞悬液首次剂量为10ml/kg,经外周静脉或脐静脉缓慢推入(>10min)。在进一步的临床评估和反应观察后可重复注入1次。给窒息新生儿,尤其是早产儿不恰当的扩容会导致血容量超负荷或发生并发症,如颅内出血等。

经上述复苏处理后,患儿仍呈持续休克状态时,可考虑应用多巴胺或多巴酚丁胺,其作用与剂量有相关性,小剂量1～4μg/(kg·min)可扩张周围小血管,增加肾血流量;中剂量5～10μg/(kg·min)可增加心搏出量;大剂量10～20μg/(kgmin)使血管收缩,有升压作用。使用时多从小剂量用起,根据病情变化逐渐增加剂量。多巴酚丁胺是由多巴胺衍生而来的,它主要是增加心肌收缩力,加大心搏出量,但对外周血管的扩张和收缩却无作用,也不增快心率,初采用小剂量5μg/(kg·min),最大不超过20μg/(kg·min)。

加药剂量(mg)=体重(kg)×6加入10%葡萄糖液100ml中静脉滴注。

给药速度依照1ml/h=1μg/(kg·min),应用输液泵调节滴速。

纳洛酮为麻醉药拮抗剂。在注射纳洛酮前,必须要建立和维持充分的人工呼吸。需要在正压人工呼吸使心率和肤色恢复正常后,但仍出现严重呼吸抑制,及母亲分娩前4h有注射麻醉药物史两个指征同时存在时应用。剂量为0.1mg/kg,首选静脉注射,也可以气管导管或肌肉、皮下给药,可重复给药。由于麻醉药药效时间通常比纳洛酮长,常需重复注射,以防呼吸暂停复发。

母亲为疑似吸毒或持续使用美沙酮镇静剂的新生儿不可用纳洛酮,否则会导致新生儿严重惊厥。

脐静脉是静脉注射的最佳途径,用于注射肾上腺素或纳洛酮以及扩容剂和碳酸氢钠。可插入 3.5F 或 5F 的不透射线的脐静脉导管,导管尖端应仅达皮下进入静脉,轻轻抽吸就有回血流出。插入过深,则高渗透性和影响血管的药物可能直接损伤肝脏。务必避免将空气推入脐静脉。

3.复苏后治疗 窒息缺氧可能会给患儿带来不可逆的神经系统损害,为减少并发症的出现,复苏后的监护仍至关重要,应加强对患儿体温、呼吸、面色、心音、末梢循环、哭声、眼神、意识状态、吸吮力、肌张力、神经反射、颅内压以及大小便等多项指标的监测。

(1)注意保暖,使患儿处于 36.5℃ 左右的中性温度,减少氧耗。

(2)遇患儿自主呼吸稳定,肤色持续红润半小时后可试停氧气。

(3)若患儿反复出现呼吸暂停,可用氨茶碱静脉滴注,首次负荷量 4～6mg/kg,静脉滴注,12h 后给维持量 2mg/kg,每 8～12h 给药 1 次。

(4)凡曾气管插管疑有感染可能者,或窒息患儿呼吸已近乎正常但 2～3d 后病情恶化,又再次出现呼吸困难考虑可能为继发肺炎前兆时,都应选用有效的抗生素治疗。

(5)颅压高、脑水肿明显者,给予 20% 甘露醇 0.25～0.5g/kg 静脉滴注,每 6～8h 给药 1 次,之后逐渐减量。必要时给地塞米松,每次 0.5～1mg 静脉推注,病情好转后及时停药。

(6)重度窒息患儿,适当推迟开奶时间,以防呕吐物误吸再次导致窒息;如无呕吐时,可抬高上半身,以利于胸廓的扩张,减少心脏负担;胃潴留严重,胃管喂养不能耐受者,可改为静脉补液 50～60ml/(kg·d),肾功能受损时适量减少液体入量。

(7)保持电解质和酸碱平衡,常规补充维生素 K,排尿正常者第 2 天可加 Na^+ 2～3mmol/(kg·d),3d 后根据血钾测定结果,补 K^+ 1～2mmol/(kg·d),注意预防低血糖、低血钙及坏死性小肠结肠炎的发生。

第三节　新生儿呼吸窘迫综合征

新生儿呼吸窘迫综合征(NRDS)又称新生儿肺透明膜病(HMD),因组织切片镜检可见肺泡壁附有嗜伊红透明膜而得名。主要发生在 35 周以下早产儿,为肺表面活性物质缺乏,引起广泛肺泡萎陷和肺顺应性降低,以生后不久进行性呼吸困难和呼吸衰竭为临床特点,是早产儿生后早期出现的危重急症和早期死亡的重要原因。

一、临床特点

1.早产儿、窒息儿、剖宫产儿多见。

2.生后 1～6h 内出现呼吸困难,呈进行性加重伴有鼻翼扇动、青紫、吸气性凹陷及呼气性呻吟,并很快出现呼吸衰竭。

3.严重时患儿呼吸变慢、呼吸节律不整、呼吸暂停、苍白、反应迟钝、四肢松弛、心率变慢、血压下降。

4.两肺叩诊浊音,呼吸音减弱,啰音出现增多,提示已合并肺水肿、肺出血或肺炎。

5.病情轻者 72h 后病情减轻;重者多在 2～3d 内死亡。

二、诊断要点

1.出生前的高危因素

(1)早产儿尤其是体重<1500g 的极低出生体重儿。

(2)围生期缺氧,如双胎第 2 产、急症剖宫产、前置胎盘、胎盘早剥、臀位产等。

(3)新生儿窒息,Apgar 评分 1min<3 分,5min<5 分者。

(4)母亲患糖尿病和同胞中有肺透明膜病病史者。

2.出生前预测　胎儿肺内液体与羊水相通,故可测羊水中卵磷脂/鞘磷脂比值(L/S)和饱和磷脂酰胆碱(SPC)浓度。如 L/S>2∶1 和 SPC>5mg/L,示肺已成熟;L/S<2∶1 和 SPC<5mg/L 则发生 HMD 的可能性大。

三、治疗

1.支持治疗

(1)保温:置患儿于适中温度的暖箱内或辐射式红外线抢救床上,监测体温,保持腹部皮肤温度 36～37℃或肛温 36.5～37.5℃,使体内耗氧量维持最低水平。

(2)输液及营养:出生后 3d 内因有缺氧性肠麻痹而需禁食;适当限制液量为 60～80ml/(kg·d),此后输液量可增加 10～20ml/(kg·d),发生动脉导管未闭时,应适当限制液量;3d 后可鼻饲,奶量由每次 1ml 开始,逐渐增加,不足部分给予静脉高营养补充,输液期间按生理需要量给予钠、钾、钙,有代谢性酸中毒者用 5％碳酸氢钠纠正至 pH>7.25。

(3)维持血压及血容量:有低血压者,若血细胞比容>40％,可输血浆或白蛋白,若<40％或 Hb<130g/L,应输全血 10～15ml/kg;补充血容量后血压仍偏低,给予多巴胺 2.5～5.0μg/(kg·min),维持收缩压>5.33kPa(40mmHg)。

(4)抗生素应用:宫内感染性肺炎易与本病混淆,机械通气亦易导致肺部继发感染,故所有患儿均应使用抗生素。

2.氧气疗法

(1)头罩供氧:用于轻症患儿,可给予面罩、头罩吸氧,维持 PaO_2 6.67～10.67kPa(50～80mmHg),氧饱和度 SaO_2 85％～95％。

(2)持续气道正压 CPAP:鼻塞式 CPAP 适用于自主呼吸良好,体重>1500g 或 X 线胸片为Ⅰ～Ⅱ级者,压力 0.38～0.59kPa(4～6cmH$_2$O)。若呼气末正压 PEEP 降至 0.196～0.294kPa(2～3cmH$_2$O),病情及 PaO_2 仍稳定,1h 后改用头罩供氧。

(3)机械通气指征为:①反复呼吸暂停;②Ⅱ型呼吸衰竭或 $PaCO_2$>9.33kPa(70mmHg);

③X 线胸片Ⅲ～Ⅳ级;④鼻塞 CPAP 治疗下,PEEP＞0.59kPa(6cmH$_2$O),FiO$_2$ 80％,PaO$_2$ 仍＜6.67kPa(50mmHg)。治疗原则是用较低吸气峰压及氧浓度,达到满意的 PaO$_2$。常用通气模式为间歇指令通气(IMV)和呼吸末正压(PEEP),初调参数:呼吸频率(RR) 35～45/min,吸气峰压(PIP) 196～2.45kPa(20～25cmH$_2$O),呼吸末正压(PEEP) 0.39～0.49kPa(4～5cmH$_2$O),吸/呼比 1∶2～1∶1,吸气氧浓度(FiO$_2$) 40％～50％,根据病情变化和血气分析调整呼吸机参数。无并发症的患儿,72h 后应争取及早撤机,以避免呼吸机治疗所引起的各种并发症。

(4)高频振荡通气(HFOV):常频通气治疗效果无效,或出现气漏、肺动脉高压等并发症,可给 HFOV。HFOV 指征:在常频通气下,FiO$_2$＞60％,MAF＞1.47kPa(15cmH$_2$O),PIP＞2.45kPa(25cmH$_2$O),PEEP＞0.49kPa(5cmH$_2$O),患儿 PaO$_2$ 仍＜6.67kPa(50mmHg)达 4h以上。

3.PS 替代疗法　肺表面活性物质(PS)替代疗法是 HMD 的病因治疗,能迅速缓解呼吸窘迫症状和改善氧合,减少机械通气及由此引发的并发症。因此,有条件时肺表面活性物质替代治疗应作为 HMD 的常规治疗。外源性 PS,包括天然制剂(开塞肺,Curosurf)等,半合成制剂 Survanta,Surfactant-TA 等及人工合成制剂 Exorsurf 等,天然制剂疗效明显优于人工合成制剂。天然的肺表面活性物质起效快,给药后 1～2h 症状开始减轻,人工合成肺表面活性物质起效慢,给药后 12～18h 症状才有所改善。

(1)预防用药:孕周＜28 周或 28 周≤胎龄＜32 周,具有男婴、双胎、剖宫产儿、围生期窒息、产前孕母未接受肾上腺皮质激素治疗、母亲患妊娠期糖尿病诸项中任何三项,可考虑用药。

(2)治疗用药:是指一经确诊 NRDS,不分胎龄大小立即用药。

(3)用法和剂量:用肺表面活性物质前应充分吸痰和清理呼吸道,然后再将 PS 100～200mg/kg 经气管插管注入肺内,根据病情需要可单次或重复给药(重复给药的指征:给首剂肺表面活性物质后呼吸机参数吸入氧浓度＞50％或平均气道压＞8cmH$_2$O),一般给药 2～3 次即可,最多给 4 次,每次间隔 8～12h,用肺表面活性物质后 6h 内禁止吸痰。

4.氨溴索　大剂量氨溴索,不仅能促进肺泡Ⅱ型细胞合成、分泌 PS,同时还可以减少中性粒细胞和巨噬细胞氧化物的释放,并能抑制细胞因子和花生四烯酸代谢产物的生成,这些作用均能阻断 NRDS 病程进展的某些环节。常用剂量为 30mg/(kg·d)分 2～3 次用 5％葡萄糖注射液稀释后静脉滴注。

5.体外膜肺(ECMO)　对少数严重病例,上述治疗方法无效时,可用 ECMO 技术。ECMO 作为人工心肺机,具有体外循环和气血交换的功能,通过膜氧合器能有效改善氧合和排出二氧化碳,使肺免受机械通气时高压力、高浓度氧的损伤,为肺功能恢复获得时间。发达国家一些较大的新生儿医疗中心已开展该技术。

6.并发症治疗　合并动脉导管开放时限制液体量,给予利尿剂,并用吲哚美辛治疗,每次剂量 0.2mg/kg,每次间隔 12h,共用 3 次,或用布洛芬治疗,首次剂量 10mg/kg 口服,24h 和 48h 后再重复 1 次,剂量为 5mg/kg。

第四节　胎粪吸入综合征

胎粪吸入综合征(MAS)常发生于足月儿及过期产儿。宫内窒息是 MAS 最重要的原因。胎儿宫内缺氧或在分娩过程吸入混有胎粪的羊水而致病。由于加强产儿合作和防治,国内本病病死率已下降至 5% 左右。

一、诊断

1.病史　MAS 的高危因素包括:①宫内窘迫、产程延长、母亲有产科并发症、羊水被胎粪污染;②母亲有妊高征等致胎盘低灌注的疾病;③新生儿窒息、气管内有胎粪吸出。

2.临床特点

(1)羊水胎粪污染、黏稠或Ⅲ度污染。新生儿娩出后脐带、指(趾)甲、皮肤因粪染呈黄色。

(2)经复苏建立自主呼吸后不久即出现呼吸困难、青紫,轻症吸氧后缓解,重症发展为呼吸衰竭、心力衰竭、持续胎儿循环、肺动脉高压甚至休克等。

(3)胸廓呈桶状,两肺可闻及湿啰音。10%~20% 病例伴有气胸及纵隔气肿。

3.胸部 X 线特点

(1)轻型肺纹理粗重,呈轻度肺气肿。

(2)中型肺野有密度增加的粗颗粒或片状、云絮状阴影或有节段性肺不张及透亮充气区。

(3)重型除中型表现外,常伴有肺间质气肿、纵隔积气和气胸。

二、治疗

1.基础治疗

(1)清理呼吸道:当羊水有胎粪污染时,无论胎粪是稠或稀,头部一旦娩出,先吸引口、咽和鼻,可用大孔吸管(12/14F)或吸球吸胎粪。并根据新生儿有无活力来决定是否要插管吸引,无活力者需插管,有活力者还可观察,所谓有活力是指呼吸好,肌张力正常,心率＞100/min,可理解为无窒息状态。吸出胎粪的最佳时间是头部刚娩出,尚未出现第 1 口呼吸时或插管后尚未通气前吸出胎粪,尽可能吸清,以免胎粪向下深入。吸引时不主张经气管插管导入更细的吸痰管冲吸,而是一致采用胎粪吸引管直接吸出。按时做超声雾化及胸部的物理治疗。

(2)常规监测和护理:注意保温,复苏后的 MAS 婴儿应立即送入 NICU,安装各种监护仪,严密观察心、脑、肾的损害迹象。定时抽动脉血测 pH、PaO_2、$PaCO_2$ 和 HCO_3^-,调节 FiO_2,及时发现并处理酸中毒。监测血压,如有低血压及灌流不足表现,可考虑输入血浆或全血。需监测血糖和血钙,发现异常均应及时纠正。如羊水已被胎粪污染,但无呼吸窘迫综合征,应放入高危婴儿室,严密观察病情发展。

(3)限制液体量:液体需要量为 60~80ml/(kg·d),过多水分有可能加重肺水肿,但也不宜过少,以免呼吸道过于干燥。营养应逐步达到需要量,不能口服者采用鼻饲或给静脉营养液。

2.氧疗与机械通气

(1)氧疗:对血氧监测证实有轻度低氧血症者应给予鼻导管、面罩或头罩吸氧,维持 PaO_2 6.65kPa(50mmHg)以上或 $TcSO_2$ 90%~95%为宜。

(2)持续气道正压吸氧(CPAP):MAS 早期或轻度的 MAS,X 线胸片显示病变以肺不张为主,可选用 CPAP。压力一般在 0.3~0.5kPa(3~5cmH_2O),使 PaO_2 维持在 8.0~9.33kPa(60~70mmHg)。但对于以肺气肿为主的 MAS,不适合应用 CPAP 治疗。

(3)常频机械通气:严重病例当 pH<7.2,PaO_2<6.65kPa,$PaCO_2$>9.33kPa 时,需机械通气治疗。常用通气方式 CMV+PEEP,早期肺顺应性正常,故 PIP 不宜过高,因高 PIP 可使肺泡过度充气而致肺泡破裂产生肺气漏,也可阻断通气良好的肺泡的肺血流,使通气/血流比值失衡,影响肺氧合功能。多主张应用较低的 PEEP 0.196~0.294kPa(2~3cmH_2O),呼吸频率不宜过快,30~40/min 即可,伴有肺动脉高压时可采用高通气。机械通气时多数患儿需使用镇静剂和肌松剂。

(4)高频通气:HFV 用较高的呼吸频率、小潮气量和低的经肺压使肺泡持续扩张,保持气体交换,从而可减少高通气所致的肺气漏等肺损伤,对 MAS 有较好疗效。HFV 的通气方式有高频正压通气(HFPPV)、高频喷射通气(HFV)、高频气流间断通气(HFFI)和高频振荡通气(HFOV)等。HFOV 是 MAS 较常用的方法。

3.药物治疗

(1)抗生素的应用:MAS 不少是由于孕妇宫颈上行感染引起,且胎粪是细菌生长的良好培养基,因此疾病应早期用抗生素治疗,可根据血和气管内分泌物培养结果选用敏感抗生素。

(2)肺表面活性物质(PS)的应用:MAS 患儿内源性肺表面活性物质受到严重损害,可给予外源性肺表面活性物质(PS)治疗,提高生后 6h 和 24h 的氧合,有效改善 MAS 引起的气体弥散不足,肺不张,肺透明膜形成,不增加并发症的发生。推荐剂量为每次 100~200mg/kg,每 8~12h 给药 1 次,可用 2~3 次,首次给药最好于生后 6h 内。但总的疗效不如新生儿呼吸窘迫综合征好。

(3)激素的应用:在 MAS 中的应用疗效尚不能确定。

4.其他治疗

(1)一氧化氮(NO)吸入:吸入外源性 NO 可选择性地快速舒张肺血管平滑肌,减少肺内分流,维持较好的氧合能力并能防止由活化的中性粒细胞诱导的早期肺损伤,对 MAS 并发持续性肺动脉高压有较好疗效。常用治疗持续肺动脉高压(PPHN)的 INO 剂量开始用 20×10^{-6} 浓度,可在 4h 后降为 $(5\sim6)\times10^{-6}$ 维持;一般持续 24h,也可以用数天或更长时间。

(2)体外膜氧合作用(ECMO):ECMO 可将体内血液引至体外通过膜氧合器进行气体交换后再送回体内,从而用人工呼吸机暂时代替肺呼吸,使肺有足够的休息时间。

5.并发症治疗

(1)合并气胸、纵隔气肿等肺气漏者,轻症可自然吸收,重症应立即抽出气体或插管引流。

(2)合并持续肺动脉高压者,当发生严重低氧血症时,应警惕合并 PPHN。常规治疗 PPHN 包括碱化血液、药物降低肺动脉压力、高频通气、一氧化氮吸入等,其目的为降低肺动脉压力,提高体循环压力,逆转右向左分流。

第三章 小儿循环系统疾病

第一节 病毒性心肌炎

病毒性心肌炎是由多种病毒侵犯心肌所引起的、以心肌局灶性或弥散性炎性病变为主要表现的疾病。现已知20余种病毒可引起心肌炎,包括柯萨奇病毒(B组和A组)、埃可病毒、脊髓灰质炎病毒、腺病毒、合胞病毒、传染性肝炎病毒、流感和副流感病毒、麻疹病毒、水痘病毒、单纯疱疹病毒及流行性腮腺炎病毒等。其中以柯萨奇病毒B组(1~6型)最常见(占43.6%),其次为腺病毒(21.2%)和埃可病毒(10.9%)。少数可伴有心包或心内膜的炎症改变。临床表现轻重不一,预后大多良好,极少数患者可并发心力衰竭、心源性休克或严重心律失常,甚至猝死。

一、临床表现

多数前期有上呼吸道或肠道感染症状,如发热、咽痛、肌痛、周身不适、腹泻、皮疹等。心肌炎主要表现为乏力、活动受限、面色苍白、胸闷、心悸、心前区痛或不适。重症患儿发生心力衰竭时有呼吸困难、肝大、水肿。心源性休克时血压下降、脉搏细弱、四肢末梢发绀。

二、诊断

1.诊断要点

(1)临床诊断依据:主要指标:①急、慢性心功能不全或心脑综合征;②有心脏扩大(X线、超声心动图检查具有表现之一);③心电图(包括Holter监测),以R波为主的2个或2个以上主要导联(Ⅰ、Ⅱ、aVF、V_5)的ST-T改变持续4d以上伴动态变化,有明显其他心律失常如窦房、房室传导阻滞、完全左或右及双、三束支传导阻滞,多形、多源、成对或并行性期前收缩,非房室结及房室折返引起的异位性心动过速,低电压及异常Q波;④发病1个月内血清肌酸磷酸激酶同工酶(CK-MB)增高;⑤心肌肌钙蛋白(CTnI)阳性。

次要指标:①发病同时或前1个月有病毒感染史;②有明显乏力、苍白、多汗、心悸、气短、胸闷、头晕、手足凉、肌痛或腹痛等症状(至少2项),小婴儿可有拒食发绀、四肢凉;③心尖区第一心音明显低钝或安静时心动过速;④心电图有轻度异常;⑤发病数月内血清LDH-1、a-HBDH、AST增高。

（2）病原学诊断依据：包括：①自患儿心包穿刺液、心包、心肌或心内膜组织分离到病毒，或特异性抗体阳性；②自患儿粪便、咽拭子或血液分离到病毒，且恢复期血清同型抗体滴度较第一份血清升高或下降 4 倍以上；③病程早期患儿血清特异性 IgM 抗体滴度在 1：128 以上；④聚合酶链反应或病毒核酸探针原位杂交法，自患儿心肌或血中查到病毒核酸。

（3）确诊条件：包括：①凡具有主要指标两项，或主要指标一项及次要指标两项者（含心电图指标一项）可临床诊断为心肌炎；②同时具备病原学指标一项者，可诊断为病毒性心肌炎，在发病同时伴有其他系统病毒感染者（如腮腺炎）而无条件进行病毒学检查时，结合病史可考虑心肌炎系病毒引起；③凡不完全具体确诊条件，但临床怀疑为心肌炎时，可作为"疑似心肌炎"给予必要的治疗并长期随访，在随访过程中，根据病情变化确诊或除外心肌炎；④在考虑上述条件时，应除外其他器质性心脏病，如先天性房室传导阻滞、Q-T 间期延长综合征、川崎病、β受体功能亢进和迷走神经亢进以及电解质紊乱或药物引起的心电图改变。

2.鉴别诊断　本病注意与风湿性心肌炎、先天性心脏病及心内膜弹力纤维增生症相鉴别。

三、治疗

病毒性心肌炎目前尚无有效治疗方法。一般多采用休息、营养心肌、免疫调节和抗心源性休克、心力衰竭等综合性治疗措施。

1.一般治疗

（1）卧床休息：对病毒性心肌炎的患儿，卧床休息可减轻心脏负担及减少耗氧量，对疾病的治疗有至关重要的作用。急性期至少应卧床休息至热退后 3～4 周，有心功能不全、心脏扩大或并发心力衰竭者更应注意休息，卧床休息的时间可延长至 3～6 个月，待病情好转或心脏缩小后方可逐步开始活动，但恢复期的活动仍应受到限制，随病情的好转活动量逐渐增加，时间至少 3 个月。

（2）防治诱因：应严防各种诱因，尤其是细菌感染，一旦发生，必须及时治疗。一般情况下，常规应用青霉素 1～2 周，若耐药可选用氨苄西林或头孢菌素类抗生素，以防治链球菌感染。如青霉素过敏，可用红霉素或阿奇霉素等代替。

2.药物治疗

（1）抗病毒治疗：在疾病的早期可应用抗病毒药物。

利巴韦林（病毒唑），剂量为 10～15mg/(kg·d)，静脉滴注，也可口服、滴鼻或经雾化吸入，5～7d 为 1 个疗程。

α-干扰素具有广谱的抗病毒能力，可抑制病毒繁殖。用法为每日 1 支，肌内注射，5～10d 为 1 个疗程，若病情需要可再重复应用 1～2 个疗程。

双嘧达莫（潘生丁），剂量为 3～5mg/(kg·d)，分 2～3 次口服，3d 为 1 个疗程。

（2）抗氧化剂治疗：快速静脉滴注大剂量维生素 C，可有效清除氧自由基，具体用法为维生素 C，每次 100～200mg/kg 快速静脉滴注，1/d；重症患者还可将同等药量的维生素 C 加入

20～50ml 葡萄糖液中缓慢静脉推注,3～4 周为 1 个疗程。病情好转后,可改维生素 C 口服,并加用维生素 E 同服,每次 50mg,1～3/d。

维生素 E 可与细胞内的线粒体、内质网等处的酶结合,保护细胞膜结构,防止脂质过氧化,有明显抗氧化作用。剂量 200～300mg/d,口服。

辅酶 Q_{10} 对感染心肌细胞有保护作用,常用剂量 5～10mg/(kg·d),肌内注射,1/d,连用 10～14d;之后口服 20mg/(kg·d),2/d,持续用 2～3 个月。

有研究发现,丹参能抑制氧自由基的产生,具有抗氧化作用。常用丹参注射液,2～4ml/d 加入 10％葡萄糖液 50～100ml 中静脉滴注,1/d,连用 15d,休息 3d,此为 1 个疗程。若病情未恢复,可再重复用药 2～3 个疗程。

新近发现,卡托普利也具有直接清除氧自由基作用,可试用。剂量为 1～6mg/(kg·d),分 3 次服用。

(3)营养心肌治疗:1,6-二磷酸果糖可改善心肌代谢,有保护心肌、减轻组织损伤程度的作用。剂量为 100～250mg/(kg·d),10ml/min 速度静脉快速滴入,1/d,连用 2 周。轻者可口服瑞安吉,每次剂量 5～10mg/kg,2～3/d。

能量合剂可为提供心肌细胞代谢的能量,常用为三磷酸腺苷 20mg、辅酶 A 50～100U,静脉滴注,也可同时加用 10％氯化钾 6～8ml,胰岛素 4～6U 联合静脉滴注,1/d。

注射用环磷酸腺苷,2.0～3.0mg/(kg·d),加入 10％葡萄糖液 50～100ml 中静脉滴注,1/d,疗程 10～14d。

黄芪有抗病毒和保护心肌的作用,可较长期口服或肌内注射。另外还用麦冬、五味子、党参等中药对心肌也有营养作用,并且可抑制病毒、调节免疫,也可作为临床辅助用药。

(4)免疫制剂治疗:免疫球蛋白是一种免疫调节剂,近些年来开始应用于急性重症病毒性心肌炎的治疗中。常用剂量为重症患儿每次 2g/kg,单剂在 24h 内缓慢静脉注射;或 400mg/(kg·d),静脉滴注,连用 3～5d。因静脉输入大剂量免疫球蛋白,可增加心室前负荷,故输入速度宜慢,且有心力衰竭患儿应慎用,必要应用时应密切观察心力衰竭症状是否恶化,并注意有无过敏反应。糖皮质激素为免疫抑制剂,轻症患儿多不主张应用。对重型患者合并心源性休克、致死性心律紊乱(Ⅲ度房室传导阻滞、室性心动过速)、心力衰竭经洋地黄等治疗未能缓解者、或心肌活检证实慢性自身免疫性心肌炎症反应者应早期足量应用。常用药物有泼尼松,开始用量 1.5～2mg/(kg·d),分 3 次口服,持续 2～3 周后逐渐减量,至 8 周左右减至 0.3mg/(kg·d),维持用药至 16～20 周,后再逐渐减量至 24 周停药。对反复发作或病情迁延者,可考虑泼尼松长期应用,用药时间在 6 个月以上。对急性严重患儿在抢救时,可先应用地塞米松静脉滴注,0.2～0.4mg/(kg·d);或氢化可的松,5～10mg/(kg·d),病情好转后逐渐减量,一般应在 1 周内停药。危重病例甚至可以采用甲基强地松龙冲击疗法,剂量为 10mg/(kg·d),2h 静脉输入,连用 3d,然后逐渐按上法减量或改为口服。其他免疫抑制剂,常用的还有硫唑嘌呤,用法 2mg/(kg·d),分 2 次口服,疗程同糖皮质激素。应用过程中应注意监测白细胞,维持在 $4×10^9$/L 以上,并密切观察不良反应,注意预防和治疗继发感染。

精制胸腺素有增强细胞免疫功能和抗病毒的双重作用,剂量为 2～4ml/d 肌内注射或静脉滴注,7～10d 为 1 个疗程,细胞免疫功能低下者,也可每次 2ml,隔日肌内注射 1 次,连用2～3 个月,以增强细胞免疫功能。

(5)对症治疗:部分病毒性心肌炎患儿可出现烦躁不安、心前区痛、腹痛及肌痛等不适,应选用解热镇静剂,常用药物有苯巴比妥、阿司匹林、索米痛、可待因等,必要时可注射吗啡。

在常规镇静、吸氧及扩容治疗的同时,及时给予血管活性药物和升压药抗心源性休克治疗,多巴胺和间羟胺各 20mg,加入维持液 200～300ml 中静脉滴注,应用输液泵,速度初控制在 1～5μg/(kg·min),之后根据血压调整滴速,待病情稳定后逐渐减量停药。激素的用法同上,可选用地塞米松或氢化可的松。此处需特别提出是维生素 C,在此时大剂量维生素 C,还具有维持血压的作用,多采用静脉推注,每次 100～200mg/kg。如应用后血压仍低,可在0.5～1h 内重复 1 次;待血压稳定后,以同剂量每 6～8h 继续应用 1 次,即在头 24h 内应用4～6 次,后改为每日 1 次,可连用 1 个月。

对期前收缩次数多,有自觉症状或心电图上呈多源性改变的心律失常,应予以积极抗心律失常治疗。室上性期前收缩及心动过速,可应用普萘洛尔、洋地黄或普罗帕酮;室性期前收缩及部分室上性期前收缩,可应用胺碘酮、普罗帕酮、利多卡因、美西律等,少数可 2 种药物联用;严重房室传导阻滞,除应用肾上腺皮质激素外,尚可应用异丙肾上腺素 0.5～1.0mg 加入葡萄糖溶液 250ml 中静脉滴注;有阿斯综合征发作者,可安置心脏起搏器。

心肌炎患者对洋地黄耐受性差,易出现中毒而发生心律失常,一般心力衰竭不重、发展不快者用地高辛口服,用饱和量的 2/3 量即可,可用每日口服维持。重症者先用毛花苷丙,用饱和量的 1/2～2/3 量即可,根据病情用地高辛口服维持,可加用利尿剂,烦躁不安者给予苯巴比妥、地西泮等镇静剂。

第二节 高血压急症

在儿童期高血压急症的主要表现为:①高血压脑病;②急性左心衰;③颅内出血;④嗜铬细胞瘤危象等。

一、高血压急症处理原则

1.处理高血压急症时,治疗措施应该先于复杂的诊断检查。

2.对高血压脑病、高血压合并急性左心衰等高血压危象应快速降压,旨在立即解除过高血压对靶器官的进行性损害。恶性高血压等长期严重高血压者需比正常略高的血压方可保证靶器官最低限度的血流灌注,过快过度地降低血压可导致心、脑、肾及视网膜的血流急剧减少而发生失明、昏迷、抽搐、心绞痛或肾小管坏死等严重持久的并发症。故对这类疾病患儿降压幅度及速度均应适度。

3.高血压危象系因全身细小动脉发生暂时性强烈痉挛引起的血压急骤升高所致。因此，血管扩张剂如钙拮抗剂、血管紧张素转换酶抑制剂及 α 受体、β 受体抑制剂的临床应用，是治疗的重点。这些药物不仅给药方便(含化或口服)起效迅速，而且在降压同时，还可改善心、肾的血流灌注。尤其是降压作用的强度随血压下降而减弱，无过度降低血压之虑。

二、高血压脑病

高血压脑病为一种综合征，其特征为血压突然升高伴有急性神经系统症状。虽任何原因引起的高血压均发生本病，但最常见为急性肾炎。

1.临床表现　头痛并伴有恶心、呕吐，出现精神错乱，定向障碍，谵妄，痴呆；亦可出现烦躁不安，肌肉阵挛性颤动，反复惊厥甚而呈癫痫持续状态。也可发生一过性偏瘫，意识障碍如嗜睡、昏迷；严重者可因颅内压明显增高发生脑疝。眼底检查可见视网膜动脉痉挛或视网膜出血。脑脊液压力可正常亦可增高，蛋白含量增加。

本症应与蛛网膜下隙出血、脑肿瘤、癫痫大发作等疾病鉴别。蛛网膜下隙出血常有脑膜刺激症状，脑脊液为血性而无严重高血压。脑肿瘤、癫痫大发作亦无显著的血压升高及眼底出血。临床确诊高血压脑病最简捷的办法是给予降压药治疗后病情迅速好转。

2.急症处理　一旦确诊高血压脑病，应迅速将血压降至安全范围之内为宜(17.4/12.1kPa 左右)，降压治疗应在严密的观察下进行。

(1)降压治疗：常用的静脉注射药物包括：①柳胺苄心定：是目前唯一能同时阻滞 α、β 肾上腺素受体的药物，不影响心排血量和脑血流量，因此，即使合并心脑肾严重病变亦可取得满意疗效，本品因独具 α 和 β 受体阻滞作用，故可有效地治疗中毒性甲亢和嗜铬细胞瘤所致的高血压危象；②氯苯甲噻二嗪：因该药物可引起水钠潴留，可与呋塞米并用增强降压作用，又因本品溶液呈碱性，注射时勿溢到血管外；③硝普钠：也颇为有效，但对高血压脑病不做首选，该药降压作用迅速，维持时间短，应根据廊压水平调节滴注速度，使用时应避光并新鲜配置，溶解后使用时间不宜超过 6h，连续使用不要超过 3d，当心硫氰酸盐中毒。

常用口服或含化药物为：①硝苯吡啶：通过阻塞细胞膜钙离子通道，减少钙内流，从而松弛血管平滑肌使血压下降，神志清醒，合作患儿可舌下含服，意识障碍或不合作者可将药片碾碎加水 0.5～1ml 制成混悬剂抽入注射器中缓慢注入舌下；②巯甲丙脯酸：为血管紧张素转换酶抑制剂，对于高肾素恶性高血压和肾血管性高血压降压作用特别明显，对非高肾素性高血压亦有降压作用。

(2)保持呼吸道通畅、镇静、制止抽搐：可用苯巴比妥钠(8～10mg/kg，肌内注射，必要时 6h 后可重复)、地西泮(0.3～0.5mg/kg 肌内或静脉缓注，注射速度＜3mg/min，必要时 30min 后可重复)等止惊药物，但须注意呼吸。

(3)降低颅内压：可选用 20% 甘露醇(每次 1g/kg，每 4h 或 6h 给药 1 次)、呋塞米(每次 1mg/kg)以及 25% 血清白蛋白(20ml，1～2/d)等，减轻脑水肿。

三、颅内出血(蛛网膜下隙出血或脑实质出血)

1.临床表现及诊断　蛛网膜下隙出血起病突然,伴有严重头疼、恶心呕吐及不同程度意识障碍。若出血量不大,意识可在几分钟到几小时内恢复,但最后仍可逐渐昏睡或谵妄。若出血严重,可以很快出现颅内压增高的表现,有时可出现全身抽搐,颈项强直是很常见的体征,甚至是唯一的体征,伴有脑膜刺激症。眼底检查可发现新鲜出血灶。腰椎穿刺脑脊液呈均匀的血性,但发病后立即腰穿不会发现红细胞,要等数小时以后红细胞才到达腰部的蛛网膜下腔。1～3d后可由于无菌性脑膜炎而发热,白细胞增高似与蛛网膜下隙出血的严重程度呈平行关系,因此,不要将诊断引向感染性疾病。CT脑扫描检查无改变。

脑实质出血起病时常伴头痛呕吐,昏迷较为常见,腰椎穿刺脑脊液压力增高,血性者占80%以上。除此而外,可因出血部位不同伴有如下不同的神经系统症状。

(1)壳核-内囊出血:典型者出现"三偏症",即出血对侧肢体瘫痪和中枢性面瘫、出血对侧偏身感觉障碍、出血对侧的偏盲。

(2)桥脑出血:初期表现为交叉性瘫痪,即出血侧面瘫和对侧上、下肢瘫痪,头眼转向出血侧。后迅速波及两侧,出现双侧面瘫痪和四肢瘫痪,头眼位置恢复正中,双侧瞳孔呈针尖大小,双侧锥体束征阳性。早期出现呼吸困难且不规则,常迅速进入深昏迷,多于24～48h内死亡。

(3)脑室出血:表现为剧烈头痛呕吐,迅速进入深昏迷,瞳孔缩小,体温升高,可呈去大脑强直,双侧锥体束征阳性。四肢软瘫,腱反射常引不出。

(4)小脑出血:临床变化多样,走路不稳是常见的症状,常出现眼震颤和肢体共济失调症状。

颅内出血可因颅内压增高发生心动过缓,呼吸不规则,严重者可发生脑疝。多数颅内出血的患儿心电图可出现巨大倒置 T 波,QT 间期延长。血常规可见白细胞升高,尿常规可见蛋白、红细胞和管型,血中尿素氮亦可见升高。在诊断中尚需注意,颅内出血本身可引起急性高血压,即使患儿以前并无高血压史。此外,尚需与癫痫发作、高血压脑病以及代谢障碍所致昏迷相区别。

2.急症处理

(1)一般治疗:绝对卧床,头部降温,保持气道通畅,必要时做气管内插管。

(2)控制高血压:对于高血压性颅内出血患儿,应及时控制高血压。但由于颅内出血常伴颅内压增高,因此,给予降压药物应避免短时间内血压下降速度过快和幅度过大,否则脑灌注压将受到明显影响。一般低压不宜低于出血前水平。舒张压较低,脉压差过大者不宜用降压药物。降压药物的选择以硝苯吡啶、巯甲丙脯酸和柳胺苄心定较为合适。

(3)减轻脑水肿:脑出血后多伴脑水肿并逐渐加重,严重者可引起脑疝。故降低颅内压,控制脑水肿是颅内出血急性期处理的重要环节。疑有继续出血者可先采用人工控制性过度通气、静脉注射呋塞米等措施降低颅内压,也可给予渗透性脱水剂如 20%甘露醇(1g/kg,每 4～6h

给药 1 次)以及 25％的血清白蛋白(20ml,1～2/d)。短程大剂量激素有助于减轻脑水肿,但对高血压不利,故必须要慎用,更不宜长期使用。治疗中注意水电解质平衡。

(4)止血药和凝血药:止血药对脑出血治疗效果虽有争议,但对蛛网膜下隙出血,对羧基苄胺及 6-氨基己酸能控制纤维蛋白原的形成,有一定疗效,在急性期可短时间使用。

(5)其他:经检查颅内有占位性病灶者,条件允许时可手术清除血肿,尤其对小脑出血、大脑半球出血疗效较好。

四、高血压合并急性左心衰竭

1.临床表现及诊断　儿童期血压急剧升高,可造成心脏后负荷急剧升高。当血压升高到超过左心房所能代偿的限度时就出现左心衰竭及急性水肿。急性左心衰竭时,动脉血压,尤其是舒张压显著升高,左室舒张末期压力、肺静脉压力、肺毛细血管压和肺小动脉楔压均升高,并与肺淤血的严重程度呈正相关。当肺小动脉楔压超过 4kPa(30mmHg)时,血浆自肺毛细血管大量渗入肺泡,引起急性肺水肿。急性肺水肿是左心衰竭最重要的表现形式。患儿往往面色苍白、口唇青紫、皮肤湿冷多汗、烦躁、极度呼吸困难,咳大量白色或粉红色泡沫痰,大多被迫采取前倾坐位,双肺听诊可闻及大量水泡音或哮鸣音,心尖区特别在左侧卧位和心率较快时常可闻及心室舒张期奔马律等。在诊断中应注意的是,即使无高血压危象的患儿,急性肺水肿本身可伴有收缩压及舒张压升高,但升高幅度不会太大,且肺水肿一旦控制,血压则自行下降。急性左心衰竭肺水肿患儿眼底检查如有出血或渗出时,应考虑合并高血压危象。

2.急症处理

(1)体位:患儿取前倾坐位,双腿下垂(休克时除外),四肢结扎止血带。止血带压力以既能阻碍静脉回流又低于动脉压为度,相当于收缩压及舒张压之间,每 15min 轮流将一侧肢体的止血带放松。该体位亦可使痰较易咳出。

(2)吗啡:吗啡可减轻左心衰竭时交感系统兴奋引起的小静脉和小动脉收缩,降低前、后负荷。对烦躁不安、高度气急的急性肺水肿患儿,吗啡是首选药物,可皮下注射盐酸吗啡 0.1～0.2mg/kg,但休克、昏迷及呼吸衰竭者忌用。

(3)给氧:单纯缺氧而无二氧化碳潴留时,应给予较高浓度氧气吸入,活瓣型面罩的供氧效果比鼻导管法好,提供的 FiO_2,可达 0.3～0.6。肺水肿时肺泡内空气与水分混合,形成泡沫,妨碍换气。通过含有乙醇的雾化器(口罩给氧者乙醇浓度为 30％～40％,鼻导管给氧者乙醇浓度为 70％)吸氧可有效降低空气与水的混合,每次不宜超过 20min。但乙醇的去泡沫作用较弱且有刺激性,应加以注意。近年有报道用二甲基硅油消泡气雾剂治疗,效果良好。应用时将瓶倒转,在距离患儿口腔 8～10cm 处,于吸气时对准咽喉或鼻孔喷雾 20～40 次,一般 5min 内生效,最大作用在 15～30min,必要时可重复使用。如低氧血症明显,又伴有二氧化碳潴留,应使用间歇正压呼吸配合氧疗。间歇正压呼吸改善急性肺水肿的原理,可能由于它增加肺泡压与肺组织间隙压,降低右心房充盈压与胸腔内血容量;增加肺泡通气量,有利于清除支气管分泌物,减轻呼吸肌工作,减少组织氧耗量。

(4)利尿剂:宜选用速效强效利尿剂,可静脉滴注呋塞米(每次 1～2mg/kg)或利尿酸钠(1mg/kg,20ml 液体稀释后静脉滴注),必要时 2h 后重复。对肺水肿的治疗首先由于呋塞米等药物有直接扩张静脉作用,增加静脉容量,使静脉血自肺部向周围分布,从而降低肺静脉压力,这一重要特点在给药 5min 内即出现,其后才发挥利尿作用,减少静脉容量,缓解肺淤血。

(5)洋地黄及其他正性肌力药物:急性左心衰竭是洋地黄的应用指征。应采用作用迅速的强心剂如西地兰静脉注射,首次注入洋地黄化量的 1/2,余 1/2 分为 2 次,每隔 4～6h 给药 1 次。如需维持疗效,可于 24h 后口服地高辛维持量。如仍需继续静脉给药,每 6h 注射 1 次 1/4 洋地黄化量。毒毛旋花子苷 K,一次静脉注射 0.007～0.01mg/kg,如需静脉维持给药,可 8～12h 重复 1 次。使用中加强监护,以防洋地黄中毒。

多巴酚丁胺为较新、作用较强、不良反应较小的正性肌力药物。用法为静脉滴注 5～10μg/(kg·min)。

(6)降压治疗:应采用快速降压药物使血压迅速降至正常水平以减轻左室负荷。硝普钠为一种强力短效血管扩张剂,直接使动脉和静脉平滑肌松弛,降低周围血管阻力和静脉贮血。因此,硝普钠不仅降压迅速,还能减低左室前、后负荷,改善心脏功能,为高血压危象并急性左心衰竭较理想的首选药物。一般从 1μg/(kg·min)开始静脉滴注,在监测血压的条件下,无效时每3～5min调整速度渐增至 8μg/(kg·min)。此外,也可选用硝苯吡啶或疏甲丙脯酸,但忌用柳胺苄心定和肼苯哒嗪,因柳胺苄心定对心肌有负性肌力作用,而后者可反射性增快心率和心输出量,加重心肌损害。

第三节 严重心律失常

心律失常是因心脏冲动产生和(或)传导异常,致使心脏活动变为过慢、过快、不规则或各部分活动的顺序改变,或在传导过程中时间延长或缩短。在小儿心律失常中,窦性心律失常最为多见,过早搏动等异位心律亦较常见,其次是传导阻滞。

严重心律失常是指那些引起心排血量降低,心功能不全等血流动力学紊乱并导致或有可能导致严重后果乃至心脏停跳的心律失常。

一、严重心律失常的分类

心律失常按其发生原理主要分为冲动起源失常和冲动传导失常两大类。而从治疗角度可将严重心律失常分为三类。

1.致死性心律失常(应立即治疗) 包括心室颤动或扑动,极缓慢心律(<30 次/min、极缓慢心室自主心律和极缓慢窦性心动过缓),心脏停搏等。

2.严重警告性心律失常(应尽快治疗) 这类心律失常容易转变为致死性心律失常,包括频发多源性室性早搏,形态方向相反的成对室性早搏或室性早搏发生在 T 波上(RonT 现象),室性心动过速(包括尖端扭转型室性心动过速),严重窦房传导阻滞,高度或完全性房室传导阻滞,三束支传导阻滞以及心室率<40 次/min 的心律失常等。这类心律失常易引起严重血流动力学改变和阿-斯综合征。

3.警告性心律失常(应积极治疗)　这类心律失常向致死性心律失常发展的危险性相对较小,包括心房颤动或扑动,频发早搏,阵发性室上性心动过速,第二度Ⅱ型房室传导阻滞和双束支阻滞等。

RonT 现象被认为是室性早搏的一个危险征兆,易引起持续快速性室性心律失常。但最近有人通过动物试验及临床观察指出,该现象并非一定是引起快速室性心律失常的原因。只有当 R 波落在 T 波易损期且这一个室性早搏的电流较大时,才容易诱发持续快速性室性心动过速或心室颤动。

二、心律失常的发生机制

1.快速型心律失常　主要系折返与自律性增高所致,折返是由于心脏组织的传导性和不应期失去平衡,当心脏内小冲动抵达处于不应期的组织时,这一冲动会偏离方向,通过双重传导途径,再次进入邻近心肌组织。此外,某一部位的心肌的传导性不一致,可发生单向传导阻滞,亦可形成折返激动。自律性增高可能系正常自动调节机制发生变化或由于心肌缺血、损伤、低血钾、低血钙、缺氧等产生了自律性异常的病灶所致。尤其是这些原因造成了窦房结以外的起搏点自律性增高,超过窦房结而控制部分或整个心脏活动,即形成过早搏动或异位心动过速。

2.缓慢型心律失常　主要是心脏传导系统有不同程度的传导阻滞所致。窦房结或房室结病变引起起搏与传导功能低下可发生病态窦房结综合征。

三、严重心律失常的病因及诱因

严重心律失常多发生于心脏疾病。先天性心脏病中,三尖瓣下移畸形易并发阵发性室上性心动过速、心房扑动。大血管错位常并发完全性房室传导阻滞。发生室性心动过速最常见的心瓣膜病是主动脉瓣狭窄和二尖瓣脱垂,亦见于已行外科矫正的法洛四联症。单纯的心脏传导系统发育畸形可引起先天性完全性房室传导阻滞。Q-T 间期延长综合征易发生室性早搏、室性心动过速,尖端扭转型室性心动过速以及心室颤动。后天性心脏病中以风湿性心肌炎、风湿性心瓣膜病和感染性心肌炎最为多见,可引起室性早搏、室上性心动过速、心房颤动及房室传导阻滞。室性心动过速还可发生于所有类型的心肌病以及急性心肌梗死或无心肌梗死的急性心肌缺血。心脏以外的原因引起严重心律失常常见的有电解质紊乱、药物反应或中毒、内分泌代谢疾病等。其中低钾血症、高钾血症、低镁血症最为常见。几乎任何一种抗心律失常药物都可直接引起或加重心律失常,其发生率为 5.9%～15.8%。奎尼丁、普鲁卡因酰胺、双异丙吡胺、吩噻嗪类药物可引起室性心动过速、尖端扭转型室性心动过速。静脉注射异搏停、乙胺碘呋酮甚至可造成心脏停搏。洋地黄中毒可致房室传导阻滞及室性早搏，有机磷农药中毒的心脏毒性表现可有窦速或房室传导阻滞——QT 间期延长，甚至为尖端扭转型室性心动过速，这类心律失常是有机磷农药中毒猝死的重要原因。中枢神经系统病变，尤其是颅内出血亦可发生心律失常。此外，心脏手术、心导管检查、喉镜显露气管插管过程中均可能出现严重心律失常。

四、诊断

1.病史　了解有无器质性心脏病、心脏手术史和用药史。了解心律失常发作时有无伴有拒食、脸色苍白、呼吸急促、恶心、呕吐或晕厥等表现。

2.体格检查

(1)心脏检查，心率、心律、心音及器质性杂音。

(2)颈动脉搏动。

(3)心电图检查。

(4)运动试验。

(5)食道心房调搏术。

(6)动态心电图。

(7)心内电生理检查，包括希氏束电图、心房和心室调搏试验。

五、治疗

部分类型的小儿心律失常，如良性早搏、窦性心律不齐、房性游走心律等不需治疗。对需治疗者要针对心律失常不同性质、不同病因进行分析鉴别，给予治疗。

1.病因和诱因治疗　一般在去除病因或诱因后，心律失常可消失、减轻或增强心律失常药物治疗的疗效。对已能确定病因的心律失常者，除各种器质性心脏病外，如急性感染、呼吸功能衰竭或心力衰竭、低血钾、低血镁、严重酸中毒和缺氧、地高辛中毒等引起或并发严重心律失常，应予针对性治疗。若能完全除去，则不一定进行抗心律失常治疗。病因治疗十分重要，否则单用抗心律失常治疗不一定能成功。如治疗尖端扭转型室性心动过速需同时纠正低血钾就是最好的例证。

2.抗心律失常的药物

(1)抗快速心律失常药：根据 VaughanWilliams 分类分为四类。

Ⅰ类抗心律失常药为钠通道阻滞剂，又分为Ⅰa、Ⅰb、Ⅰc三类。Ⅰa 类药作用：①抑制异位起搏细胞异位搏动的自律性；②抑制心房、心室和浦肯野纤维细胞 0 相上升速率，减慢传导，使应激阈提高；③延长动作电位时间和有效不应期，膜反应性降低，使单向阻滞变为双向阻滞，消除折返激动。这类药包括奎尼丁、普鲁卡因胺、丙吡胺等，对室上性心动过速、房扑、房颤、快速室性心律失常有效。此类药物不良反应较大，疗效也不够理想，在儿科很少应用。Ⅰb类药物作用有：①抑制钠离子的通透性，促进钾离子外流，减慢舒张期除极而抑制心肌细胞的自律性；②缩短动作电位时间和有效不应期，消除单向或双向阻滞和折返激动。这类药物有利多卡因、苯妥英钠、美西律（慢心律）、妥卡胺、莫雷西嗪、安搏律定等，对室上性及室性心律失常有效。Ⅰc类药物电生理效应与Ⅰa类药相似，与Ⅰb类药不同，具有轻度影响复极、显著抑制传导的作用，这类药包括普罗帕酮（心律平）、恩卡尼、氟卡尼、氯卡尼等。近年普罗帕酮在儿科应用广泛，对室上性、室性快速心律失常和预激综合征的快速心律失常以及其他顽固性快速型心律失常有良好疗效。

Ⅱ类抗心律失常药为β肾上腺素受体阻断药，以普萘洛尔为代表。这类药能抑制心肌β受体，阻滞β肾上腺素能产生的各种应激反应，亦具有阻滞钠通道和缩短动作电位时间和有效不应期的作用。能降低窦性和异位起搏点自律性，减慢心率，减慢房室传导，抑制心肌收缩性，降低心肌耗氧量。适用于窦性心动过速、室上性心律失常、室性心律失常以及先天性Q-T间期延长综合征所致快速心律失常的治疗，对房扑、房颤可减慢室性心率。β受体阻断药目前已开发出几十种，如阿普洛尔、吲哚洛尔等。还有一些长效和短效制剂如阿替洛尔（氨酰心安）、倍他洛尔、艾司洛尔和氟司洛尔等。本类药物的不良反应有心动过缓、低血压、心力衰竭和哮喘等。

Ⅲ类抗心律失常药为复极抑制剂。该类药通过抑制动作电位钾离子外流而延长心肌细胞动作电位时间和有效不应期，但不减慢传导，有利于消除折返性心律失常，以胺碘酮、溴苄胺为代表。胺碘酮尚可扩张冠状动脉，对房性、室性心律失常均有较好的效果。但不良反应较多，除常见的消化道症状外，还有Q-T间期延长、传导阻滞、角膜色素沉着、甲状腺功能亢进或减退等，停药后可好转。偶尔可引起严重的不可逆转的肺纤维化和免疫性肺炎，故用药期间应定期作X线检查。近年来开发出新药如索他洛尔（兼有 β_1 和 β_2 受体阻滞作用）等疗效较好，上述不良反应明显减少。

Ⅳ类抗心律失常药为钙拮抗剂，以维拉帕米（异搏定）、地尔硫卓、苄普地尔（苄丙洛）为代表。这类药的主要作用是阻滞细胞膜的钙离子通道，抑制窦房结和房室结细胞的自律性；延长房室结的不应期，延长房室结传导，因而阻断折返激动，还有类似Ⅰa类、β受体阻断药以及扩张冠状动脉的作用。维拉帕米适用于室上性心律失常，可以减慢心室率，尤其对阵发性折返性室上性心动过速效果较好。不良反应是注射过快、剂量过大可发生低血压，甚至引发心源性休克和房室传导阻滞。小婴儿慎用或不用，这是因为小婴儿的血流动力学状态不稳定，极易发生上述不良反应。Ⅳ类药物不宜与β受体阻断药合用。有作者认为这类药对预激综合征旁道作用不大。

洋地黄类药物除可增强心肌收缩力和兴奋迷走神经，尚可减低心房肌细胞静息电位，减慢0相上升速率，延长有效不应期，减慢传导速度；缩短预激综合征旁道的有效不应期，增快其传导；还可降低细胞膜的钾离子通透性，延长复极时间。主要用于室上性心律失常及伴有心力衰竭的心律失常。宜选用快速作用的制剂，静脉给药用快速洋地黄饱和法，可较快地达到疗效。

另外,还有新斯的明、依酚氯胺、苯肾上腺素、甲氧明、间羟胺、去甲肾上腺素、氯化钾、硫酸镁、腺苷、三磷酸腺苷以及有抗心律失常作用的中药等。

治疗快速性心律失常的药物的选择临床上可根据心律失常的类别以及抗心律失常药物作用的不同部位来选择药物。

(2)抗缓慢心律失常药:有异丙基肾上腺素、麻黄素、肾上腺素和阿托品等,视病情的缓急,可采用静脉注射,静脉滴注,也可口服。肾上腺皮质腺激素亦可用于治疗缓慢性心律失常。必要时用起搏器治疗。

六、各种心律失常的治疗方法

1.心室颤动　凡遇脉搏及心音消失,先叩击心前区或进行体外心脏按压。如心电图证实为心室颤动,应立即采用非同步直流电击除颤;如颤动波微弱,可在除颤前经心腔内注入肾上腺素 $0.3\sim1mg$,使颤动波变粗后再进行电击。起始电能平均为 $2\sim4J/kg$。在无除颤器的情况下,可用利多卡因或溴苄胺等药物除颤,亦可与电击除颤同时应用。室颤解除后及时纠正病因及诱因,安置埋藏式自动除颤起搏器。

2.复杂性室性早搏　Lown 分级法将室性早搏分为:①Ⅰ级:为偶发室性早搏;②Ⅱ级:为频发室性早搏(>6 次/min);③Ⅲ级:为多形或多源性室性早搏;④Ⅳ级:为成对或成串(连续三个或以上)室性早搏;⑤Ⅴ级:为 R 落在 T 上的室性早搏。分级愈高,猝死危险性愈大。对Ⅲ～Ⅴ级复杂性室性早搏以及室性早搏并发于完全性房室传导阻滞或 T-T 间期综合征者,应及时选用利多卡因(每次 $1mg/kg$)静脉注射,必要时 $20\sim40\mu g/(kg\cdot min)$ 持续静脉滴注。该药最大优点是在常规剂量下不抑制心肌收缩力,此外,其恶化正在治疗中的心律失常的可能性比Ⅰa类药物要小得多。主要不良反应是嗜睡、神志错乱甚至癫痫大发作。对心室率缓慢者可用异丙基肾上腺素或阿托品静脉滴注。复杂性室性早搏降级后可酌情选用心得安、苯妥英钠、心律平等口服药。

3.阵发性室性心动过速　对紧急病例除洋地黄中毒或正在使用洋地黄者外,直流电击复律是首选急救措施,尤其在伴有心力衰竭或休克时。电能量为 $1\sim2J/kg$。也可作超速心室起搏 $5\sim10s$ 或短阵快速起搏 $2\sim3s$。药物治疗中,静脉滴注利多卡因为首选,控制后静脉滴注维持或静脉滴注溴苄胺维持以防复发,低血压者忌用溴苄胺。如以上处理无效,尚可选用慢心律(每次 $2mg/kg$,$5\sim10min$ 静脉滴注),但缓慢心律失常、低血压、心源性休克、重度左心衰竭者忌用。若系洋地黄中毒所致,可先给予苯妥英钠(每次 $3\sim5mg/kg$),总量不超过 $150mg$,$5\sim10min$ 静脉滴注。如无效,$15min$ 后再给予首剂半量。苯妥英钠和乙胺碘呋酮对先心病(尤其是法洛四联症)术后发生的室速疗效较好,且不抑制心肌收缩力。室性心动过速伴休克者,还可先用升压药物如多巴胺、阿拉明等后再用利多卡因治疗。

4.尖端扭转型室性心动过速　此型心律失常是由于心室内传导障碍,心室肌极化不同步所致,血流动力学改变介于室性心动过速与心室颤动之间。大多发生于奎尼丁治疗后,也可见于其他类的抗心律失常药物如吩噻嗪类。此外,低钾血症、低镁血症、遗传性 Q-T 间期延长综合征、急性中枢神经系统损害和心肌缺血都可伴这种心律失常。其心电图特点为:①阵发性出现 160~280 次/min 快速宽大畸形的 QRS 波;②QRS 波振幅不断变化,每 3~20 个 QRS 波发生轴向扭转;③发作间期多为缓慢性心律失常,均有明显 Q-T 间期延长,T 波宽大畸形或 T、U 融合。

使用常规抗心律失常药物如普鲁卡因胺通常对尖端扭转室性心动过速无效,甚至可能进一步加重这种心律失常,故首选药物为异丙基肾上腺素。异丙基肾上腺素稀释后以 1~4μg/min 速度给予,开始宜用最低速度,无效时每 3~5min 增加 1μg/min。非常危急时可用 0.1~0.3mg 静脉缓注,有效后以上述速度静脉滴注维持。用药时必须进行监测,注意窦速或因心肌收缩力增强发生高血压或因周围血管作用发生低血压。与此同时还应纠正低血钾,注意补镁。对 10 岁以上儿童还可每次静脉滴注 25% 硫酸镁 3~4ml,对少部分病例已证明有效。此外,心室起搏可用于所有患者,包括缺血性心脏病患者。经静脉插入右室导管后,起搏心律,应比基础窦性心率高 10 次/min。

5.阵发性室上性心动过速 对无并发症者可试用兴奋迷走神经方法。潜水反射法可强烈兴奋迷走神经,对婴儿或新生儿效果较好。用 4℃左右冰水浸湿毛巾,或用较大薄塑料袋 1/3 盛水,1/3 盛冰覆盖整个面部 10~15s,若 1 次无效可每隔 3~5min 再试两次,亦可将面部浸入冰水盆中。合作儿童可协助、指导其自行浸入,婴儿可让其俯卧并骑跨在操作者左前臂,再将其面部以耳前为限浸入冰水中。潜水反射法每次最长不超过 7s。治疗过程应在心电监护下进行并常规准备阿托品。转复后用地高辛口服维持。三磷酸腺苷(ATP)静脉快速注射有效率可达 80% 左右。ATP 不仅可增强迷走神经张力,而且通过延长或阻滞房室结的前向传导,终止折返环路。这种作用是通过腺苷与心脏的特异性受体结合而实现的。ATP 婴儿每次 3mg,儿童每次 10mg,5s 内推入,无效时分别增至 5mg 和 15mg。注射有效则心率立即减慢,在室上性心动过速突然终止后有时可见短暂(一般 2~4s)心室停搏,其后第一个 QRS 波可为窦性,也可为结性或室性波。需在心电监护下进行。病态窦房结综合征所致室上性心动过速不宜用此法。常备阿托品以防意外。

对合并充血性心力衰竭者宜选快速洋地黄化法(12h 达化量)。室上性心动过速并有低血压或心源性休克者首选新福林、甲氧胺等升压药物,治疗中边注射边监测血压和心率。有高血压、器质性心脏病和急性心肌梗死者禁用。对无预激综合征的室上性心动过速可选用异搏停每次 0.1~0.2mg/kg,静脉缓注(<1mg/min),每次量不超过 3mg。病态窦房结综合征、严重心力衰竭、明显低血压、Ⅱ度以上房室传导阻滞或近日接受 β 受体阻滞剂治疗的病例不宜使用异搏停,对小婴儿应慎用。预激综合征并发室上速可选用乙胺碘呋酮,紧急情况下用每次 2.5~5mg/kg 静脉缓注(10~20min)。不推荐用于低血钾者。

对药物治疗无效或伴有明显血流动力学改变(休克、心力衰竭等)可立即同步电复律治疗,但在洋地黄中毒,低血钾等时忌用。对难治性室上性心动过速可试用利多卡因、慢心律、电起搏法超速抑制等阻止发作。

6.心房颤动与扑动　对于房颤,若心室率太快,症状明显者,尤其是伴有心力衰竭的患儿,均应快速洋地黄化,其后口服地高辛维持。洋地黄治疗的目的是减慢心室率,少数可恢复窦性心律。应用乙胺碘呋酮(每次 2.5~5mg/kg 静脉滴注)也可转复为窦性心律,好转后口服维持治疗[5mg/(kg·d),分 2 次]。加上述方法无效,可采用同步直流电击转复治疗,效果较好,但仍需用奎尼丁维持以防复发。有病态窦房结综合征或洋地黄中毒者禁用。对于房扑,如室率太快,用洋地黄治疗也能使心室率减慢,患者症状明显改善。部分患儿在维持用洋地黄或停药过程中心房扑动转为窦性心律。经药物治疗无效的病例,可采用同步直流电击转复治疗。

7.房室传导阻滞　房室传导阻滞应作病因治疗和对症治疗。对第二度Ⅱ型房室传导阻滞,虽可注射阿托品改善房室传导,但由于其偶可提高心房率,加重房室传导阻滞,反使室率减慢,故应慎用。对完全性房室传导阻滞,当心室率低于 40 次/min 时(或合并室性心律失常)易导致阿-斯综合征。因此,当心室率在 50 次/min 以下(儿童),80 次/min 以下(婴儿)时应给予阿托品每次 0.01~0.03mg/kg 静脉注射,疗效不明显,室率进一步减慢则改用异丙基肾上腺素,根据心室率按 1~4μg/min 速度调整,使室率维持在 60~80 次/min。由于肾上腺皮质激素有增强交感神经兴奋性、加速房室传导且抑制或消除心肌和传导系统的炎症与水肿,故严重心肌炎伴完全性房室传导阻滞时应加用肾上腺皮质激素治疗。

心室率经常在 40 次/min 以下(新生儿室率持续 55 次/min 以下)或伴有阿-斯综合征或充血性心力衰竭以及伴室性心律失常,药物治疗无效者应安装永久性心脏起搏器。

第四节　感染性心内膜炎

感染性心内膜炎是由于致病微生物侵入心瓣膜、心内膜及大血管内膜而发生的炎症性疾病。根据起病缓急和病情程度,本病可分两类:①急性感染性心内膜炎:原无心脏病,发生于败血症时,细菌毒力强,病程<6 周;②亚急性感染性心内膜炎:在原有心脏病的基础上感染毒力较弱的细菌,病程>6 周。

一、临床表现

起病缓慢,症状多种多样。大多数患者有器质性心脏病表现,部分患者发病前有龋齿扁桃体炎、静脉插管、介入治疗或心内手术史。

1.感染症状　发热是最常见的症状,几乎所有的病例都有过不同程度的发热,热型不规则,热程较长,个别病例无发热,此外患者有疲乏、盗汗、食欲减退、体重减轻、关节痛、皮肤苍白等表现,病情进展较慢。

2.心脏方面的症状　原有的心脏杂音可因心脏瓣膜赘生物而发生改变,出现粗糙、响亮、呈海鸥鸣样或音乐样的杂音。原无心脏杂音者可出现音乐样杂音,约一半患儿由于心瓣膜病变、中毒性心肌炎等导致充血性心力衰竭,出现心音低钝、奔马律等。

3.栓塞症状　视栓塞部位的不同而出现不同的临床表现,一般发生于病程后期,但约 1/3 的患者为首发症状,皮肤栓塞可见散在的小淤点,指(趾)腹侧可有隆起的紫红色小结节,略有触痛,此即欧氏小结,内脏栓塞可致脾大、腹痛、血尿、便血,有时脾大很显著。肺栓塞可有胸痛、咳嗽、咳血和肺部,啰音。脑动脉栓塞则有头痛、呕吐、偏瘫、失语、抽搐甚至昏迷等。病程久者可见杵状指(趾),但无发绀。

同时具有以上三方面症状的典型患者不多,尤其 2 岁以下婴儿往往以全身感染症状为主,仅少数患儿有栓塞症状和(或)心脏杂音。

4.实验室检查

(1)血培养:血细菌培养阳性是确诊感染性心内膜炎的重要依据,凡原因未明的发热体温持续在 1 周以上,且原有心脏病者,均应反复多次进行血培养,以提高阳性率。若血培养阳性,尚应做药物敏感试验。

(2)超声心动图:超声心动图检查能够检出直径大于 2mm 以上的赘生物,因此对诊断感染性心内膜炎很有帮助,此外在治疗过程中超声心动图还可动态观察赘生物大小、形态、活动和瓣膜功能状态,了解瓣膜损害程度,对决定是否做换瓣手术有参考价值。该检查还可发现原有的心脏病。

(3)CT 检查:对怀疑有颅内病变者应及时做 CT,了解病变部位和范围。

(4)其他:血常规可见进行性贫血,多为正细胞性贫血,白细胞数增高和中性粒细胞升高,血沉快,C 反应蛋白阳性,血清球蛋白常常增多,免疫球蛋白升高,循环免疫复合物及类风湿因子阳性,尿常规有红细胞,发热期可出现蛋白尿。

二、诊　断

1.诊断要点

(1)临床指标:主要指标:①血培养阳性:分别 2 次血培养有相同的感染性心内膜炎常见的微生物,如金黄色葡萄球菌、肠球菌等;②心内膜受累证据:超声心动图发现附着于瓣膜或瓣膜装置、或心脏、大血管内膜,或置植入工材料上的赘生物,心内脓肿,瓣膜穿孔、人工瓣膜或缺损补片有新的部分裂开征象;③血管征象:重要动脉栓塞,脓毒性肺梗死或感染性动脉瘤。

次要指标:①易感染条件,基础心脏疾病,心脏手术,心导管术,或中心静脉内插管;②较长时间发热(≥38℃),伴贫血;③原有心脏杂音加重,出现新的反流杂音,或心功能不全;④血管征象,淤斑、脾肿大、颅内出血,结膜出血,镜下血尿或 Janeway 斑;⑤免疫学征象,肾小球肾炎、Osler 结、Roth 斑,或类风湿因子阳性;⑥微生物学证据,血培养阳性,但未符合主要指标中的要求。

(2)病理学指标:包括:①赘生物(包括已形成的栓塞)或心内脓肿经培养或镜检发现微生物;②存在赘生物或心内脓肿,并经病理检查证实伴活动性心内膜炎。

(3)诊断依据:具备以下①~⑤项任何之一者可诊断为感染性心内膜炎:①临床主要指标

2 项；②临床主要指标 1 项和次要指标 3 项；③心内膜受累证据和临床次要指标 2 项；④临床次要指标 5 项；⑤病理学指标 1 项。

有下列情况可排除感染性心内膜炎诊断：①有明确的其他诊断解释临床表现；②抗生素治疗≤4d 手术或尸检无感染性心内膜炎的病理依据。

临床考虑感染性心内膜炎，但不具备确诊依据时仍应进行治疗，根据临床观察及进一步的检查结果确诊或排除感染性心内膜炎。

2.鉴别诊断

(1)本病如以发热为主要表现者须与伤寒、败血症、结核、风湿热和系统性红斑狼疮等鉴别。

(2)本病如以心力衰竭为主要表现者须与伴有低热的先天性或后天性心脏病并发心力衰竭者相鉴别。

(3)与活动性风湿性心膜炎的鉴别比较困难，但感染性心内膜炎有栓塞、脾肿大、杵状指(趾)及血培养阳性，特别是二维超声心动图检查发现较大赘生物等均可与上述诸病相鉴别。

(4)手术后感染性心内膜炎须与心包切开综合征及术后灌注综合征鉴别，后二者均为自限性疾病，经休息、服用阿司匹林或糖皮质激素治疗后可痊愈。

三、治疗

积极抗感染，加强支持疗法，在应用抗生素前多次进行血培养和药敏等试验，以期对选用抗生素及剂量做指导，必要时进行手术治疗。

1.一般治疗 卧床休息，加强营养，保证足量热量的供应，补充维生素和铁剂，维持水和电解质平衡，病情严重者可输用鲜血、血浆或免疫球蛋白等支持治疗。

2.药物治疗 主要是抗生素治疗，原则是早期、足量、长疗程。联合应用具有杀菌作用的抗生素，不必等待血培养结果而延误治疗，但在治疗之前必须预先做几次血培养，因培养出病原菌及其药物敏感试验结果，对选用抗生素及剂量有指导意义。一般用药疗程为 4 周，对伴有严重并发症或病情顽固者疗程可延长至 8 周。

(1)致病菌不明者：常用方案为青霉素、苯唑西林(新青霉素Ⅱ)和奈替米星三者联用，青霉素 300～400kU/(kg·d)，分 4 次静脉滴注；苯唑西林 200mg/(kg·d)，分 4 次静脉滴注，4～6 周为 1 个疗程；奈替米星 6～7.5mg/(kg·d)，每日静脉滴注 1 次，6～8 周为 1 个疗程。若为术后患者可选用万古霉素加庆大霉素治疗，疗程 6～8 周。

(2)致病菌明确者：草绿色链球菌感染者，首选青霉素 200～300kU/(kg·d)，每 4～6h 静脉滴注 1 次，疗程 4～6 周，或头孢曲松 2g/d，静脉注射，连用 4 周。6 岁以上患儿，可联合应用链霉素 20～40mg/(kg·d)，每 12h 给药 1 次。或联合应用庆大霉素 4～6mg/(kg·d)，每 8h 给药 1 次。青霉素耐药者，可选用万古霉素 40～60mg/(kg·d)(≤2g/d)，分 2～4 次缓慢静脉滴注，4 周为 1 个疗程，但不良反应较大，应用慎重。还可选用替考拉宁(壁霉素)，每次

12mg/kg,第 1 天每 12h 给药 1 次,以后 6mg/(kg·d),该药不良反应较小。

非耐药甲氧西林金葡菌感染者可选用青霉素(用法同上)联合利福平 10mg/(kg·d),顿服治疗,连用 6～8 周。青霉素耐药者,可选用苯唑西林 200mg/(kg·d),每 4～6h 静脉用药 1 次,4～6 周为 1 个疗程,同时联合应用庆大霉素治疗;也可选用头孢菌素类抗生素,如头孢唑啉,100mg/(kg·d),每 6～8h 静脉滴注 1 次,疗程 6～8 周,或应用万古霉素,剂量同上。耐甲氧西林金黄色葡萄菌感染者,可选用万古霉素或去甲万古霉素、替考拉宁、联合应用利福平。

革兰阴性杆菌感染,如大肠杆菌感染者,可选用氨苄西林,200～300mg/(kg·d),每 6h 静脉滴注 1 次,疗程 4～6 周;青霉素耐受者可改用头孢类抗生素,疗程 4～6 周,另加用庆大霉素 2 周。嗜血杆菌感染者可选用替卡西林,200～400mg/(kg·d),每 6h 静脉滴注 1 次,加用庆大霉素,疗程 4～6 周。

霉菌感染者,应停用抗生素,选用两性霉素 B,0.1～0.25mg/(kg·d),以后逐渐增加至 1mg/(kg·d)静脉滴注,也可加用 5-氟胞嘧啶,50～150mg/(kg·d),分 3～4 次服用。

3.其他治疗　早期外科治疗是近年来治疗感染性心内膜炎又一有效措施,效果良好。对心脏赘生物和污染的人造代用品清创、修复或置换损害的瓣膜,挽救了许多患儿的生命。具体手术指征为:①瓣膜功能不全引起的难治性心力衰竭;②行瓣膜置换术后患感染性心内膜炎,经内科治疗不能控制感染者,应手术切除感染的瓣膜和人造组织;③先天性心脏病患儿,如动脉导管未闭、室间隔缺损等合并感染性心内膜炎,经内科治疗无效者,应进行导管结扎或缺损修补术;④反复发生的严重或多发性栓塞,或巨大赘生物(直径 1cm 以上),或赘生物阻塞瓣口;⑤内科无法控制的心力衰竭患儿,或经最佳抗生素治疗无效,或霉菌感染者;⑥新发生的心脏传导阻滞。

第五节　急性心包填塞

正常心包腔内有少许液体,起着润滑的作用,当心包腔内液体迅速增加,心包腔内压力升高到一定程度时,心脏受压,心室舒张期血液充盈受阻,引起一系列血液动力学异常如静脉压升高、循环衰竭、休克等,称急性心包填塞。在小儿相对较少见,且多为全身疾病的一部分或其他疾病的并发症。心包渗液的性质有浆液纤维蛋白性、浆液血性、出血性、化脓性等多种。根据病因分为感染性与非感染性两类:①感染性包括细菌、病毒、寄生虫、霉菌、立克次体等,婴儿以化脓性居多,尤易继发于金黄色葡萄球菌感染,如肺炎、脓胸及败血症等,年长儿以结核性较常见,某些四川地区肺吸虫也为常见病因之一;②非感染性包括结缔组织病(风湿热、类风湿、系统性红斑狼疮等),代谢性疾病如尿毒症、甲状腺功能低下,其他如心脏创伤(心包切开后综合征)、过敏反应(血清病)、肿瘤、药物反应(肼苯哒嗪、苯妥英钠)等。

一、诊断

1.病史　近期有皮肤化脓性感染,或邻近器官有感染灶(如肺炎、肺结核、胸膜炎),或全身性感染存在;有食生蟹史和(或)皮下游走性包块;年长儿有多发性游走性关节痛及皮疹。

2.临床表现

(1)症状:起病急骤,可有发热、气急、多汗、面色苍白,有胸闷及心前区疼痛,并可向左颈、左肩、背或腹部放射。重者不能平卧,呈急性重病容,极度烦躁、呼吸困难、青紫、神志不清甚至休克。婴幼儿往往缺少上述典型症状,因此如在肺炎、脓胸及败血症的过程中出现不能解释的呼吸困难、心动过速、心脏扩大等,要考虑并发心包炎的可能。

(2)体征:由于心排血量不足,动脉压下降,静脉压上升,表现为体循环静脉淤血症状,端坐位、颈静脉充盈、肝颈静脉征阳性、呼吸困难、发绀、心动过速、脉搏细弱,有奇脉、心尖搏动消失、心浊音界向两侧扩大、心音遥远、肝大伴触痛、腹腔积液、浮肿,严重者出现休克等。如为感染引起的可见心外感染灶存在;如为全身性疾病(如风湿热)或其他疾病(如肺结核)引起的急性心包填塞可见其原发病的临床相关表现。

(3)辅助检查:常用:①化验检查:化脓性心包炎时,血白细胞增多。结核性心包炎时即便有发热,白细胞仍可正常,其他化验结果取决于原发病;②X线:心影增大,呈烧瓶状,心缘各弓消失,卧位时心底部增宽,透视下心缘搏动减弱或消失,肺野清晰;③超声心动图:可见心脏外围有大片液性暗区,是诊断心包积液的最安全可靠的方法,可确定积液量及部位;④心电图:无特征性表现,可见低电压、T波低平或倒置、ST段抬高等;⑤诊断性心包穿刺:可确定积液的性质并做相关病原学检查;⑥核素扫描:同位素心脏血池扫描,心脏与肝脏之间出现空白区,X线胸片心脏影如大于扫描图,则表示增大的部分是渗液,可帮助了解积液量。

二、治疗

1.一般处理　取半卧位卧床休息、给氧、镇静,胸痛明显者可给予水杨酸钠、可待因等镇痛药,并加强全身支持治疗。

2.心包穿刺引流　急性心包填塞时病情危急,应立即做心包穿刺抽液。有条件者,可以心电监护或超声心动图监测下进行。将患者置于半卧位,选剑突与左侧肋缘形成的交角处为穿刺点,用血管钳夹闭心包穿刺针尾部橡胶管,针尖指向左锁骨中点,针体与腹壁呈30°~40°角向上、向后缓慢刺入;亦可选心尖区心浊音界内侧1~1.5cm处为穿刺点,将穿刺针向后、内、脊柱方向刺入,当感觉前方阻力突然消失时,即达心包腔。若感觉穿刺针尖有心脏搏动,则说明进针过深,已刺到心脏,可稍退出穿刺针并将穿刺针固定于胸壁,用20~50ml空针进行抽液。每次取下针筒前应先夹闭橡胶管。防止空气进入。注意大量心包积液时抽液量每分钟勿超过20~30ml。操作过程中应注意患儿面色、呼吸、心率等。必要时可重复进行心包穿刺抽液或做闭式引流。穿刺抽液后在拔出针头前,可注入10~20ml空气,以便X线检查时判断心包内残余液量、心包膜增厚及粘连情况,也有利于减少渗出和易于引流。

3.病因治疗　针对病因或原发病进行治疗。化脓性心包炎应选择对病原菌敏感的抗生素,坚持早期、足量、联合、长疗程使用抗生素原则,疗程一般4~6周。结核性心包炎以抗结核治疗为主,辅以肾上腺皮质激素,有助于渗液的吸收。风湿性心包炎主要用肾上腺皮质激素进行抗风湿治疗,疗程 8～12 周。

4.手术治疗　经积极抗感染及反复心包穿刺抽液疗效不满意,心包填塞反复出现甚至发生缩窄性心包炎者应及早考虑心包切除术。

第六节　青紫型先天性心脏病缺氧发作

青紫型先天性心脏病,尤其是伴右室流出道梗阻者,如法洛四联症、大血管错位伴肺动脉瓣狭窄或右室双流出道伴肺动脉瓣狭窄、肺动脉瓣闭锁等,常有突然缺氧发作(又称阵发性呼吸困难),轻者为时短暂且呈自限性,重者可危及生命,为先天性心脏病常见急症之一,需积极进行抢救。

一、临床特点

1.诱因　法洛四联征缺氧发作常见于 2 岁以下的婴儿,而年长儿较少见。发作最常出现在体循环阻力处于最低时,如晨起或喂奶后不久,啼哭及大便也可诱发。此外,贫血、体位性低血压(如蹲踞后突然站立)、脱水、发热等致体循环血管阻力急速下降时也可促使缺氧发作。情绪激动、酸中毒、心血管造影等可刺激右室流出道肌肉发生痉挛,引起一过性肺动脉阻塞,肺血流量突然减少,也可促使缺氧发作。

2.症状及体征　缺氧发作开始表现为呼吸加快、加深、烦躁、青紫逐渐加重,继之呼吸减慢、心动过缓若持续时间稍长可致神志不清、抽搐、偏瘫、甚至死亡。听诊时可发现心脏原有的杂音变轻或消失,待发作终止后,杂音又可重现。严重的缺氧发作伴有 pH 下降,出现明显的高碳酸血症和代谢性酸中毒。

二、紧急处理

1.膝胸位　发作时应置婴儿于膝胸位,这种体位一方面可增加小动脉的阻力,以维持体循环的压力,减少心腔内右向左分流,另一方面可减少腔静脉血回流。

2.吸氧　给氧是必要的,严重青紫时应经面罩给 100% 浓度的氧。

3.药物

(1)吗啡:可镇静呼吸中枢及缓解右室流出道痉挛,剂量为 $0.1～0.2mg/kg$,皮下注射,或用葡萄糖液稀释后缓慢静脉滴注。

(2)β受体阻滞剂:严重缺氧发作时,可给予普萘洛尔 $0.05～0.1mg/kg$,溶于葡萄糖液中缓慢静脉滴注。为预防发作可口服普萘洛尔 $1～3mg/(kg \cdot d)$,分 2 次,对大部分患儿可缓解缺氧。

(3)升压药:如上述药物效果不明显,可应用升压药如新福林(每次 $0.05mg/kg$)、阿拉明等,以升高血压,尤其是对伴低血压的患儿,可减少心内右向左分流,改善冠状血管灌注和全身情况。

(4)碱性药物:为快速纠正酸中毒,可给予碳酸氢钠静脉滴注,常用 5% 碳酸氢钠,每次 15～5ml/kg,有条件时,应做血气分析,根据碱缺失计算碳酸氢钠用量。

(5)禁忌:禁用地高辛等正性收缩能药物,以免加重右室流出道梗阻。

4.手术治疗　如经上述处理后,仍然未能控制症状发作,可作急诊外科姑息手术,通常应用体-肺循环分流术或右室流出道疏通术。

5.其他　对相对贫血者,应及早给予铁剂以预防或减少缺氧发作。

第七节　小儿血管迷走性晕厥

晕厥是儿童的常见病症,据美国的一项流行病学调查发现,其发病率呈上升趋势。晕厥病因复杂,可由血管迷走性晕厥(VVS)、中枢神经系统疾病、心血管疾病、代谢性疾病等许多因素引起。VVS 是儿童晕厥中最常见病因,约占晕厥患儿的 80%。

一、临床表现、诊断

诊断主要依赖于:①发病年龄多为年长儿(一般在 5 岁以上);②晕厥发作前可有某些精神刺激、疼痛刺激或持久站立等诱因;③晕厥发作前部分患者可有先兆,如头晕、恶心、多汗等;④晕厥发作时持续时间短暂,意识丧失,肌张力丧失;⑤直立倾斜试验(HUT)阳性;⑥除外中枢神经系统疾病、心血管疾病、代谢性疾病。

HUT 是目前国内外公认的诊断和鉴别 VVS 患者的主要方法。因为是激发试验,有一定的危险性,故对大多数症状明显,尤其对于有头晕、恶心、多汗前驱症状患儿无须进行 HUT,如果经详细的心脏及神经检查无异常,就可以初步诊断为 VVS,给予治疗。

二、治疗

1.盐及液体疗法　饮食中增加盐和液体的摄入是治疗 VVS 的基础。因为增加盐和液体的摄入能增加细胞外液量和血浆量,从而减少由于体位变化而引起的血流动力学改变。

2.药物疗法

(1)β 受体阻滞剂:是治疗 VVS 的最常用药物。可选用阿替洛尔 1～2mg/(kg·d)口服。

(2)氟氢可的松:通过增加肾脏对钠盐的重吸收来发挥其扩充血容量的作用。0.3mg/d,口服。

(3)卡托普利:国内有应用卡托普利治疗血管迷走性晕厥的报道。

3.非药物疗法　对于仅发作过 1～2 次的患儿,可以暂时不选择药物治疗,可通过训练、避免发作的特定环境等非药物治疗。

第四章 小儿血液系统疾病

第一节 急性白血病

白血病是造血干细胞异常增殖分化导致的造血系统恶性增殖性疾病,其特征为造血组织中的某一系统血细胞过度增生,进入血流并浸润到各组织和器官,引起一系列临床特点,是小儿时期最常见的一种恶性肿瘤。其病因尚未完全明了,发病可能与病毒、化学、放射、遗传等因素有关。按恶性增殖细胞的分化程度,参考自然病程的长短,分为急性白血病和慢性白血病。急性白血病为原始与早期幼稚血细胞在骨髓中急剧增生的恶性疾病,小儿白血病中90％以上为急性白血病。

一、临床表现

1.小儿时期各年龄皆可发病,以 3～7 岁的发病率最高,占小儿时期白血病的50％左右。大多起病急,以发热,贫血,出血,肝、脾、淋巴结大为主要表现。初发症状各异,一般以发热、虚弱、苍白或出血等为主诉,少数患儿以骨、关节痛为首发症状,也有以局部肿物或神经系统改变为初发症状。发热大多于病程中出现,多为不规则热,一般不伴有寒战。

2.贫血出现较早,随病情发展而加重。出血以皮肤、黏膜多见,表现为鼻出血、牙龈出血、皮肤淤斑、消化道出血和血尿,偶见颅内出血,为引起死亡的重要原因之一。

3.由于白血病细胞浸润,致不同程度的肝脾大及全身浅表淋巴结大。

4.临床上还可以出现呼吸、消化、泌尿系统等症状。

5.骨和关节浸润患儿常有疼痛,可有胸骨下压痛。

6.中枢神经系统症状在整个病程的任何时间均可发生,但多发生在发病后 6～12 个月,临床以颅内压增高的症状为主,也可出现颅神经受累的症状。

二、治疗

根据分型选择治疗方案,采用早期连续适度化疗和分阶段长期规范治疗的方针,积极防治并发症。治疗程序依次是诱导缓解治疗、巩固治疗、髓外白血病预防治疗、早期强化治疗、维持治疗和维持治疗期间的强化治疗。

1.一般治疗

(1)防治感染:在治疗过程中,要加强营养,注意口腔卫生、皮肤护理及肛周清洁卫生。在化疗阶段,保护性环境隔离,骨髓抑制时应用复方磺胺甲恶唑,每周连用 3d,预防卡氏囊虫肺炎,积极治疗细菌、病毒、真菌等感染。

(2)成分输血:根据血液成分的丢失情况进行相应补充。

(3)集落刺激因子:化疗期间有骨髓抑制者,可选用粒细胞集落刺激因子(G-CSF)、粒-单核细胞集落刺激因子(GM-CSF)。

(4)高尿酸血症的防治:在诱导化疗期充分水化及碱化尿液,如血白细胞$>25×10^9$/L,应同时服用别嘌呤醇,每日 $200\sim300mg/m^2$,连用 $5\sim7d$。

2.HR-ALL 的化疗

(1)诱导缓解阶段:VDLP 方案,长春新碱(VCR,简写 V 或 O)$1.5mg/m^2$ 静脉注射(最大量不超过 $2mg/m^2$),于第 8,15,22,29 天用;柔红霉素(DNR,简写 D)每日 $20\sim30mg/m^2$,用 5%葡萄糖液 100ml 稀释后,快速静脉滴注($30\sim40min$),于第 8,9,10 天用,共 3 次;左旋门冬酰胺酶(L-Asp,L)每次 $6\sim10kU/m^2$,静脉滴注或肌内注射,于第 11~第 29 天内隔日应用 1 次,共 10 次;泼尼松(Pred,P)第 1~第 7 天为泼尼松试验,每日 $60mg/m^2$,分次口服,第 8~第 28 天 $40mg/(m^2·d)$,分次口服,第 29 天起每 2d 减半量,1 周内减停。

需特别指出的是:①对于高白细胞血症(WBC$\geqslant100×10^9$/L)者,给予戊羟脲 $20\sim30mg/(kg·d)$口服,至白细胞$<50×10^9$/L 开始化疗;②对有低氧表现和(或)脑部症状者,有条件的应作血浆置换去除高白细胞,预防细胞溶解综合征,并服用别嘌呤醇 $200\sim300mg/(m^2·d)$,预防高尿酸血症,充分水化和碱化尿液。DNR 推迟到白细胞$<50×10^9$/L 时开始,连用 3d;于诱导缓解化疗的第 19 天必须复查骨髓涂片,可能出现 3 种不同的结果:①M_1:骨髓明显抑制,原淋+幼淋<5%;②M_2:骨髓呈不同程度抑制,原淋+幼淋 5%~25%;③M_3:骨髓抑制或不抑制,原淋+幼淋>25%。M_1 者提示疗效和预后良好;M_2 者提示疗效较差,即改用 CAM 方案,用法见下述;M_3 或不缓解者提示无效,属难治性白血病,必须及时改换更为强烈的化疗方案,如 DAEL 方案等。

DAEL 方案,地塞米松(Dex),剂量为 $20mg/(m^2·d)$,分次口服或静脉滴注,第 1~6 天用;阿糖胞苷(Ara-C),剂量为 $2g/m^2$,每 12h 给药 1 次,连用 5 次,静脉滴注 3h,于第 1~3 天用;依托泊苷(VP-16),$100g/m^2$,每 12h 给药 1 次,连用 5 次,静脉滴注 3h,第 3~5 天用;L-ASP $25kU/m^2$,静脉滴注 4h,第 6 天用。第 3 天时,VP-16 与 Ara-C 用药应间隔 12h。

(2)巩固治疗:在诱导缓解治疗达 CR 时,尽早再诱导缓解治疗 36d,重者在延长 7d 后开始应用 CAM 方案。

CAM 方案,环磷酰胺(CTX)$1000mg/m^2$,溶于 0.9%氯化钠 100ml,快速静脉滴注,第 1 天用;Ara-C,每次 $1g/m^2$,每 12h 给药 1 次,于第 2~4 天用,连用 6 次,或每次 $2g/m^2$,每 12h 给药 1 次,于第 2~3 天用,共 4 次,静脉滴注;6-巯基嘌呤(6-MP),$50mg/(m^2·d)$,晚间一次口服,于第 1~7 天用。

（3）髓外白血病的预防性治疗：三联鞘内注射（IT），于诱导治疗的第 3 天起仅用甲氨蝶呤（MTX）＋Dex。此后第 8,15,22,29 天用三联鞘内注射，诱导期间共 5 次，早期强化治疗末用 1 次。大剂量甲氨蝶呤（HDMTX）＋甲酰四氢叶酸钙（CF）三联鞘内注射每 8 周 1 次，共 22 次。初次鞘内注射时应避免损伤。

大剂量甲氨蝶呤（HDMTX）＋四氢叶酸钙（CF）疗法，于巩固治疗休息 1～3 周后，视血常规恢复情况，待中性粒细胞（ANC）$>1.5\times10^9/L$，WBC$\geqslant3\times10^9/L$，肝、肾功能无异常时尽早开始，每 10d 为 1 疗程，共 3 个疗程。每疗程 MTX $5.0g/m^2$，以 1/6 量（每次不超过 500mg）作为突击次，首剂静脉注射，以后每 6h 给药 1 次，口服或肌内注射，共 6～8 次。有条件者，检测血浆 MTX 浓度（$<0.1\mu mol$ 为无毒性浓度，不需 CF 解救），以调整 CF 应用的次数和剂量。HDMTX 治疗前、后 3d 需口服碳酸氢钠 1.0g,3/d，并在治疗当天给 5％碳酸氢钠 5ml/kg 静脉滴注，保持尿 pH$\geqslant7$。用 HDMTX 当天及后 3d 需 $4000ml/(m^2\cdot d)$ 水化治疗。在用 HDMTX 同时，每晚顿服 6-MP$50mg/m^2$，连用 7d。HDMTX＋CF 连续 3 个疗程后，每 12 周重复 1 个疗程，共 6 个疗程。如没有条件监测血浆 MTX 浓度，建议 $3.0g/m^2$ HDMTX＋CF。但应创造条件监测血浆 MTX 浓度，尽量争取做 $5.0g/m^2$ 的 HDMTX＋CF，以提高高危 ALL 的远期疗效。

颅脑放疗原则上适用于 4 岁以上的患儿。凡诊断时 WBC 计数$\geqslant100\times10^9/L$ 的 T-ALL，诊断时有 CNSL，在完成 HDMTX＋CF 方案 4 个疗程后，于 CR 后 5～6 个月后进行；因种种原因不宜做 HDMTX 治疗者，也可做颅脑放疗。总剂量 12Gy，分 15 次于 3 周内完成，同时每周鞘内注射 1 次。放疗第 3 周用 VDex 方案，VCR $15mg/m^2$，静脉滴注 1 次；Dex $8mg/(m^2\cdot d)$，于第 1～7 天口服。

（4）早期强化治疗：VDLDex 方案，VCR、DNR 均于第 1,8 天用，剂量和用法同诱导治疗方案；L-ASP 6～$10kU/m^2$，于第 1～第 15 天隔日应用 1 次，共 8 次；Dex $6mg/(m^2\cdot d)$，于第 1～第 14 天用，第 3 周减量至停药。休疗 1～2 周（待血象恢复，肝肾功能无异常）后用 VP-16＋Ara-C 方案 3 次。

VP-16 或替尼泊苷（VM-6）＋Ara-C 方案，VP-16（或 VM-6）$200mg/m^2$，静脉滴注 3h；Ara-C $300mg/m^2$，于第 1,4,8 天用，静脉滴注 2h（VP-16 在先，Ara-C 在后）。

（5）维持及加强治疗：维持治疗采用 6-MP＋MTX 方案，6-MP $75mg/(m^2\cdot d)$，夜间睡前顿服，于第 1～21 天用；MTX 每次 $20mg/m^2$，肌内注射，每周 1 次，连用 3 周。接着给 VDex（VCR＋Dex）方案 1 周，如此反复序贯用药，遇强化治疗时暂停。在 6-MP＋MTX 用药 3 周末，使 WBC 计数保持 $3\times10^9/L$ 左右，ANC（1.0～1.5）$\times10^9/L$。根据 WBC、ANC 计数和肝功能状况，调整 6-MP 和 MTX 剂量。

加强治疗用 COADex 方案，CTX $600mg/m^2$，于第 1 天用；VCR$1.5mg/m^2$，第 1 天用；Ara-C $100mg/m^2$，分 2 次，每 12h 给药 1 次，皮下或肌内注射，于第 1～5 天用；Dex $6mg/(m^2\cdot d)$，第 1～7 天用。自维持治疗起，每年第 3,9 个月各用 1 个疗程。

加强强化治疗，于维持治疗期间，每年第 6 个月用 VDLDex（用法同早期强化治疗），每年第 12 个月用 VP16(或 VM-6)＋Ara-C 方案 1 疗程。

在连续 3 个疗程 HDMTX＋CF 后 3 个月重复进行 HDMTX＋CF 治疗,每 3 个月 1 个疗程,共 3 个疗程。此后,每 8 周三联鞘内注射 1 次,共 22 次。作过颅脑放疗者,不能再作 HDMTX＋CF 治疗,只能采用三联鞘内注射,每 8 周 1 次。

(6)总疗程:女孩约 2.5 年,男孩约 3.0 年。

(7)干细胞移植:有 t(9;22)/BCR-ABL 融合基因;t(4;11)/MLL-AF4 融合基因者,完全缓解后在条件许可情况下做异基因造血干细胞移植。

3.MR-ALL 的化疗

(1)诱导缓解治疗:同 HR-ALL 的 VDLP 方案,但 L-ASP 减为 8 次。

(2)巩固治疗:CAM 方案,CTX $1g/m^2$,于第 1 天快速静脉滴注;Ara-C 每次 $1g/m^2$,每 12h 给药 1 次,静脉滴注,于第 1～第 3 天用,共 6 次;6-MP $50mg/(m^2 \cdot d)$,于第 1～第 7 天晚间顿服。

(3)髓外白血病的预防:三联鞘内注射及 HDMTX＋CF 方案同 HR-ALL。HDMTX＋CF 每 3 个月 1 个疗程,共 2 疗程,完成 HDMTX＋CF 治疗共 5 个疗程后三联鞘内注射每 8 周 1 次,共 20 次。

(4)早期强化治疗:除 L-ASP 减为 6 次外,其余同 HR-ALL。DVL＋中剂量阿糖胞苷 (ID Ara-C)方案,Dex $8mg/(m^2 \cdot d)$,于第 1～第 8 天口服,3/d;VCR 每次 $1.5mg/m^2$(最大量 2. 0mg),于第 1,8 天静脉注射;L-ASP $6～10kU/m^2$,于第 4,5 天用,静脉滴注 3～4h;Ara-C 每次 $1g/m^2$,静脉滴注 3h,每 12h 给药 1 次,于第 1～第 3 天用,共 6 次。8d 为 1 疗程。

(5)维持治疗及加强治疗:维持治疗采用 6-MP＋MTX 及 VDex 序贯维持用药(用法及剂量同 HR-ALL)。

强化治疗,用于维持治疗期间每年强化 1 次,第 1,3 年末选用 VDLDex,第 2 年末选用 DVL＋ID Ara-C 方案。

HDMTX＋CF 方案,同 HR-ALL,但比 HR-ALL 减少 1 个疗程 HDMTX,共用 5 个疗程。

(6)总疗程:女孩约 2.5 年,男孩约 3.0 年。

4.LR-ALL 的化疗

(1)诱导缓解治疗:同 HR-ALL 的 VDLP 方案,但 DNR 减为 2 次,于第 8,9 天用;L-ASP 从第 10 天起用,并减为 6 次。

(2)巩固治疗:CAM 方案,CTX 剂量为 $1g/m^2$,于第 1 天快速静脉滴注;Ara-C $75mg/(m^2 \cdot d)$,每天分 2 次,每 12h 给药 1 次,肌内注射,于第 1～第 4 天和第 8～第 11 天用;6-MP $50mg/(m^2 \cdot d)$,于第 1～第 14 天晚间顿服。

(3)髓外白血病的预防:三联鞘内注射在诱导治疗期间用 4 次。HDMTX＋CF 疗法, MTX 剂量 $3g/m^2$(与 HR-ALL 相比),总疗程减少 2 次,共 4 次。HDMTX＋CF 后三联鞘内注射每 8 周 1 次,共 18 次。

(4)早期强化治疗:VDLDex 方案,VCR、DNR 均于第 1,8 天用,剂量同前,L-ASP 6～

$10kU/m^2$,第 1～第 11 天隔日用,共 6 次;Dex $6mg/(m^2 \cdot d)$,第 1～第 14 天用,第 3 周减量至停药。

DVL+IDAra-C 方案,Dex $8mg/(m^2 \cdot d)$,分 3 次口服,第 1～第 8 天用;VCR 每次 $15mg/m^2$(最大量 2.0mg),于第 1,8 天静脉推注;L-ASP $10kU/m^2$,于第 4,5 天,静脉滴注 3～4h;Ara-C $1g/m^2$,每 12h 给药 1 次,第 1～第 3 天共 6 次应用,静脉滴注 3h。8d 为 1 疗程。

(5)维持及加强治疗:维持治疗用 6-MP+MTX 方案,6-MP $75mg/(m^2 \cdot d)$,于第 1～第 21 天夜间睡前顿服;每次 MTX $20mg/m^2$,肌内注射,每周 1 次,连用 3 周。接着 VDex,如此反复序贯用药,遇强化治疗时暂停。在 6-MP+MTX 用药 3 周末,保持 WBC 计数 $3×10^9/L$ 左右,ANC $(10～15)×10^9/L$。根据 WBC、ANC 计数和肝功能状况调整 6-MP 和 MTX 剂量。

强化治疗,于 CR 12 个月时用 VDLDex 强化治疗 1 次。

(6)总疗程:女孩 2.0 年,男孩 2.5 年

5.成熟 B-ALL 的化疗 按 Ⅳ 期 B-NHL 方案治疗。

6.初诊时 CNSL 的治疗 在进行诱导化疗的同时,二联鞘内注射第 1 周 3 次,第 2,3 周各 2 次,第 4 周 1 次共 8 次。一般在鞘内注射化疗 2～3 次后 CSF 常转阴。然后在完成早期强化治疗后(诱导、巩固、髓外白血病防治和早期强化后,第 6 个月),作颅脑放疗 18Gy。作完放疗后不能再作 HDMTX+CF 治疗,但三联鞘内注射必须每 8 周 1 次,直至终止治疗。CR 后 CNSL 复发患儿,也可按这一方法治疗,但在完成三联鞘内注射第 5 次后,必须用 VDLDex 和 VP-16+Ara-C 各 1 个疗程作全身强化治疗,以免由 CNSL 引发骨髓复发,并继续完成总共 8 次的三联鞘内注射。颅脑放疗紧接全身强化治疗之后。此后三联鞘内注射每 8 周 1 次,直至终止治疗。

7.初诊时睾丸白血病(TL)的化疗 在确诊 TL 后,若是双侧 TL,则作双侧睾丸放疗,总剂量为 24～30Gy;若是单侧 TL,也可作双侧睾丸放疗(因为目前尚无作单侧睾丸放疗的方法),或病侧睾丸切除,另一侧作睾丸活检,若阳性则再作放疗。在作 TL 治疗的同时,继续进行巩固、髓外白血病防治和早期强化治疗。CR 后发生 TL 的患儿,先作上述 TL 的治疗,紧接着给 VDLDex 和 VP-16+Ara-C 方案各 1 个疗程,作全身治疗,以免由 TL 引发骨髓复发。

8.急性非淋巴细胞性白血病化疗 根据骨髓增生的状态分为增生型和非增生型,两型治疗应区别对待。

(1)诱导缓解阶段:增生型,即骨髓极度增生或显著增生,白细胞数增高明显的,应选用较为强烈的化疗方案。

COAP 方案或 HOAP 方案,CDAP 方案同 ALL 的巩固治疗,HOAP 方案是以高三尖杉酯碱(H)代替 COAP 中的环磷酰胺。高三尖杉酯碱,0.08～0.1mg/(kg·d),静脉滴注 7d。

AT 方案,Ara-C 每天 $100mg/m^2$,静脉滴注 5d;6-TG 每天 $100mg/m^2$,口服 5d。休息 2d 后再用 5d 为 1 疗程(或称 5-2-5 方案)。

DA 方案,第 1～第 3 天静脉滴注 DNR,每天 30～40mg/m^2;第 1～第 7 天肌内注射或静脉注射 Ara-C,每天 150～200mg/m^2,分 2 次。

DAE方案,在DA方案基础上加用VP-16,即第5～第7天静脉滴注VP-16,每天100～150mg/m²。

大剂量Ara-C治疗,Ara-C每12h给药1次,静脉滴注,每次1～2g/m²,共6～10次,治疗时补足水分。

非增生型骨髓增生程度属一般或低增生性,周围白细胞数不高的病例,可应用较为缓和的方案。

OH方案,VCR每次1～2mg/m²,静脉注射,每周2次;高三尖杉酯碱每天0.08～0.1mg/kg,静脉滴注,连用14d。

COH方案,在OH基础上加用环胞苷(安西他滨),每次5～8mg/kg,静脉滴注,每周2次,连用2周;第3,10天静脉滴注VCR;第4～第14天静脉滴注高三尖杉酯碱,连用11d。

早幼粒细胞性白血病(M₃)可用全反式维甲酸,每天按30mg/m²剂量口服,1～2个月可获缓解,疗效可达到80%以上,疗程2～3个月。在全反式维甲酸应用1～2周后可加用上述诱导缓解方案。如白细胞＞25×10⁹/L,可在全反式维甲酸应用7d后加用DA方案,DNR每日20mg/m²,静脉滴注2d,Ara-C每天75mg/m²,肌内注射或静脉注射5d。如白细胞＞50×10⁹/L者可用羟基脲,每日12g/m²,用3～5d,待白细胞＜10×10⁹/L停止化疗。

三氧化二砷(AS₂O₃),每天0.2～0.25mg/kg,静脉滴注3～4h,1/d,28d为1疗程。间歇1周可再用。多数患儿经一疗程可获缓解。

小剂量Ara-C可诱导分化,剂量为每天10mg/m²。完全缓解后再按急非淋缓解后化疗方案进行治疗。

(2)巩固治疗:一般应用该患者诱导缓解中有效的方案重复2～3疗程,可与下列方案交替应用,根据病情,总共用4个疗程左右。

HD-Ara-C+L-Asp方案,第1,2,8,9天静脉滴注大剂量Ara-C(HD-Ara-C),每次1～2g/m²,每12h给药1次,共8次,每4次Ara-C后42h给L-Asp 6kU/m²,即第4,11天静脉注射。

VP-16+HD-Ara-C方案,先在第1～第3天静脉滴注VP-16,每天100mg/m²;第4,5,6天静脉滴注HD-Ara-C,每次1～2g/m²,每12h给药1次,共6次。

EA方案,第1～第3天静脉滴注VP-16,每日100mg/m²;第1～第7天静脉滴注Ara-C,每天100～150mg/m²。

HA方案,高三尖杉酯碱,每天0.08～0.1mg/kg,静脉滴注,连续7d;Ara-C每天150～200mg/m²,分2次肌内注射或静脉注射,连续7d。完成巩固治疗后可停药观察,亦可进入维持治疗。

(3)维持治疗:选用COAP、HA、EA、AT中三个方案,定期序贯治疗。

第1年每月1个疗程,第2年每6～8周1个疗程,第3年每8～12周1个疗程,共3年终上治疗。M₃型的维持治疗可用全反式维甲酸或AS₂O₃治疗与其他方案交替应用。

(4)中枢神经系统白血病预防:三联鞘内注射的药物及剂量同ALL的三联鞘内注射。诱导缓解阶段每2周1次三联鞘内注射共4次,缓解后巩固治疗期第2,4,6疗程各三联鞘内注

射 1 次,维持治疗期每 3~6 个月 1 次。M4、M5 患儿在维持治疗时每 3 个月三联鞘内注射
1 次。

(5)复发病例治疗:换用更强的诱导方案(如去甲柔红霉素、米拖恩琨、异环磷酰胺、美斯
钠),也可用原有方案。

9.其他治疗　如有合适的供体可做骨髓移植、外周血造血干细胞移植或脐血造血干细胞
移植。

第二节　急性溶血性贫血

溶血性贫血是由于红细胞破坏过多,寿命缩短,骨髓造血功能又不足以代偿红细胞耗损所
致的一组贫血。按发病缓急分为急性及慢性两大类,急性溶血性贫血及慢性溶血性贫血的"危
象"发作的患儿病情严重,需紧急治疗。按照红细胞破坏部位而分为血管内溶血和血管外溶
血。目前临床上较常用以红细胞破坏的原因和发病机制结合来分类,将急性溶血性贫血的病
因分为红细胞本身缺陷及红细胞以外的异常,前者包括红细胞膜缺陷、红细胞酶的缺陷及血红
蛋白异常;后者包括免疫因素(如 ABO、Rh 溶血等)及非免疫因素如化学、物理因素、感染因素
等。临床上急性溶血性贫血以自身免疫性溶血性贫血、新生儿溶血症、蚕豆病、药物性溶血性
贫血、血型不合输血、溶血尿毒综合征及遗传性球形细胞增多症的溶血危象较多见。

一、诊断

1.病史　部分患儿发病前有感染、服药(如抗疟疾、镇痛退热药)等病史,或有阳性家族史
或既往有类似病史或异型输血史。

2.临床表现

(1)急性起病、发热寒战、腰背及四肢疼痛。

(2)急性严重贫血所致缺氧表现,如:①烦躁不安,头痛甚至昏迷;②胸闷、呼吸困难、胸痛;
③心悸、心功能不全;④器官功能(如肝功能)下降。

(3)黄疸,轻重不同,重者可出现高胆红素血症,甚至核黄疸。

(4)急性肾功能不全,由于溶血产物损伤肾小管上皮细胞及引起肾皮质微循环障碍导致肾
小管缺血坏死所致,表现为少尿、无尿、水肿等。

(5)弥散性血管内凝血,由于溶血后释放大量促凝物质所致。

3.辅助检查

(1)反映红细胞破坏加速的检查:包括以下几项。

溶血检查:①血清胆红素(间接)浓度升高,其增高的程度取决于溶血的严重程度和肝脏清
除胆红素的功能;②血浆游离血红蛋白增多,正常<40mg/L,急性血管内溶血时可达 1g/L 以
上,血浆呈红色;③血浆结合珠蛋白减少或消失,血浆中游离血红蛋白增多时,结合珠蛋白与之

结合成为复合物被单核巨噬细胞系统清除因而含量降低甚至消失,一般在溶血停止后3～4d才恢复正常;④血结合素是由肝脏合成的一种β球蛋白,在严重溶血时,血浆中游离血红蛋白易于氧化成正铁血红蛋白,后者释放血红素,血结合素与之相结合形成复合物在肝内灭活,因而含量降低;⑤血清乳酸脱氢酶(LDH)活性增高;⑥红细胞寿命缩短,正常值为22～28d,一般减少至正常值的50%。

尿液检查:①尿胆原排泄明显增加;②血红蛋白尿常见于血管内溶血,尿色可呈淡红色、红色、棕色及酱油色。

(2)反映红细胞代偿增加的检查:包括以下几项。

血液检查:①网织红细胞增高,急性溶血可高达60%;②可见有核红细胞,重症急性溶血性贫血可见粒细胞增多,并可出现类白血病反应、血小板增多且体积较大。

骨髓检查可见骨髓增生明显活跃以红系为主,各期红细胞均增高,其中以中幼及晚幼红细胞为主,形态正常。急性溶血时,粒细胞系及巨核细胞系亦可明显增生。

血浆铁转运率可衡量总的红细胞生成情况,红细胞铁转率衡量有效红细胞生成情况。在溶血性贫血时两者高于正常2～4倍。

(3)确定溶血病因的检查:包括以下几项。

血涂片检查可用于观察红细胞形态,有助于遗传性球形红细胞增多症(球形红细胞>20%)、遗传性椭圆形红细胞增多症(椭圆形红细胞>15%)、球蛋白生成障碍性贫血(靶形红细胞增多)等病的诊断。破碎红细胞、盔形红细胞增多(>20%),提示微血管病性溶血性贫血。

红细胞渗透脆性试验有助于溶血病因的确定。脆性增高见于先天性球形红细胞增多症、自身免疫性溶血性贫血等有球形红细胞增多的情况,脆性减低见于珠蛋白生成障碍性贫血。

正常人血液在无菌条件下温育24h不溶血或极轻微溶血(<0.5%),48h后溶血>3.5%,如标本中预先加入葡萄糖时溶血<0.6%。自身溶血试验可用于溶血性贫血的诊断。遗传性球形细胞增多症时溶血可增多5～10倍,预先加入葡萄糖能纠正;葡萄糖-6-磷酸脱氢酶(G-6-PD)缺乏溶血轻至中度增加,预先加葡萄糖能纠正;丙酮酸激酶缺乏溶血重度增加,预先加入葡萄糖不能纠正,加入ATP能纠正。

(4)抗人球蛋白(Coombs)试验:为诊断免疫性溶血性贫血的重要检查项目,分为直接法和间接法两种。自身免疫性溶血性贫血及药物引起的免疫性溶血,直接Coombs试验阳性,仅少数(2%～4%)阳性。

(5)异常血红蛋白的测定:多用淀粉凝胶电泳及醋酸纤维电泳法。可用碱变性及酸洗脱试验检测胎儿血红蛋白(HbF),用氨基酸序列分析查明血红蛋白的异常所在。

(6)红细胞酶活性测定:包括:①红细胞酶活性筛选试验G-6-PD缺乏可用高铁血红蛋白还原率做过筛试验,还原率≥75%为正常,31%～74%为杂合子值,≤30%为纯合子值,目前对丙酮酸激酶(PK)、己糖激酶(HK)、磷酸葡萄糖异构酶(GPT)等7种酶行筛选试验;②红细胞酶活性测定因试验方法和条件不同,正常值可有较大出入。

(7)其他检测:如疑为阵发性睡眠性血红蛋白尿(PNH)可做糖水试验、酸溶血试验(Ham

试验)等,也可用于溶血病因的检查。

根据病史、临床表现、红细胞破坏增加的证据及红细胞代谢增加的证据可诊断急性溶血性贫血,再结合病史、体征、可能诱因及通过各项实验室检查进行病因诊断。

二、治疗

去除病因,如停用致病药物、控制感染等;及时输血、输液,改善贫血,纠正休克,保护肾脏及其他器官功能;降低间接胆红素浓度,防止核黄疸的发生。

1.去除病因 针对不同病因采取不同措施,如 G-6-PD 缺乏,应避免应用氧化剂类药物,避免食蚕豆。自身免疫性溶血性贫血往往与感染有关,应积极控制感染。

2.输血输液

(1)急性大量溶血引起休克、急性肾衰竭时,应先输低分子右旋糖酐或等渗含钠液以改善微循环,纠正水电解质紊乱,待尿量增加,肾功能改善后再予输血。

(2)G-6-PD 缺陷症所致溶血性贫血需及时输血,一般输 1～2 次病情即可好转。

(3)自身免疫性溶血性贫血患者输血应慎重,因为患者体内抗体对供血者的红细胞也易引起凝集、破坏,同时由于输入补体而引起溶血反应,而且本病患儿进行血型鉴定与交叉配血往往有困难,这是因为红细胞表面的抗原位点被自身抗体阻断所致。为纠正严重贫血而输血时,宜输洗涤同型红细胞,输血速度应缓慢,并密切观察病情,如患者血清中游离血红蛋白增多,应立即停止输血。对冷抗体型免疫性溶血性贫血,输血前将供血加温 37℃,并予以保温。

3.肾上腺皮质激素的应用

(1)适应证:对温抗体型自身免疫性溶血性贫血肾上腺皮质激素为首选药物,约 80% 有效,对寒冷型抗体疗效差。药物性免疫溶血、PNH 可试验,疗效不肯定。

(2)作用机制:减少 IgG 抗体的产生。有助于 IgG 抗体自红细胞表面解脱下来,减少抗体、抗原作用;干扰巨噬细胞的 IgG 及 C_3 补体,从而减少红细胞被吞噬、破坏。

(3)用法:一般原则是先用足量,待血红蛋白上升至一定程度时(Hb 100g/L 左右)即可逐渐减量,然后以最小有效量维持至症状缓解。如在减量过程中溶血又加重,再恢复到最后一次有效剂量。

一般用法,泼尼松 2mg/(kg·d),连用 3～4 周,如无效,改用其他方法。如有效,则持续用药直到维持 Hb 正常水平 1 个月,然后每周从日量中减去 5mg,直到减至 10mg,再连续口服 4 周,以后改为 5mg/d,连续服药 3 个月,再改为 2.5mg/d,连续服 3 个月。如无复发则停药。

大剂量用法,对病情重或一般剂量无效的病例,治疗的最初几天可用泼尼松 5～6mg/(kg·d),甚至 8～10mg/(kg·d)口服,或用相当剂量的地塞米松静脉滴注,必要时可用一般剂量。大剂量甲基氢化泼尼松冲击疗法,开始时用至 20～40mg/(kg·d),静脉滴注,逐渐减量,Hb 上升后逐渐恢复正常。

4.免疫抑制剂的应用

(1)适应证:激素治疗无效或需较大剂量激素才能维持贫血不加重的病例,以及已做脾切除但疗效不明显的病例。

(2)常用药物及剂量:硫唑嘌呤,2～2.5mg/(kg·d),一般与小剂量泼尼松(5～10mg/d)同用疗效较好,约需 10d 以上方能见效,泼尼松逐渐减量、停药,但硫唑嘌呤可加大剂量,一般每 1～2 周加 0.5mg/kg,直至血象有进步为止。环磷酰胺,剂量方法同硫唑嘌呤。

5.大剂量免疫球蛋白疗法 适用于对激素耐药的难治性自身免疫性溶血性贫血。剂量为 400mg/(kg·d),连用 5d,每 7～10d 用药 1 疗程,连用 4 个疗程。一般 Hb 可达正常。此法费用昂贵,尚不能广泛应用。

6.高胆红素血症的处理

(1)输注血浆或白蛋白:血浆每次 10ml/kg,白蛋白为 1g/kg,加入 25％葡萄糖静脉滴注。

(2)酶诱导剂:可用苯巴比妥。

(3)光照疗法:用于新生儿溶血症,可促使间接胆红素氧化分解,加速黄疸消退。

7.脾切除 自身免疫性溶血性贫血患儿,应用肾上腺皮质激素治疗无效或需用大剂量激素才能维持一定量 Hb,且年龄在 4 岁以上者可考虑切脾。

第三节 特发性血小板减少性紫癜

原发性血小板减少性紫癜又称特发性或免疫性血小板减少性紫癜,分急性和慢性两种。是小儿较常见的出血性疾病。其特点为自发性出血,血小板减少骨髓中巨核细胞增多且发育障碍,部分患儿血清中可查到血小板抗体

一、临床表现

1.急性型 小儿时期发病多属此型,且多见于婴幼儿,病程在 6 个月以内。起病急,病前 1～3 周多有病毒感染史。表现为自发性皮肤淤点、淤斑,以四肢较多,鼻、牙龈出血亦常见,也可见尿血、便血、呕血,青春期女孩月经过多,严重者可发生颅内出血而致死。出血程度与血小板减少程度相一致。出血重者可有失血性贫血或休克,10％～20％患者可有轻度脾大,约 10％患者可由急性转为慢性。

2.慢性型 发病年龄在 6 岁以上,病程超过 6 个月。起病隐匿,无明显前驱感染症状,病毒感染可加重病情。血小板计数多在(40～80)×10⁹/L 之间。血小板功能持续异常,PF,活性降低,血小板黏附性降低。PAIgG 阳性率 95％。

二、诊断

1.诊断依据(1999 年中华儿科学会血液学组制订)

(1)血小板计数＜100×10⁹/L。

（2）骨髓巨核细胞增多或正常，有成熟障碍，主要表现为幼稚型和（或）成熟型无血小板释放的巨核细胞比例增加，巨核细胞颗粒缺乏，胞质少。

（3）皮肤出血点、淤斑和（或）黏膜出血等临床表现。

（4）急性型脾大，慢性型可有脾大。

（5）具有以下 4 项中的一项：①糖皮质激素治疗有效；②脾切除有效；③血清血小板相关抗体（PAIg 或 PAC_3）或特异性抗血小板抗体阳性；④血小板寿命缩短。

（6）排除其他可引起血小板减少的疾病，如再生障碍性贫血、白血病、骨髓增生异常综合征（MDS）、其他免疫性疾病以及药物性因素。

具有上述第（1）～第（6）项者可诊断为特发性血小板减少性紫癜。

2.分型诊断

（1）急性型：起病急，常有发热，出血一般较重，血小板计数常为 $<20\times10^9/L$，病程 $\leqslant6$ 个月。

（2）慢性型：起病隐匿，出血一般较轻，血小板计数常为 $(30\sim80)\times10^9/L$，病程>6 个月。

3.病情分度诊断

（1）轻度：血小板$>50\times10^9/L$，一般无自发出血，仅外伤后易发生出血或术后出血过多。

（2）中度：血小板$(20\sim50)\times10^9/L$，有皮肤黏膜出血点或创伤后淤斑、血肿、创伤后出血延长，但无广泛出血。

（3）重度：具备下列 1 项者：①血小板$(10\sim25)\times10^9/L$，皮肤广泛出血、淤斑或多发血肿，黏膜活动性出血（齿龈渗血、口腔血泡、鼻出血）；②消化道、泌尿道或生殖道暴发性出血或发生血肿；③视网膜出血或咽后壁出血；④创伤处出血不止，经一般治疗无效。

（4）极重度：具备下列 1 项者：①血小板$\leqslant10\times10^9/L$，皮肤黏膜广泛自发性出血、血肿或出血不止；②危及生命的严重出血（包括颅内出血）。

4.鉴别诊断

（1）急性白血病：也有出血等临床表现，但血涂片中可见各期幼稚细胞，骨髓检查可确诊。

（2）再生障碍性贫血：有贫血、出血表现，血常规呈全血细胞减少，骨髓红、白细胞系统凝血功能障碍，巨核细胞减少或不易查见。

（3）继发性血小板减少性紫癜：可找出其发病的原因，如各种病原菌所致的急、慢性感染、物理化学因素的影响、造血系统疾病、脾功能亢进、尿毒症、弥散性血管内凝血等。诊断时应仔细检查，找出病因。

（4）过敏性紫癜：紫癜稍高出皮肤，多见于下肢，呈对称性分布，外周血血小板不减少。

（5）Wiskott-Aldrich 综合征：除血小板减少、出血外，并发全身广泛湿疹和易于感染，血小板黏附性减低，对 ADP、肾上腺素及胶原不发生凝集反应。

（6）Evans 综合征：特点是同时发生自身免疫性血小板减少和溶血性贫血，Coombs 试验阳性，糖皮质激素或脾切除治疗有效。

（7）系统性红斑狼疮：早期表现为血小板性紫癜，抗核抗体、狼疮细胞检查可助鉴别。

（8）血管性假性血友病（ⅡB型和血小板型）：可有血小板减少、出血时间延长、皮肤、黏膜出血等表现，但血浆 vWF：Ag 和Ⅷ：C 储量降低，血小板对瑞斯托霉素不发生凝集反应。

（9）脾功能亢进：脾大明显，全血细胞减少。骨髓巨核细胞系增生，可呈成熟障碍，但形态多异常。血小板重度减少者少见。

（10）血栓性血小板减少性紫癜：有血小板减少、出血与溶血性贫血，神经系统表现显著，有肾功能不全。

三、治疗

加强护理，适当限制活动，避免外伤，给予激素、免疫抑制剂，必要时输血和进行脾切除。

1.一般治疗　减少活动，避免外伤，积极预防及控制感染，忌用损害血小板药物，如水杨酸制剂等。慢性型患儿可给铁剂治疗。

2.急性型治疗　急性血小板减少性紫癜是一种自限性过程，只要未出现严重威胁生命的出血，可予以严密观察，暂不必治疗。一般当血小板计数 $<10\times10^9/L$ 或血小板计数 $<20\times10^9/L$ 伴明显皮肤黏膜出血者应予治疗。

（1）糖皮质激素治疗：选用下述一种治疗方法。

泼尼松治疗适用于皮肤出血点多，血小板计数 $<30\times10^9/L$ 的患儿。泼尼松，每天 $15\sim2mg/kg$，分 3 次口服，连用 $2\sim3$ 周；第 3 周不论血小板计数高低，只要症状消失即可减量停用，疗程一般不超过 4 周。也可用泼尼松，每天 $4\sim8mg/kg$，分 3 次口服，7d 后停药。若无好转可用小剂量泼尼松维持至不出现症状，待血小板恢复为止。

地塞米松冲击疗法适应于有严重出血者（如消化道出血、鼻出血），或皮肤散在出血点但血小板计数 $<(10)\times10^9/L$ 的初始治疗患儿。地塞米松每天 $1mg/kg$，加入葡萄糖液中静脉滴注，连用 3d；之后每天 $0.75mg/kg$，连用 4d；每天 $0.5mg/kg$，连用 5d；每天 $0.25mg/kg$，连用 6d；然后改泼尼松口服，待出血减轻、血小板上升后减量，停药。疗程一般不超过 $4\sim6$ 周。根据国内报道，此法可使血小板在 $6\sim7d$ 内上升至正常，疗效优于口服泼尼松和甲基泼尼松龙冲击疗法。

甲基泼尼松龙冲击疗法适应证同地塞米松冲击疗法。可单用或与输注血小板联合使用，每天 $15\sim30mg/kg$，30min 内静脉滴注，连用 3d，然后改为常规剂量泼尼松口服，剂量同上。足量糖皮质激素应用后一般在 4h 内出血可得到控制，$1\sim2$ 周后血小板回升，若 48h 内严重出血始终未能得到控制，应加用其他药物，如大剂量免疫球蛋白。

（2）大剂量免疫球蛋白：适用于有严重出血者（如消化道出血、鼻出血），或皮肤散在出血点但血小板计数 $<(10\times10^9/L)$ 的初始治疗患儿，特别适用于将预进行外科手术或拔牙手术者和可能有威胁生命的严重出血者。每天 $0.4g/kg$ 静脉滴注，连用 5d（或每天 $0.8g/kg$，连用 2d；或每天 $2g/kg$，用 1d），然后改为常规剂量泼尼松口服。也可同时静脉滴注糖皮质激素。IgA 缺乏症患儿禁用，因该患儿在应用免疫球蛋白后可产生抗 IgA 抗体，再次应用时会发生过敏

性休克。

(3)输注血小板:因输注的血小板寿命短,仅可维持数小时至 48h,因此输注血小板常作为辅助治疗手段,适用于急性型患儿,血小板计数<10×10^9/L,有严重出血或有危及生命的出血需紧急处理者。可给予浓缩血小板制剂,每次 0.2~0.25U/kg,静脉滴注,隔日 1 次,至出血减轻、血小板上升达安全水平(>30×10^9/L)。同时给予糖皮质激素或免疫球蛋白静脉滴注,可减少输入血小板被破坏,提高疗效。因血小板制品中或多或少含有红细胞,故一般要求选用 ABO 同型制品,Rh 阴性者最好输 Rh 阴性血小板。

(4)输注红细胞:适用于有乏力、气促等贫血症状明显的急性失血性贫血者,浓缩红细胞每次 5~10ml/kg。

3.慢性型的治疗

(1)糖皮质激素:糖皮质激素是慢性型的首选药物。常用药物为泼尼松,用法及剂量同急性型。待出血减轻、血小板平稳上升至安全水平(>30×10^9/L)后,逐渐减量至每天 0.25mg/kg,隔日口服 1 次,维持治疗 2 个月后,如血小板持续>50×10^9/L 可停药。对糖皮质激素依赖者,减至能维持出血基本消失的最小剂量,疗程 4~6 个月。重型或极重型慢性患儿可间断给大剂量甲泼尼龙冲击疗法,用法和剂量同急性型。

(2)大剂量免疫球蛋白:剂量及用法同急性型,也可每次 1~2g/kg 静脉滴注,每 2~4 周 1 次,维持血小板>30×10^9/L 和避免重度出血。

(3)免疫抑制剂适应证:包括:①糖皮质激素治疗无效者或依赖大剂量糖皮质激素维持者;②2 岁以下严重出血不适于脾切除者;③脾切除治疗无效者。

长春新碱,每次 1.5~2mg/m² 或 0.05mg/kg(最大剂量 2mg)持续静脉注射 12h,每周 1 次,连用 4~6 次;或每次 0.5~1mg/m² 加生理盐水 250ml 缓慢静脉滴注,连用 4~6 周为 1 个疗程。无效者停用。主要不良反应有脱发、周围神经炎、骨髓抑制。

环磷酰胺,剂量每天 2~3mg/kg,分 3 次口服;或每次 300~600mg/m² 静脉滴注,每周 1 次。疗效多在开始用药后 2~6 周出现,有效者可继续用药 4~6 周。治疗 6~8 周后仍无效者停药。

硫唑嘌呤,每天 2~3mg/kg,分 3 次口服,用药 1 月至数月。

环孢素,每天 4~9mg/kg,分 3 次口服,2~3 个月为 1 个疗程,不良反应为肾功能损害。

(4)脾切除:约 2/3 慢性型患者脾切除有效,但脾切除后感染危险升高,故应严格掌握脾切除指征,尽可能推迟切脾时间。

脾切除指征:①经以上正规治疗仍有危及生命的严重出血或急需外科手术者;②病程>1 年,年龄>5 岁,且有反复严重出血,药物治疗无效或依赖大剂量糖皮质激素维持,骨髓巨核细胞增多者;③病程>3 年,血小板持续(10~30)×10^9/L,有活动性出血,年龄>10 岁,药物治疗无效者。

术前准备:①血小板<10×10^9/L 者,预防性静脉应用糖皮质激素、免疫球蛋白、血小板;②血小板在(10~30)×10^9/L 者,预防性静脉应用糖皮质激素、免疫球蛋白;③血小板>30×

10^9/L 者,预防性口服泼尼松。

术后处理:①术后血小板≥1000×10^9/L 者,应给予阿司匹林或双嘧达莫(潘生丁),防止血栓形成;②应定期给予长效青霉素、免疫球蛋白注射,预防感染至 5 岁以后。5 岁以上可酌情给予上述治疗。

(5)其他治疗:适用于以上药物治疗无效者,可联合泼尼松口服用药。

大剂量维生素 C,每天 2～3g,加入 10％葡萄糖液中,静脉滴注,7～14d 为 1 个疗程,或每天 2～3g 口服,连用 2～3 个月。

α-干扰素对顽固性病例有效,剂量 30～60kU/kg,皮下注射,每周 3 次,连用 4 周;或 100kU/kg,皮下注射,每周 2 次,连用 12 周。主要不良反应为发热。

抗 D 免疫球蛋白,每天 20～50μg/kg,静脉滴注,2d 为 1 个疗程。其升高血小板的作用较激素和大剂量免疫球蛋白但持续时间长。主要不良反应有轻度溶血性输血反应和 Coombs 试验阳性。

炔羟雄烯异噁唑(达那唑)是一种合成的雄性激素,多适用于成人及年长儿,也可用于难治性病例,与糖皮质激素有协同作用。口服,10～20mg/d,疗程至少 2 月,疗效多在开始用药后 2～4 月出现,出现疗效后减量,改为隔天 1 次以维持无出血症状。不良反应有肝功能异常、轻度水肿、皮疹、痤疮,偶有纤维蛋白溶解性皮肤出血。

输注新鲜血或血小板视具体情况而定,用法和剂量同急性型。

4.治疗评定标准

(1)治愈:出血消失,血小板计数＞100×10^9/L,随访 2 年以上无复发者。

(2)显效:出血消失,连续 3 次血小板计数＞50×10^9/L,或较原有水平升高＞30×10^9/L,持续 2 个月以上者。

(3)进步:出血减轻,血小板数有所上升,持续不足 2 个月者。

(4)无效:治疗 4 周后未达到进步标准者。

第五章　小儿免疫系统疾病

第一节　风湿热

风湿热是与 A 组乙型溶血性链球菌感染有关的具有反复发作倾向的全身性免疫性结缔组织疾病,主要表现为心肌炎、游走性关节炎、舞蹈病、环形红斑和皮下小结。其中心肌炎是最严重的表现,急性期可危及患儿生命,反复发作可造成慢性风湿性心瓣膜病,致永久性心脏瓣膜病变。本病好发年龄为 6～15 岁,3 岁以下少见;一年四季均可发病,以冬春季节多见;无性别差异。目前风湿热在我国农村发病率仍很高,且有回升趋势,值得重视。

一、病因和发病机制

多数认为风湿热与 A 组乙型溶血性链球菌感染后的两种免疫反应相关。一是变态反应,链球菌菌体成分及其产物与相应的抗体作用形成免疫复合物沉积于关节、心肌、心瓣膜等处,激活补体成分,导致Ⅲ型变态反应性组织损伤。二是自身免疫,风湿性心脏病患儿可出现抗心肌抗体,造成心肌组织损伤,发生心肌炎。

二、病理

风湿热基本病理变化是全身结缔组织的炎性病变和具有特征的风湿小体(Aschoff 小体)。

病理过程分三期。第一期为急性渗出期,特点为受累部位结缔组织变性、水肿,持续约 1 个月。第二期为增生期,特点为 Aschoff 小体的形成,是诊断风湿热的主要病理依据,表示风湿活动。Aschoff 小体广泛分布于肌肉及结缔组织,好发部位为心肌、心瓣膜及关节处皮下组织。持续 3～4 个月。第三期为硬化期,特点为受累部位纤维组织增生和瘢痕形成,引起心脏瓣膜狭窄及关闭不全,二尖瓣最常受累,其次为主动脉瓣,很少累及三尖瓣,持续 2～3 个月。

三、临床表现

急性风湿热发病前 1～4 周常有前驱感染病史,如咽峡炎、猩红热、扁桃体炎、中耳炎等。多呈急性起病,但也有起病隐匿者。临床表现差异性较大,取决于疾病累及的部位和程度的轻重。主要表现为心肌炎、关节炎、舞蹈病、皮下小结和环形红斑,发热和关节炎为最常见的主诉。

（一）一般表现

急性起病者发热为 38～40℃间，热型不一，1～2 周后转为低热。隐匿起病者仅为低热或无发热。伴有精神不振、疲倦、胃纳不佳、面色苍白、多汗、鼻出血、关节痛和腹痛等。

（二）心肌炎

是风湿热唯一的持续性器官损害，为儿童时期风湿热最常见的表现，是成年后慢性心脏病的主要病因。首次风湿热发作，一般于起病 1～2 周内出现心肌炎的症状。初次发作时以心肌炎和心内膜炎最多见，亦可同时累及心肌、心内膜和心包膜，称为全心炎。轻者症状不明显，重者可心脏增大心力衰竭甚至死亡。

1.心肌炎　主要表现为心率增快 110 次/分以上，与体温升高不成比例，睡眠时亦不减慢，第一心音低钝，可有奔马律，心尖部轻度收缩期吹风样杂音。X 线检查示心脏扩大，搏动减弱；心电图示 P-R 间期延长，伴 T 波低平，ST 段异常及心律失常。

2.心内膜炎　主要侵犯二尖瓣和（或）主动脉瓣，造成瓣膜关闭不全或狭窄。主要表现为心脏有明显杂音，二尖瓣关闭不全时心尖部可闻及 Ⅱ 级以上收缩期杂音，向腋下传导，深吸气及变换体位不影响杂音音调；二尖瓣相对狭窄时心尖部可闻及舒张中期杂音；主动脉瓣关闭不全时胸骨左缘第 3 肋间可闻及叹气样舒张期杂音。急性期瓣膜损害多为充血水肿，恢复期可渐消失。反复发作可造成心瓣膜永久性瘢痕形成，判定心瓣膜已发生不可逆性损伤，二尖瓣关闭不全需观察半年，二尖瓣狭窄需观察 2 年。

3.心包炎　多与心肌炎、心内膜炎同时存在。一般积液量较少，典型者心前区疼痛，心底部听到心包摩擦音；积液量多时表现心脏压塞症状，患儿端坐呼吸，呼吸困难，心前区搏动消失，心音遥远和颈静脉怒张、奇脉等。X 线检查心影呈烧瓶形，卧位时心腰部增宽；心电图示低电压，ST 段、T 波改变。临床上有心包炎表现者，提示心肌炎严重，易发生心力衰竭。

（三）关节炎

75% 病例可发生关节炎。典型表现为游走性多发性关节炎，以膝、踝、肘、腕等大关节为主。表现为关节红、肿、热、痛，活动受限。每个受累关节症状持续 1～5 日后自行消退，然后又累及其他关节，不间断如此游走延续 3～4 周，愈后不遗留关节畸形。

（四）舞蹈病

发生率为 3%～10%，7～14 岁女孩多见。是风湿热的迟发表现，常在其他症状出现后数周至数月出现。一般病程持续 1～3 个月，个别病例长达 2 年。主要表现为全身或部分肌肉不自主运动，手足及面部最常见，如伸舌、歪嘴、皱眉、耸肩、缩颈、咧嘴等面容及语言障碍，部分患者表现书写困难、手不能持物等，在兴奋或注意力集中时加剧，入睡后消失。

（五）皮肤症状

较少见，多在复发病例中出现。

1.环形红斑　红色斑疹,稍高出皮面,压之褪色,形态不一,环形或半环形或环形交错呈地图状,环内皮肤苍白,不痛不痒,呈一过性,时隐时现,持续数周,多见躯干和四肢屈侧。

2.皮下小结　坚硬无痛结节,与皮肤不粘连,皮色正常,直径 0.1～1cm,多出现于肘、膝、腕、踝等关节仲侧,或枕部、前额及胸、腰椎脊突突起部位,持续 2～4 周消失。

四、实验室检查

1.链球菌感染证据　咽拭培养可发现 A 组乙型溶血性链球菌。抗链球菌溶血素 O(ASO)滴度在感染一周后开始上升,两个月后逐渐下降;其他抗链球菌抗体如抗链球菌激酶(ASK)、抗透明质酸酶(AH)、抗脱氧核糖核酸酶 B 滴度也升高。

2.风湿活动指标　白细胞及中性粒细胞增高、血沉增快、C 反应蛋白阳性、血清黏蛋白增高,仅能反映疾病活动,对诊断本病无特异性。C 反应蛋白增高水平与风湿活动程度成正比。

3.其他　风湿性心肌炎时血清磷酸肌酸激酶(CPK)及其同工酶(CPK-MB)、谷草转氨酶(GOT)可增高,其增高程度与心肌炎严重程度成正比。

五、诊断和鉴别诊断

(一)Jones 诊断标准及其使用方法

1.Jones 诊断标准　包括三个部分:主要表现、次要表现和链球菌感染证据。在确定有链球菌感染的前提下,有两项主要表现,或一项主要表现伴两项次要表现时,排除与风湿热类似的其他疾病后即可诊断。

2.使用方法

(1)主要表现为关节炎者,关节痛不再作为次要表现。

(2)主要表现为心肌炎者,P-R 间期延长不再作为次要表现。

(3)在有链球菌感染证据的前提下,存在以下三项之一者应考虑风湿热:①排除其他原因的舞蹈病。②无其他原因可解释的隐匿性心肌炎。③以往已确诊为风湿热,存在一项主要表现,或有发热和关节痛,或急性期反应物质增高,提示风湿热复发。

3.注意事项　Jones 诊断标准可诊断典型风湿热,但近年风湿热不典型病例增多,轻症及隐匿风湿热易误诊。诊断时应全面分析临床资料进行判断,风湿热确诊后,尽可能明确发病类型,判断是否已发生心脏损害;以往有风湿热史者,明确是否有风湿活动。

(二)鉴别诊断

1.主要表现为风湿性关节炎者应与下列疾病鉴别

(1)幼年类风湿性关节炎:3 岁以下多见,常侵犯指趾小关节,关节炎无游走性特点。反复发作后遗留关节畸形,骨关节 X 线片可见关节面破坏、关节间隙变窄及邻近骨骼骨质疏松。

(2)急性化脓性关节炎:常为葡萄球菌败血症的一部分,中毒症状重,多累及大关节,血培养阳性可予鉴别。

(3)急性白血病：除骨关节疼痛外,伴有贫血、出血倾向、肝、脾及淋巴结肿大。根据周围血片及骨髓检查可予鉴别。

(4)非特异性肢痛：又称"生长痛",多发生于下肢,夜间疼痛明显,喜按摩,局部无红肿。

2.主要表现为风湿性心肌炎者应与下列疾病鉴别

(1)感染性心内膜炎：风湿性心脏病伴风湿活动易与先天性心脏病或风湿性心脏病合并感染性心内膜炎相混淆。常有贫血、脾大、皮肤淤斑及其他栓塞症状,借助血培养、超声心动图可进行鉴别。

(2)病毒性心肌炎：病毒性心肌炎杂音不明显,较少发生心内膜炎,较多出现期前收缩等心律失常,实验室检查可发现病毒感染证据。

六、治疗

1.休息　急性风湿热无心肌炎患儿须绝对卧床休息 2 周,逐渐下床活动,经 2 周达到正常活动水平;有心肌炎无心力衰竭者,须绝对卧床休息 4 周,逐渐下床活动,经 4 周达到正常活动水平;心肌炎伴心力衰竭者,须绝对卧床休息 8 周,逐渐下床活动,经 8～12 周达到正常活动水平。

2.清除链球菌感染　应用青霉素 480 万～960 万 U 肌内注射,每日 2 次,持续 2 周,以彻底清除链球菌残余感染病灶。青霉素过敏者可改用其他有效抗生素如红霉素等。

3.抗风湿热治疗　有心肌炎时宜早期使用糖皮质激素,泼尼松每日 2mg/kg,最大量≤60mg/d,分次日服,2～4 周后减量,总疗程 8～12 周。无心肌炎的患儿可用阿司匹林,每日100mg/kg,最大量≤3g/d,分次服用,2 周后逐渐减量,疗程 4～8 周。

4.其他治疗　伴有充血性心力衰竭时,及时给予大剂量糖皮质激素静脉注射,如氢化可的松或甲基泼尼松龙每日 1 次,每次为 10～30mg/kg,共 1～3 次。多在用药后 2～3 天心力衰竭得到控制,慎用或不用洋地黄制剂,以免发生洋地黄中毒。同时给予低盐饮食,必要时氧气吸入、给予利尿剂及血管扩张剂。舞蹈病时可用苯巴比妥、地西泮等镇静剂。关节肿痛时应予制动。

七、预防和预后

1.预防　关键是预防 A 组乙型溶血性链球菌的感染,以防止风湿热发生及病情进展。

一是预防复发,预防注射期限至少 5 年,最好持续至 25 岁;风湿性心脏病者,宜终身预防注射。药物选用苄星青霉素(长效青霉素)120 万 U 深部肌内注射,每月一次,青霉素过敏者可改用红霉素类药物口服,剂量为每天 20～40mg/kg,分次服用,每月 6～7 天。二是预防感染性心内膜炎,风湿热或风湿性心脏病患儿,当拔牙或行其他手术时,术前、术后应用抗生素。

2.预后　风湿热预后主要取决于心肌炎的严重程度、首次发作时是否得到正确抗风湿热治疗及是否正规抗链球菌治疗。首次发作累及心脏者易于复发,预后较差,尤以严重心肌炎伴充血性心力衰竭的患儿为甚。

第二节　过敏性紫癜

过敏性紫癜是以小血管炎为主要病变的变态反应性疾病,因损害程度和部位不一,临床表现也不同,以皮肤及胃肠道症状最为多见,关节及肾脏损害次之。临床主要特点为血小板不减少性紫癜,常伴关节肿痛、腹痛、便血、血尿和蛋白尿。多发生于2～8岁的小儿,男孩多于女孩;一年四季均有发病,以春秋季节。

一、病因及发病机制

病因尚未明确,多种食物(鱼、虾、蟹、蛋、牛奶)、药物(抗生素、阿司匹林、苯巴比妥)、微生物(细菌、病毒、寄生虫)以及蚊虫叮咬、花粉吸入、疫苗接种等都可能与过敏性紫癜的发生有关,近年病例报道表明 A 组溶血性链球菌感染是诱发过敏性紫癜的重要原因。

发病机制可能是机体对某些致敏物质过敏,血管壁发生变态反应,导致毛细血管脆性及通透性增加,血液外渗,导致皮肤、黏膜及某些器官出血。可同时伴发血管神经性水肿、荨麻疹等其他过敏表现。

二、病理

主要病理变化为广泛的小血管炎,以毛细血管炎为主,也可波及小静脉和小动脉。病变多累及皮肤、肾脏、关节及胃肠道,少数累及心、肺等脏器。

三、临床表现

多为急性起病,皮肤紫癜为最常见的主诉,少数病例以腹痛、关节痛或血尿为主诉。起病前1～3周前常有诱发因素,如上呼吸道感染史;服用某些药物(氯霉素、安乃近等);食用鱼、虾、蟹、蛋等。

1.皮肤紫癜　反复出现皮肤紫癜为本病特征,多见于四肢伸侧、关节周围,以下肢及臀部多见,常两侧对称。紫癜分批出现,初起呈紫红色斑丘疹,高出皮面,压之不褪色,一般不痒,数日后转为暗紫色,最终呈棕褐色而消退。少数重症患儿紫癜可融合成大疱伴出血性坏死。皮肤紫癜一般持续4～6周后消退,部分患儿间隔数周、数月后又复发。

2.腹痛　一般表现为阵发性剧烈腹痛,常位于脐周或下腹部,可伴呕吐,但呕血少见。部分患儿可有黑便或血便,偶见并发肠套叠、肠梗阻或肠穿孔者。

3.关节肿痛　多发性大关节如膝、踝、肘、腕等关节肿痛,活动受限,症状持续数日后消失,不遗留畸形。

4.血尿 常在其他症状消失后,起病 1 个月内或病程更晚期发生,症状轻重不一,表现为肉眼血尿或镜下血尿,与肾外症状的严重程度无关。部分病例呈肾炎表现,出现血尿、蛋白尿、高血压及水肿少尿,称为紫癜性肾炎;亦有少数病例呈肾病综合征表现。血尿,蛋血尿可持续数月甚至数年,但多能完全恢复。

四、实验室检查

尚无特异性诊断试验,以下检查有助于了解病情。

1.周围血常规 白细胞正常或增加,中性粒细胞和嗜酸性粒细胞可增高;一般无贫血,血小板计数正常甚至升高。出血和凝血时间正常,血块退缩试验正常,部分患儿毛细血管脆性试验阳性。

2.其他检查 尿常规可有红细胞、蛋白、管型;大便隐血试验阳性;血沉轻度增快;腹部超声波检查有助于早期诊断肠套叠,头颅 MRI 对有中枢神经系统症状患儿可予确诊。

五、诊断和鉴别诊断

根据典型皮肤紫癜、腹痛、关节肿痛、血尿,结合实验室检查诊断不难;若皮肤紫癜出现在其他症状之后,易误诊,需与特发性血小板减少性紫癜、外科急腹症、风湿性关节炎及肾小球肾炎等相鉴别。

六、治疗

目前无特效疗法,以一般治疗及对症治疗为主。

1.一般治疗 卧床休息,给予清淡少渣饮食,积极寻找和祛除诱发因素,有前驱感染史者选用抗生素,停用可能引起过敏的药物和食物。

2.对症治疗 应用维生素 C、安络血等改善毛细血管脆性;有荨麻疹或血管神经性水肿时,应用抗组胺药物和钙剂;腹痛时应用解痉剂;消化道出血时应禁食,可静脉滴注西咪替丁每日 $20\sim40mg/kg$,必要时输血。

3.糖皮质激素 急性期对腹痛和关节痛有缓解作用,泼尼松每日 $1\sim2mg/kg$,分次口服,或用地塞米松、甲基泼尼松龙每日 $5\sim10mg/kg$ 静脉滴注,症状缓解后即可停用。肾上腺皮质激素既不能影响预后,也不能预防肾损害的发生,不能常规使用。

4.免疫抑制剂 重症过敏性紫癜肾炎可加用免疫抑制剂如环磷酰胺等。

5.抗凝治疗 爆发皮肤坏死者可用抗凝治疗,阿司匹林每日 $3\sim5mg/kg$,或每日 $25\sim50mg$,每天一次服用;双嘧达莫每日 $3\sim5mg/kg$,分次服用。

6.中成药 贞芪扶正冲剂、复方丹参片、银杏叶片,口服 $3\sim6$ 个月,可补肾益气、活血化瘀,有助于疾病恢复。

七、预后

本病预后良好,大多痊愈。病程一般为 1~2 周至 1~2 个月。也可反复发作。有肾脏病变者病情常较迁延,可持续数月或数年,尿常规检查要长期、定期随访。

第三节 川崎病

川崎病曾称为皮肤黏膜淋巴结综合征,是一种病因不明的以全身血管炎症为主要病理改变的急性发热性出疹性疾病。临床特点为急性发热,皮肤黏膜损害和淋巴结肿大。本病呈散发或小流行,四季均可发病。好发于 5 岁以下小儿,男略多于女,是小儿冠状动脉性心脏病的主要病因,多数自然康复,少数因心肌梗死、冠状动脉破裂死亡。

一、病因和发病机制

尚不清楚。流行病学资料提示感染(立克次体、葡萄球菌、链球菌、反转录病毒、支原体)为其病因,但均未能证实。发病机制推测是由于感染原的特殊成分刺激机体产生异常的免疫应答,导致血管壁损伤。

二、病理

本病病理变化为全身性血管炎,可累及动脉、静脉和毛细血管。初期表现小血管炎,大、中动脉炎及血管周围炎,1~2 周小血管炎渐消退,而中动脉全层血管炎最为突出,管壁坏死,管腔内血栓形成,可形成动脉瘤,以冠状动脉最易受累,可导致冠状动脉瘤和心肌梗死。

三、临床表现

(一)主要表现

1.发热　39~40℃,持续 1~2 周或更长,呈稽留热或弛张热,抗生素治疗无效。

2.球结膜充血　起病 3~4 天出现,无脓性分泌物,热退后消散。

3.唇及口腔表现　双唇干燥皲裂、出血或结痂。口腔黏膜及咽部弥散充血,舌乳头突起、充血呈草莓舌。

4.手足症状　急性发热期手足硬性水肿和掌跖红斑,体温渐降时指、趾端甲下和皮肤交界处出现膜状脱皮,为本病特征性表现。

5.皮肤表现　急性发热期出现多形性红斑和猩红热样皮疹,体温渐降时消退。肛周皮肤发红、脱皮。

6.颈淋巴结肿大　单侧或双侧,坚硬有触痛,表面不红,无化脓。病初出现,热退时消散。

（二）心脏表现

心脏损害多在发病后 1～6 周出现，可表现为心包炎、心肌炎、心内膜炎。听诊有心脏杂音、奔马律、心音低钝。心电图示 P-R 间期 Q-T 间期延长，ST-T 改变，心律失常等。超声心动图冠状动脉扩张、冠状动脉瘤。可发生心肌梗死或冠状动脉瘤破裂致猝死。

（三）其他

可出现蛋白尿、腹痛、呕吐、腹泻等。少数可出现肺部感染、无菌性脑膜炎、关节炎和关节疼痛等。

四、实验室检查

1.血液检查及免疫学检查　周围血白细胞增高，以中性粒细胞为主，伴核左移。轻度贫血，血小板早期正常，第 2～第 3 周时增多。血沉增快，血清转氨酶升高。免疫学检查血清 IgG、IgM、IgA、IgE 和血循环免疫复合物升高；总补体和 C_3 正常或增高。

2.心电图及其他检查　心电图呈缺血或心肌梗死表现，显示 P-R 间期延长，ST 段改变、T 波改变，低电压，心律失常等。胸部平片可示肺部纹理增多、模糊或有片状阴影，心影可扩大；超声心动图、冠状动脉造影有助于心包积液，冠状动脉损害的诊断。

五、诊断和鉴别诊断

川崎病的诊断标准：①四肢变化，急性期掌跖红斑、手足硬性水肿，恢复期指趾端膜状脱皮。②多形性红斑。③眼结膜充血，非化脓性。④唇充血皲裂，口腔黏膜弥散充血，舌乳头突起、充血呈草莓舌。⑤颈部淋巴结肿大。发热 5 天以上，伴有上述五项临床表现中四项者，排除其他疾病后，即可诊断为川崎病；如五项临床表现中不足四项，但超声心动图有冠状动脉损害，亦可确诊为川崎病。

本病需与渗出性多形红斑、幼年特发性关节炎、败血症和猩红热相鉴别。

六、治疗

1.阿司匹林　为首选药物，每日 30～50mg/kg，分 2～3 次服用，热退后 3 天开始减量，2 周左右减至每日 3～5mg/kg，维持 6～8 周。存在冠状动脉病变者，延长用药至病变消失为止。

2.静脉注射丙种球蛋白（IVIG）　剂量为 1～2g/kg，于 8～12 小时静脉缓慢输入，宜于发病早期（10 天以内）应用，可迅速退热；预防冠状动脉病变发生，应同时合并应用阿司匹林，剂量和疗程同上。应用过 IVIG 的患儿在 11 个月内不宜进行麻疹、风疹、腮腺炎等疫苗预防接种。

3.糖皮质激素　不宜单独应用。IVIG 治疗无效的患儿可考虑使用糖皮质激素，亦可与阿司匹林和双嘧达莫合并应用。常选用泼尼松剂量为每日 1～2mg/kg,用药 2～4 周。

4.对症及全身支持疗法　注意休息,供给足够水分和营养,心肌损害者应用能量合剂,纠正心律失常,控制心力衰竭。

七、预后

川崎病为自限性疾病,多数患儿预后良好,于 2～3 个月恢复,少数患儿因急性心肌梗死、冠状动脉破裂死亡。故出院后应定期随访,对无冠状动脉病变的患儿于出院后 1 个月、3 个月、6 个月、12 个月进行一次全面检查;对有冠状动脉的患儿应密切随访,出院后 1 个月.3 个月和半年均应做随访检查,半年后每 6～12 个月全面检查一次,直至恢复正常。

第六章　小儿传染性疾病

第一节　概述

一、定义

传染病是由各种病毒、细菌、衣原体、支原体、螺旋体、立克次体、真菌和寄生虫感染人体后引起的具有传染性的疾病。

二、传染过程的各种表现

传染病的传染过程是指病原体侵入人体，人体与病原体相互斗争、相互作用的过程。能否引起疾病取决于病原体的致病力及人体的免疫力，可产生五种结局：病原体被清除、潜伏型感染、隐性感染（最常见）、病原携带状态、显性感染。

三、基本特征

1. 有病原体　多数已知的传染病有明确的病原体，对疾病的诊断和治疗有重要的作用。
2. 有传染性　是区别传染病与感染性疾病的主要依据。
3. 有流行性　季节性、地方性。
4. 有免疫性　人体感染病原体后，均能产生特异性免疫。

四、临床特点

传染病的临床特点表现为病程发展有阶段性：①潜伏期：指病原体侵入机体至出现临床症状之前的这段时期，了解潜伏期可确定检疫期限，并有助于传染病的诊断和流行病学调查。②前驱期：指从起病至症状明显之前的一段时间，主要表现为头痛、发热、乏力、食欲减退等轻微的、无特异性的毒血症症状，一般持续1～3天。起病急骤者可无前驱期。③症状明显期：出现该传染病特有的症状、体征，症状由轻转重，随后机体免疫力产生，病情减轻进入恢复期。④恢复期：临床症状基本消失，体征逐渐消退直至完全恢复。

五、流行环节

1.传染源　为患者、隐性感染者、病原携带者、受感染的动物等。

2.传播途径　包括空气飞沫、水、食物、虫媒、血液(包括血液制品)、土壤、母婴传播等。

3.人群易感性　易感者在特定人群的比例。

六、影响流行过程的因素

传染病的流行受自然因素和社会因素的影响。

七、诊断

传染病的早期正确诊断,不仅能使患者得到及时有效的治疗,促进康复,而且还有利于及早采取隔离消毒措施,防治疾病的扩散。传染病一般根据流行病学资料、临床资料和实验室检查结果做出诊断,其中,全面、准确的询问病史,进行系统、细致的体格检查,对确定临床诊断极为重要;病原学检查和免疫学检测可确定诊断并可协助临床用药。

八、治疗

强调早期隔离治疗,加强护理,采取病原治疗、对症支持治疗和心理治疗等综合性治疗措施。

九、预防

1.管理传染源　对传染病患者要做到:早期发现、早期诊断、早期报告、早期隔离、早期治疗。

2.切断传播途径　首先需要了解传染病的传播途径:①经呼吸道传播的有:麻疹、水痘、风疹、腮腺炎、百日咳、猩红热、流脑等。②经消化道传播的有:中毒性菌痢、脊髓灰质炎等。③经虫媒传播的有:流行性乙型脑炎等。其次根据传染病的不同传播途径采取相应措施,如消化道传染病主要采取饮食管理、粪便管理、保护水源、灭蝇、加强个人卫生等措施;呼吸道传染病主要采取保持室内空气新鲜、空气消毒、外出戴口罩及流行期间避免大型集会等;虫媒传染病则采取防虫、灭虫和驱虫等措施。消毒是切断传播途径的重要手段,应坚持做好疫源地消毒和预防性消毒工作。

3.保护易感人群　合理营养,增强体质,提高小儿的非特异性免疫力;有计划地对小儿进行预防接种,提高小儿特异性的免疫力;加强个人防护和药物预防对预防某些传染病有一定的作用。

第二节　麻疹

麻疹是小儿最具传染性的急性呼吸道传染病之一,接触了麻疹病毒而又未接受过免疫的小儿几乎都会感染。临床上以发热、咳嗽、流涕、眼结膜充血、畏光,口腔麻疹黏膜斑(又称柯氏斑,Koplik's spots)、全身斑丘疹及疹退后遗留色素沉着伴糠麸样脱屑为特征。

一、病原学

麻疹病毒属副黏病毒科,为单链 RNA 病毒,仅存在一个血清型,抗原性稳定。人是唯一宿主,病后可获得终身免疫。此病毒抵抗力不强,对日光、高温及一般消毒剂均敏感,但在低温干燥环境中能长期存活。

二、流行病学

麻疹患者是最主要的传染源无症状病毒携带者及阴性感染者传染性较低,患儿从潜伏期末至出疹后 5 天均有传染性,有并发症的患者传染性可延长至出疹后 10 天。病毒存在于患者眼结膜、口、鼻和气管等分泌物中,通过喷嚏、咳嗽和谈话等由空气飞沫传播。6 个月至 5 岁小儿发病率最高。该病传染性极强,一年四季均可发生,以冬、春季节多见。

三、发病机制

麻疹病毒经鼻咽部或眼结合膜侵入人体,在呼吸道上皮细胞和局部淋巴组织中繁殖,并进入血液循环,向肝、脾、肺、肾、消化道、皮肤等器官传播,导致广泛性损伤并出现一系列临床表现。营养不良或免疫功能缺陷的患儿,可发生重症麻疹或因并发重症肺炎、脑炎等而导致死亡。

四、临床表现

(一)典型麻疹

1.潜伏期　一般为 6～18 天(平均 10 天左右)。潜伏期末可有低热、乏力等症状。

2.前驱期　也称出疹前期,一般 3～4 天,主要表现类似于上呼吸道感染症状:①发热:几乎所有病例均有,多为中度以上发热,且逐渐增高。②在发热同时伴咳嗽、流泪、流涕、眼结膜充血、眼睑水肿、畏光等呼吸道卡他症状,其中眼结膜充血、流泪及眼睑水肿是本病的特点。③Koplik 斑:是麻疹早期特征性的体征,一般在发疹前 1～2 天出现,为直径 0.5～1.0mm 大小灰白色小点,周围有红晕,开始可见于下磨牙相对的颊黏膜上,很快增多,可累及整个颊黏膜,在皮疹出现后 1～2 天逐渐消失。

3.出疹期 多在发热后 3～4 天出现皮疹,此时患儿全身中毒症状明显加重,体温可突然升高至 40℃ 以上,咳嗽加重并伴嗜睡或烦躁不安。皮疹开始为稀疏不规则的红色斑丘疹,呈充血性,散在分布,不伴痒感,疹间皮肤正常,皮疹先出现于耳后发际,自上而下发展,遍及面部、颈部、躯干及四肢,最后达手心及足底,病情严重者皮疹常融合成片,部分可出现出血性皮疹。此期一般持续 3～4 天。此期肺部可闻及干、湿性啰音。

4.恢复期 若无并发症发生,出疹 3～4 天后,皮疹开始消退,消退顺序与出疹时相同,体温逐渐减退,食欲、精神等全身症状也随之好转。疹退后皮肤留有糠麸状脱屑及棕色色素沉着,一般 7～10 天痊愈。

(二)不典型麻疹

1.轻型麻疹 多见于 8 个月以下体内有母亲被动抗体或潜伏期内接受过丙种球蛋白的婴儿。全身症状轻,有一过性低热和轻度的卡他症状,可无麻疹黏膜斑,皮疹稀疏、色淡,疹退后无色素沉着或脱屑,无并发症。常根据流行病学资料和麻疹病毒血清学检查确诊。

2.重型麻疹 多见于营养不良、免疫力低下者。全身中毒症状严重,体温持续 40℃ 以上,伴惊厥、昏迷。皮疹密集融合,呈紫蓝色出血性皮疹,常伴黏膜和消化道出血,或伴咯血、血尿、血小板减少等,称为黑麻疹。部分患儿疹出不透、色暗淡,或皮疹骤然消退伴血压下降、脉搏细弱及四肢冰凉等循环衰竭的表现。此型常并发肺炎、心力衰竭等,死亡率高。

五、并发症

1.肺炎 是最常见的并发症,占麻疹死亡病例的 90% 以上,多为继发性细菌性肺炎,常见金黄色葡萄球菌、肺炎链球菌、流感嗜血杆菌等,多见于重度营养不良或免疫功能低下的小儿,临床表现重,预后差。

2.喉炎 因感染导致喉部组织水肿,可出现声音嘶哑、犬吠样咳嗽、吸气性呼吸困难及三凹征等临床表现,严重喉梗阻可窒息死亡。

3.心肌炎 症状轻微者仅有心率增快、心音低钝等,重者可发生心力衰竭或心源性休克。

4.脑炎 较少见,临床表现和脑脊液改变与病毒性脑炎相似。

5.结核病恶化 麻疹患儿因免疫功能暂时受到抑制,体内潜伏的结核病灶趋于活动恶化,严重者可致血行播散性肺结核或结核性脑膜炎。

6.营养不良和维生素 A 缺乏症 因麻疹病程较长、持续高热、摄入减少或护理不当,易导致营养不良或维生素 A 缺乏。

六、实验室检查

1.外周血白细胞检查 出疹期白细胞总数常降低,以中性粒细胞下降为主,淋巴细胞相对增多。

2.病原学检查 早期从患者鼻咽部、眼分泌物和血液中分离到麻疹病毒可确定诊断。

3.血清学检查 酶联免疫吸附试验检测血清中麻疹 IgM 抗体阳性,有早期诊断价值。

七、诊断和鉴别诊断

根据流行病学资料、麻疹接触史、典型临床表现,临床诊断不难。当麻疹病毒血清 IgM 抗体阳性或分离出麻疹病毒可确诊。

临床上主要与其他出疹性疾病相鉴别。

八、治疗

主要是对症治疗,加强护理,预防感染。

1.一般治疗 卧床休息,室内保持适当的温度和湿度,空气流通,避免强光刺激;给予容易消化的富有营养的食物,补充足量水分;保持皮肤、黏膜清洁。

2.对症治疗 高热时可用小量退热剂,避免骤然退热;烦躁不安可适当给予镇静剂;频繁咳嗽可给予镇咳剂或雾化吸入;继发细菌感染可用抗生素。

3.并发症的治疗 给予相应处理。

九、预防

提高人群的免疫力,减少麻疹易感人群是消除麻疹的关键。

1.主动免疫 根据我国计划免疫程序,规定出生后 8 个月为麻疹疫苗的初种年龄,7 岁进行复种。

2.被动免疫 接触麻疹患者后 5 天内给予麻疹免疫球蛋白可预防发病。

3.控制传染源 对麻疹患儿首先要做到早发现,早隔离,早报告、早治疗。对患儿呼吸道隔离至出疹后 5 天,有并发症者延至出疹后 10 天,接触过患儿的易感儿隔离检疫 3 周,若接触后接受过被动免疫者则延至 4 周。

4.切断传播途径 每天病室通风换气半小时或进行空气消毒,患儿衣被及玩具须暴晒 2 小时以上。医护人员接触患儿后,应在日光下或流动空气中停留 30 分钟以上,方可接触其他患儿。无并发症的轻症患儿可在家中隔离,以减少传播和院内感染。

第三节 水痘

水痘是由水痘-带状疱疹病毒初次感染引起的急性出疹性疾病。传染性极强。临床特征是全身症状轻微及皮肤黏膜分批出现斑丘疹、水疱和结痂,而且各期皮疹同时存在。该病为自限性疾病,病后可获得持久免疫,也可在数年后复发而出现带状疱疹。

一、病原学

水痘-带状疱疹病毒为 DNA 病毒,属疱疹病毒亚科,只有一个血清型,人是唯一宿主。该病毒在外界抵抗力弱,不耐热、不耐酸及各种有机溶液,不能在痂皮中存活。

二、流行病学

水痘患者为本病的传染源,病毒存在于患者的呼吸道分泌物及疱疹液中,经空气飞沫或直接接触疱液而传播。传染期从出疹前 1～2 天至疱疹全部结痂。人群普遍易感,好发于儿童,以 2～6 岁为高峰。一年四季均可发病,以冬春季高发。

三、发病机制

水痘病毒通常经上呼吸道或眼结膜侵入,在局部黏膜和淋巴组织内繁殖后,进入血液循环,形成病毒血症,若机体不能清除病毒,则病毒可到达单核-巨噬细胞系统内再次繁殖后入血,引起各器官病变,主要损伤皮肤和黏膜,偶可累及内脏。

四、临床表现

1.典型水痘 一般在出疹前 1～2 天有低热、头痛、乏力、食欲减退及咽痛等上呼吸道感染症状,次日出现皮疹。发热也可与皮疹同时发生,皮疹特点:①呈向心性分布,首发于头面及躯干,后至四肢,末端稀少,部分患儿疱疹亦可发生于口腔、眼结膜、生殖器等处,破溃后形成溃疡,疼痛明显。②皮疹分批出现,由斑丘疹→水疱疹→结痂,最初为红色斑疹或丘疹,可迅速发展为清亮小水疱,3～5mm 大小,周围有红晕,有瘙痒感,2～3 天开始结痂。③不同形态皮疹同时存在,此起彼伏。斑丘疹、水疱及结痂同时存在是水痘的重要特征。轻型水痘为自限性疾病,一般 10 日左右自愈,皮疹结痂后一般不留瘢痕。

2.重症水痘 多发生在免疫力低下或正在使用肾上腺糖皮质激素的患儿,多表现为持续高热,全身中毒症状明显,皮疹多且融合成片,或呈出血性,可继发细菌感染,导致败血症,病死率高。

五、并发症

水痘患儿最常并发皮肤细菌感染如脓疱疹、蜂窝织炎等,肺炎主要发生在免疫功能低下和新生儿中,少数也可发生心肌炎、肝炎等。

六、实验室检查

1.外周血白细胞检查 白细胞总数正常或稍低,淋巴细胞相对增高。继发细菌感染时白细胞可增高。

2.疱疹刮片 刮取新鲜疱疹液涂片可见多核巨细胞及核内包涵体。

3.病毒分离 取疱疹液做细胞培养,病毒分离阳性率高。

4.血清学检查 血清特异性抗体 IgM 在出疹 1～4 天后即可出现,2～3 周后特异性 IgG 抗体滴度增高 4 倍以上可确诊。

七、诊断和鉴别诊断

根据流行病学资料,患儿病前与水痘或带状疱疹患者密切接触史以及皮疹的特点,典型水痘临床诊断不难。鉴别诊断包括丘疹性荨麻疹以及引起疱疹性皮肤损伤的疾病,如某些病毒感染、药物性和接触性皮炎等。

八、治疗

水痘为自限性疾病,无特效治疗。主要是一般治疗和对症处理。加强护理,如修剪患儿指甲,婴幼儿戴并指手套,防止抓破水疱。勤换衣服,用温水洗澡,保持皮肤清洁,减少感染危险。皮肤瘙痒可局部擦涂炉甘石洗剂,如有皮肤继发性细菌感染,可适当选用抗生素。可使用抗病毒药物,首选阿昔洛韦,一般在皮疹出现 48 天内开始,口服每次 20mg/kg,每日 4 次,可抑制病毒的复制,减轻症状和缩短病程。肾上腺糖皮质激素可导致病毒播散引起严重后果,禁忌使用;正在使用激素者,应酌情减量或停药。体温较高者可给予退热剂,口服对乙酰氨基酚,慎用阿司匹林,因为可能引起瑞氏综合征。

九、预防

1.控制传染源 多数无并发症的水痘患儿可在家隔离治疗,隔离至疱疹全部结痂或出疹后 7 天。易感儿接触水痘后应隔离检疫 3 周。

2.切断传播途径 水痘患儿的污染物、用具可用煮沸或曝晒法消毒。保持室内空气新鲜,紫外线进行空气消毒。

3.被动免疫 对于已接触水痘者,应在接触后 72 小时内给予水痘-带状疱疹免疫球蛋白或恢复期血清,可起到预防或减轻症状的作用。

第四节　流行性腮腺炎

流行性腮腺炎简称流腮,是由腮腺炎病毒直接侵犯腮腺引起的急性呼吸道传染病,还可侵犯各种腺组织或神经系统,主要表现为单侧或双侧腮腺肿大、疼痛,大多有发热、咀嚼受限,系非化脓性炎症。

一、病原体

腮腺炎病毒属于副黏液病毒系 RNA 型,只有一种血清型,对物理和化学因素的作用均敏感,来苏、乙醇、0.2%福马林等均可在 2~5 分钟内迅速将其灭活,暴露于紫外线下即死亡,但低温下可存活数月至数年。

二、流行病学

人是唯一宿主,患者和隐性感染者是传染源,腮腺肿大前 1 周到发病后 5 天或更长时间内均可排出病毒。空气飞沫是主要传播途径,也可因患者或隐性感染者唾液污染食具和玩具,通过直接接触而感染。人群普遍易感,其易感性随年龄的增加而下降,以 5~15 岁的小儿发病率为高,病后可有持久免疫力。一年四季均可发病,以冬春季为主。

三、发病机制

腮腺炎病毒经口鼻侵入机体后,进入血液循环,引起病毒血症,继而至腮腺及全身各器官。由于病毒对腺体组织和神经组织具有高度亲和性,致使多种腺体,如腮腺、胰腺、生殖腺和神经组织发生炎症改变。

四、临床表现

本病起病较急,大多无前驱症状,常以腮腺肿大为首发表现。常先发生于一侧腮腺,肿大疼痛,且逐渐明显,另一侧也相继肿大。肿大腮腺的特点:以耳垂为中心,向前、后、下发展,局部不红,边缘不清,同时伴有周围组织水肿,局部皮肤发亮、灼热、疼痛明显。说话、张口、咀嚼(尤其进食酸性食物)时刺激唾液分泌,疼痛加剧,在上颌第二臼齿旁的颊黏膜上,可看到红肿的腮腺管口。病程中可有不同程度的发热,也有体温始终正常的病例,可伴有头痛、乏力、食欲缺乏等,病程为 10~14 天。

五、并发症

1.脑膜脑炎 为常见的并发症,系因病毒直接侵入中枢神经系统所引起。脑膜脑炎症状可在腮腺肿胀后 1 周内出现,其临床症状和脑脊液改变与其他病毒性脑炎相仿,以脑膜受累为主,预后大多良好,多无后遗症。

2.睾丸炎 男孩常见,一般发生在腮腺肿大 4~5 天,肿大的腮腺开始消退时,突发高热、睾丸肿痛伴剧烈触痛,部分病例发生不同程度的睾丸萎缩,如果双侧萎缩可致不育症。

3.胰腺炎 常发生于腮腺肿胀后 3~4 天至 1 周以内,表现为中上腹剧痛和触痛,伴发热、寒战、频繁呕吐等。因单纯胰腺炎即可引起血、尿淀粉酶增高,因此不能以淀粉酶增高作为诊断胰腺炎的依据,还需做血清脂肪酶检查。

六、实验室检查

1.血清和尿淀粉酶测定 病程早期大多数患者的血清淀粉酶增高,有助于诊断。淀粉酶增高程度往往与腮腺肿胀程度成正比。血清脂肪酶增高有助于胰腺炎的诊断。

2.血清学检查 采用酶联免疫吸附法及间接荧光免疫检测腮腺炎病毒特异性 IgM 抗体,阳性可做早期诊断。

3.病毒分离 在发病早期从患者唾液、尿液、血液及脑脊液中可分离病毒,阳性者可确诊。

七、诊断与鉴别诊断

根据流行病学史及患儿发病前 2～3 周内有与腮腺炎患者接触史,有发热、腮腺非化脓性肿大疼痛等表现,临床诊断不难。疾病早期或疑似病例可进行血清学检查及病毒分离以确诊。鉴别诊断包括急性化脓性腮腺炎、其他病毒性腮腺炎,其他疾病所致的腮腺肿大,如白血病、淋巴瘤、腮腺肿瘤等。

八、治疗

本病为自限性疾病,无特殊治疗,主要为对症治疗及支持治疗。

1.对症治疗 对肿痛腮腺,可把青黛散用醋调成糊状涂于局部,每天 1～2 次,有清热解毒、止痛消肿的作用。睾丸炎者可局部冷敷,并用棉花垫和丁字带托起以减轻疼痛。重症并发脑膜脑炎、严重睾丸炎、心肌炎时,可短期使用肾上腺皮质激素,疗程 3～5 天。

2.抗病毒治疗 发病早期可用利巴韦林每天 15mg/kg,疗程 5～7 天。也可用干扰素,有加速消肿、缩短热程的疗效。

3.注意口腔卫生 经常用温盐水或复方硼砂液漱口。多饮水,给予富有营养、易消化的半流质或软食。忌酸、辣、干、硬食物,以免唾液分泌及咀嚼使疼痛加剧。

九、预防

1.呼吸道隔离患者至腮腺肿大完全消退 在集体儿童机构(包括医院、学校)等接触者应隔离检疫 3 周,注意观察病情,如出现剧烈呕吐、头痛、睾丸肿大等,应及时到医院就诊。

2.患儿的居室定时进行通风换气,保持空气流通 患儿所用的食具等,煮沸 30 分钟即可达到消毒的目的,紫外线半分钟即可杀灭病毒,所以,患儿的衣服、被褥、玩具、文具或其他不能用煮沸消毒的物品,可在室外曝晒。

3.对 8 个月以上易感儿童可接种腮腺炎减毒活疫苗 腮腺炎流行期间,避免带小儿到人群密集的场所。

第五节 猩红热

猩红热是由 A 组 β 溶血性链球菌所引起的急性呼吸道传染病,临床以发热、咽峡炎、全身弥散性红色皮疹、疹退后皮肤脱屑为特征。少数人在病后数周可出现变态反应性疾病,如风湿热、急性肾炎。

一、病原学

A 组 β 溶血性链球菌不耐热、对干燥抵抗力弱,加热 56℃ 30min 或一般消毒剂均可将其杀灭,可产生红疹毒素,此毒素有五种血清型,但无交叉免疫,故猩红热可再感染。

二、流行病学

患者和带菌者为传染源,病菌一般存在于患者或带菌者的鼻咽部,通过喷嚏、咳嗽和说话等由空气飞沫传播,也可被带菌的玩具、生活用品等间接传播。猩红热患者自发病前一日至出疹期传染性最强。人群普遍易感,多见于 5～15 岁儿童。本病全年均可发病,以冬、春为高峰。

三、发病机制

A 组 β 溶血性链球菌侵入人体后,在咽部引起化脓性病变,红疹毒素入血引起毒血症,使皮肤产生病变,严重时肝、脾、肾、心肌、淋巴结也可出现炎症性病变。部分患者于病期 2～3 周后可在全身多器官组织产生变态反应性病变。

四、临床表现

典型病例有发热、咽峡炎、第 2 天出现典型的皮疹等,构成猩红热三大特征性表现。

1.前驱期 起病较急,突起畏寒、发热、头痛、咽痛、恶心、呕吐等。

2.出疹期 皮疹为猩红热最重要的表现之一,皮疹特点:①发热 1～2 天出疹,依次在颈、胸、躯干、四肢出现细小密集的红色粟粒状皮疹,呈"鸡皮样"丘疹,压之褪色,皮疹间皮肤发红,无正常皮肤,患者常感瘙痒。皮疹多于 48 天达高峰,持续 2～4 天后,皮疹按出现顺序消退。起病 1 周左右开始脱屑,全身性、尤其后掌、足跖为大片脱皮,像手套、袜套状。严重者可有暂时性脱发。皮疹退后不留有色素沉着。②出疹之前即可见舌被白苔,红肿的乳头突出于白苔之上,称之为"草莓舌"。3～4 天后,白色舌苔脱落,舌色鲜红,舌乳头突出,状似杨梅,称"杨梅舌",同时伴有颌下淋巴结肿大。③腋窝、腹股沟等皱褶处,皮疹更加密集而形成深红色或紫红色线状称"帕氏线"或"线状疹"。④面部充血潮红,而口唇周围不出皮疹而显苍白,形成一个围绕口周的苍白圈,称"环口苍白圈"。此外,患儿多有发热,常为持续性,可达 39℃ 以上,伴头痛、全身不适、食欲缺乏等全身中毒症状。发热的高低及热程与皮疹的多少及其消长相一致。咽峡炎表现为咽痛,查体咽部充血明显,扁桃体肿大并可覆有脓性分泌物。

3.恢复期　病后1周左右皮疹开始消退,脱屑轻重不一,可呈糠麸样、片状或大片状,有时呈手套、袜套状。

五、并发症

1.化脓性并发症　如扁桃体周围脓肿、鼻窦炎、中耳炎等。

2.中毒性并发症　全身中毒症状重,亦可呈循环衰竭及中毒性心肌炎如心肌炎、心内膜炎等。

3.变态反应性疾病　少数病例在病后2～3周出现,如急性肾小球肾炎、风湿热等。

六、实验室检查

1.外周血白细胞检查　白细胞总数增加,多数达$(10\sim20)\times10^9/L$,中性粒细胞增加达80%以上,有中毒颗粒和核左移现象。

2.病原学检查　咽拭子及脓液培养可有β型溶血性链球菌生长。

七、诊断及鉴别诊断

根据患儿有与猩红热或咽峡炎患者的接触史,典型的临床表现骤起发热、咽峡炎、典型皮疹、莓样舌、环口苍白圈、帕氏线、脱屑等,结合实验室检查,诊断较易。本病需与其他出疹性疾病进行鉴别。

八、治疗

主要是抗菌治疗和对症治疗

1.一般治疗　急性期应严格卧床休息,为防止猩红热引起急性肾炎、心肌炎,患儿应绝对卧床1～2周。多饮水,饮食给予清淡、易消化的流质、半流质。保持皮肤清洁,衣被勤洗换。可用温水清洗皮肤(禁用肥皂)。出疹期皮肤有瘙痒感,可予炉甘石洗剂。

2.抗感染治疗　青霉素是治疗猩红热的首选药物,早期应用可缩短病程、减少并发症,每日10万～20万U/kg,分2～4次注射。病情严重者可增加剂量。疗程5～7天。对青霉素过敏者可用红霉素,每日20～40mg/kg,分3次口服,严重时也可静脉给药,疗程同青霉素。

3.对症治疗　全身中毒症状明显者,除予以大剂量青霉素外,可给予肾上腺糖皮质激素。对发生休克者,予以抗休克治疗。

九、预防

1.患儿隔离至临床症状消失以后1周,咽拭子培养连续3次阴性。对接触者进行医学观察 7 天。儿童机构内(如学校、幼托机构)有本病流行时,对患有急性咽喉炎或扁桃体炎的患儿,应按猩红热隔离治疗。

2.患儿居室要经常开窗通风换气,每天不少于 3 次,每次 15～20 分钟。日常用具可以暴晒,至少 30 分钟,食具煮沸消毒,患儿痊愈后,要进行一次彻底消毒。

3.患儿家长在病程第 2～第 3 周时注意患儿尿液颜色的变化,并定期到医院化验检查,及时发现并发症。

第六节　小儿结核病

一、概述

结核病是由结核杆菌引起的慢性传染性疾病,全身各个器官均可累及。小儿结核病以原发性肺结核最常见,严重病例可引起血行播散发生粟粒性结核病和结核性脑膜炎,后者是小儿结核病引起死亡的主要原因。

(一)病原学

病原体属于结核分枝杆菌,革兰染色阳性,抗酸染色呈红色,为需氧菌。分裂繁殖缓慢。结核杆菌可分为四型:人型、牛型、鸟型和鼠型。人型是人类结核病的主要病原体,其次为牛型,牛型结核杆菌感染主要是因牛乳管理及消毒不严,饮用病牛的乳品而得,目前已少见。结核杆菌抵抗力较强,在室内阴暗潮湿处能存活半年。结核杆菌在阳光直接照射下 2 小时,紫外线照射 15～20 分钟死亡。结核杆菌对酸、碱和酒精等有较强的抵抗力,湿热对其杀菌力较强。抗结核药物需长期使用,当不规则使用或药物单用及剂量不足时,易形成耐药菌株。

(二)流行病学

1.传染源　开放性肺结核患者是主要传染源,尤其是家庭内传染。

2.传播途径　呼吸道是主要的传染途径,健康小儿吸入带菌的空气飞沫或尘埃后可引起感染,产生肺部原发病灶。少数经消化道传播,多因饮用未消毒的被污染的牛奶或其他食物而得病,产生肠道原发病灶。经皮肤或胎盘传染者少见。

3.易感人群　生活贫困、居住拥挤、营养不良及社会经济落后等是结核病高发的诱因。小儿感染结核杆菌后是否发病主要取决于两方面:结核菌的毒力与数量及机体抵抗力的强弱。遗传因素与本病的发生有一定关系。

(三)发病机制

小儿初次接触结核杆菌后是否发展为结核病,主要与机体的免疫力、细菌的毒力以及数量有关。当机体感染结核杆菌 4～8 周后,产生细胞免疫,同时出现组织超敏反应。

1.结核病的免疫　入侵的结核杆菌被肺吞噬细胞吞噬后虽未被杀死,但使 T 淋巴细胞活化、致敏,当致敏的淋巴细胞再次接触抗原(结核杆菌或结核菌素)后,致敏的淋巴细胞就释放一系列细胞因子,激活并汇集巨噬细胞于病灶处,吞噬和杀灭结核杆菌,形成结核结节,使病变局限。

2.结核病的变态反应　机体在初次感染的过程中产生了一定的免疫力,但同时也产生了变态反应。表现为结核菌素反应(OT 或 PPD)阳性。变态反应过弱时说明机体反应性差及细胞免疫功能低下,机体变态反应强烈时,可发生干酪样坏死。

3.变态反应与免疫的关系　这两种现象随着结核杆菌进入机体同时产生。即人体在同结核杆菌作斗争的过程中,产生了对结核杆菌的变态反应和免疫。

(四)诊断

1.病史　①结核接触史:家庭中开放性结核病接触史对诊断有重要意义,年龄愈小,意义愈大。②结核中毒症状:有无长期低热、咳嗽、盗汗、乏力、食欲缺乏及消瘦等。③卡介苗接种史:按计划接种卡介苗可以提高机体对结核病的抵抗力,应仔细检查患儿有无卡介苗接种后的瘢痕。④发病前有无急性传染病史,特别是麻疹、百日咳等可使机体免疫功能暂时降低,常为结核病的诱因。⑤既往有无结核过敏表现:如结节性红斑、疱疹性结膜炎等。

2.结核菌素试验　测定受试者是否感染过结核杆菌。

(1)试验方法:于左前臂掌侧面中、下 1/3 交界处,皮内注射 0.1ml 含 5 个结核菌素单位的纯蛋白衍化物(PPD),皮丘直径 6～10mm,48～72 小时观察结果。

(2)结果判定:测定局部硬结的直径(取横、纵两径的平均值)来判断其反应的强度。

(3)临床意义

1)阳性反应见于:①接种卡介苗后的反应。②年长儿无明显结核中毒症状,呈阳性反应,表示曾经感染过结核杆菌。③未接种卡介苗的婴幼儿,PPD 阳性,多表示体内有新的结核病灶。年龄愈小,活动性结核可能性愈大。④强阳性和极强阳性反应者,为活动性结核病。⑤由阴性反应转为阳性反应,或反应强度由原来小于 10mm 增至大于 10mm,且增幅超过 6mm 时,表示新近有感染。

2)阴性反应:①未感染过结核。②在结核感染 4～8 周之内。③假阴性反应:由于机体免疫功能低下或受抑制所致,如危重结核病、免疫功能低下、急性传染病、免疫缺陷病、使用免疫抑制剂等。④技术误差或结核菌素失效。

3.实验室检查

(1)结核杆菌检查:从痰液、胃液、脑脊液、浆膜腔液等找到结核杆菌是重要的确诊手段。

(2)免疫学及分子生物学检查:①酶联免疫吸附试验(ELISA):用于检测结核患者血清、浆膜腔液、脑脊液等的抗结核杆菌抗体,可作为结核病辅助诊断指标之一。②分子生物学检查:核酸杂交、聚合酶链反应(PCR)能快速检测标本中结核杆菌核酸物质。

(3)血沉:大多数病例会增快,结合临床表现及 X 线检查可协助判断结核病的活动性。

(4)X 线检查:胸部 X 线检查是筛查小儿结核病不可缺少的重要手段之一,除正前位胸片外应同时拍侧位片。可检出结核病灶的范围、性质、类型、活动或进展情况。反复检查有助于结核与非结核疾病的鉴别,也可观察治疗效果。

(5)CT 检查:有助于发现隐蔽区病灶,必要时可做高分辨率肺部 CT 扫描。

(6)纤维支气管镜检查:有助于支气管内膜结核及支气管淋巴结结核的诊断。

(7)周围淋巴结穿刺液涂片检查:可发现特异性结核改变,如结核结节或干酪性坏死。

(五)治疗

1.一般治疗　加强营养,选用高蛋白、高维生素的饮食。有明显结核中毒症状及体弱者应卧床休息。居住环境应阳光充足,空气流通。避免传染麻疹、百日咳等降低免疫力的疾病。一般的原发型结核病可在门诊治疗,但要填报疫情报告,治疗过程中应定期复查随诊。

2.抗结核药物治疗

(1)目的:杀灭病灶中的结核菌,防止血行播散。

(2)原则:早期治疗、适宜剂量、规律用药、联合用药、坚持全程、分段治疗。

(3)目前常用抗结核药分两类:①杀菌药:全效杀菌药包括异烟肼(INH)和利福平(RFP),半效杀菌药包括吡嗪酰胺(PZA)和链霉素(SM)。②抑菌药:乙胺丁醇(EMB)、乙硫异烟胺(ETH)。

3.化疗方案

(1)标准疗法:疗程 9～12 个月,一般用于无明显自觉症状的原发型肺结核。每日服用 INH、RFP 和(或)EMB。

(2)两阶段疗法:一般用于活动性原发型肺结核、急性粟粒型肺结核及结核性脑膜炎。强化治疗阶段:联用 3～4 种杀菌药物,目的在于迅速杀灭敏感菌及生长繁殖活跃的细菌与代谢低下的细菌,以减少耐药菌株的产生,为化疗的关键阶段。在长程疗法时,此阶段一般需 3～4 个月;短程疗法时一般为 2 个月。巩固治疗阶段:联用 2 种抗结核药物,目的在于杀灭持续存在的细菌以巩固疗效,防止复发。在长程疗法时,此阶段可长达 12～18 个月;短程疗法时,一般 4 个月。

(3)短程疗法:目前多用,在直接监督下服药与短程化疗是 WHO 治愈结核患者的重要策略。作用机制是快速杀灭机体内处于不同繁殖速度的细胞内、外结核菌,使痰菌早期转阴并持久阴性,且病变吸收消散快,远期复发少。可选用下列几种 6～9 个月抗结核治疗方案:①2HR2/4HR(数字为月数);②2SHR2/4HR;③2EHR2/4HR。若无 PZA 则将疗程延长至 9 个月。

(六)预防

1.控制传染源　结核菌涂片阳性患者是小儿结核病的主要传染源,早期发现,合理治疗结核菌涂片阳性的患者,是预防小儿结核病的根本措施。

2.普及卡介苗接种　卡介苗接种是保护易感人群,预防小儿结核病的有效措施。目前我国计划免疫要求在全国城乡普及新生儿卡介苗接种。

下列情况禁止接种卡介苗：①先天性胸腺发育不全症或严重联合免疫缺陷病患者。②急性传染病恢复期。③注射局部有湿疹或患全身性皮肤病。④结核菌素试验阳性。

3.预防性抗结核治疗　适应证：①密切接触家庭内开放性肺结核者。②<3岁婴幼儿未接种卡介苗而结核菌素试验阳性者。③结核菌素试验阳性伴结核中毒症状者。④结核菌素试验新近由阴性转为阳性者。⑤结核菌素试验阳性,新患麻疹或百日咳小儿。⑥结核菌素试验阳性小儿需较长期使用糖皮质激素或其他免疫抑制剂者。可用异烟肼(INH)每日 10mg/kg(≤300mg/d)疗程 6～9 个月;或 INH 每日 10mg/kg,联合 RFP10mg/kg,疗程 3 个月。

二、原发型肺结核

(一)概述

原发性肺结核为结核菌初次侵入肺部后发生的原发感染,是小儿肺结核的主要类型。包括原发综合征和支气管淋巴结核。前者由肺原发病灶、局部淋巴结炎和两者相连的淋巴管炎组成;后者以胸腔内肿大淋巴结为主。原发病灶及淋巴管炎多可自然吸收痊愈,但淋巴结内的干酪样病变,长期不易吸收,形成支气管淋巴结结核。临床上以后者多见。

(二)临床表现

1.症状　轻重不一。轻者可无症状,仅在胸部 X 检查时发现。年龄较大儿童一般起病缓慢,可有低热、消瘦、疲乏、盗汗、食欲缺乏等结核中毒症状。婴幼儿及症状较重患儿可急性起病,高热可达 39～40℃,但一般情况尚可,与发热不相称,持续 2～3 周转为低热,并伴有结核中毒症状。胸内淋巴结肿大明显时,可产生压迫症状;压迫气管分叉处可出现类似百日咳样痉挛性咳嗽,压迫支气管使其部分阻塞时可引起喘鸣,压迫喉返神经可出现声嘶等。

2.体征　可见周围淋巴结不同程度肿大,肺部体征可不明显,与肺内病变不一致。如原发病灶较大,可出现叩诊呈浊音,听诊呼吸音减低或有少量干湿啰音。部分患儿可出现疱疹性结膜炎、结节性红斑及多发性关节炎等结核变态反应表现。

(三)实验室检查

1.X 线检查　注意应同时作正、侧位胸片检查:①原发综合征:X 线胸片上呈现典型哑铃状"双极影"。②支气管淋巴结结核:为小儿原发型肺结核 X 线胸片最为常见类型,表现为肺门部团块状阴影,边缘模糊或清晰,也可表现为肺门周围呈小结节状及小点片状模糊阴影。

2.CT 扫描　可显示纵隔和肺门淋巴结肿大,尤其对疑诊肺结核但胸片正常病例有助于诊断。

3.结核菌素试验　呈强阳性或由阴性转为阳性者应做进一步检查。

4.结核杆菌检查　从痰、胃液中找到结核杆菌是重要的确诊依据。

(四)诊断和鉴别诊断

仔细询问家庭中有无结核病患者或密切接触者中有无结核患者,有无卡介苗接种史,及近期有无麻疹或百日咳等传染病史。检查双上臂有无卡介苗接种后瘢痕,若发现疱疹性结膜炎、皮肤结节性红斑等,活动性结核病可能性较大。结合临床表现、实验室检查、结核菌素试验结果及肺部影像学资料综合分析。

本病应与上呼吸道感染、支气管炎、百日咳、肺炎、支气管异物、支气管扩张、风湿热、伤寒等疾病相鉴别。

(五)治疗

1.无明显症状的原发型肺结核　选用标准疗法,每日服用 INH、RFP 和(或)EMB,疗程9～12个月。

2.活动性原发型肺结核　选用直接督导下短程化疗(DOTS)。强化治疗阶段宜用3～4种杀菌药:INH、RFP、PZA 或 SM,2～3个月后以 INH、RFP 或 EMB 巩固维持治疗,常用方案为2HR2/4HR。

三、结核性脑膜炎

(一)概述

结核性脑膜炎简称结脑,是结核菌侵犯脑膜所引起的炎症,是小儿结核病中最严重的类型,且死亡率高,存活者亦可遗留后遗症。常在结核原发感染后1年内发生,尤其在初染结核3～6个月内最容易发生。婴幼儿多见,四季均可发病,但以冬、春季为多。早期诊断和合理治疗是改善本病预后的关键。

(二)发病机制

结脑为血行播散的全身性粟粒性结核病的一部分。婴幼儿因其中枢神经系统发育不成熟、血-脑屏障功能不完善、免疫功能低下等原因,本病的发病率较高。结脑也可由脑实质或脑膜的结核病灶溃破,结核菌侵入蛛网膜下腔和脑脊液中所致。

(三)临床表现

典型结脑多缓慢起病,婴幼儿可以骤起高热、以惊厥发病。典型临床表现分三期:

1.早期(前驱期)　1～2周,主要表现为性格改变,患儿出现精神呆滞、少言、懒动、易倦、烦躁、易怒等,同时可有低热、厌食、盗汗、消瘦、呕吐、便秘等,年长儿可诉头痛,多轻微或非持续性;婴儿则表现为嗜睡、皱眉或发育迟滞等。

2.中期(脑膜刺激期)　1～2周,患儿体温逐渐增高,因颅内压增高可导致剧烈头痛、喷射性呕吐、感觉过敏、两眼凝视,意识逐渐模糊,随后进入昏睡状态,并可有惊厥发作。脑膜刺激征阳性是结脑最主要的体征。小婴儿则表现为前囟隆起、颅缝裂开。部分患儿出现脑炎体征,最常见者为面神经瘫痪,其次为动眼神经和展神经瘫痪。

3.晚期(昏迷期)　1～3周,上述症状逐渐加重,由意识模糊、半昏迷进入完全昏迷。阵挛性或强直性惊厥频繁发作。患儿极度消瘦,呈舟状腹。明显颅内高压及脑积水时,呼吸节律不规则。最终因颅内压急剧增高导致脑疝,致使呼吸及心血管运动中枢麻痹而死亡。

(四)并发症与后遗症

最常见的并发症为脑积水、脑实质损害、脑出血及颅神经障碍。其中前三种是导致结脑死亡的常见原因。严重后遗症为脑积水、肢体瘫痪、智力低下、失明、失语、癫痫等。

(五)诊断及鉴别诊断

1.病史 询问患儿有无开放性结核病患者的密切接触史,特别是家庭内开放性肺结核患者接触史;是否接种过卡介苗;曾经有无结核病史,尤其是 1 年内发现结核病又未正规治疗者;近期是否患过麻疹、百日咳等其他急性传染病。

2.临床表现 凡有上述病史的患儿,出现性格改变、头痛、不明原因的呕吐、嗜睡或烦躁不安交替出现及顽固性便秘时,即应考虑本病的可能。

3.实验室检查

(1)结核菌素试验部分患儿可呈假阴性。

(2)脑脊液检查压力增高,外观无色透明或呈毛玻璃样,静置 12～24 小时后,脑脊液中可有蜘蛛网状薄膜形成,取之涂片检查,可查到结核菌。白细胞总数多为 $(50～500)×10^6/L$,分类以淋巴细胞为主;蛋白定量增加,一般多为 $1.0～3.0g/L$;糖和氯化物均降低是结核性脑膜炎的典型改变。最可靠的诊断依据是脑脊液中查见结核杆菌。对脑脊液改变不典型者,需重复化验,动态观察变化。

(3)X 线检查、CT 扫描或磁共振(MRI):90% 为活动性肺结核。胸片证实有血行播散性结核病对确诊结脑有重要意义。脑 CT 在早期可正常,随着病情进展可出现基底核阴影增强、脑池密度增高、模糊、钙化、脑室扩大、脑水肿或早期局灶性梗死症。

(4)眼底检查:可见脉络膜上有粟粒状结节病变。

应与化脓性脑膜炎、病毒性脑膜炎、隐球菌脑膜炎、脑肿瘤等疾病相鉴别。

(六)治疗

一是抗结核治疗,二是降低颅内压。

1.一般治疗 患儿应卧床休息,保持室内安静。提供高能量、高蛋白质及富含维生素、易消化的食物,进食宜少量多餐。对不能吞咽者,可用鼻饲或静脉补充营养,以保证营养和维持水、电解质平衡。经常变换体位,防止产生压疮和坠积性肺炎。做好眼睛、口腔、皮肤的护理。

2.抗结核治疗 联合应用易透过血-脑屏障的抗结核杀菌药,分阶段治疗。

(1)强化治疗阶段:联合使用 INH、RFP、PZA 及 SM,疗程 3～4 个月。INH 每日 15～25mg/kg,RFP 每日 10～15mg/kg(<450mg/d),PZA 每日 20～30mg/kg(<750mg/d),SM 每日 15～20mg/kg(<750mg/d)。开始治疗的 1～2 周,将 INH 全日量的一半加入 10% 葡萄糖中静脉滴注,余量口服,待病情好转后改为全日量口服。

(2)巩固治疗阶段:继续应用 INH、RFP 或 EMB。RFP 或 EMB9～12 个月。抗结核药物总疗程不少于 12 个月,或待脑脊液恢复正常后继续治疗 6 个月。早期患者采用 9 个月短程治疗方案(3HRZS/6HR)有效。

3.降低颅内压

(1)脱水剂:常用20%甘露醇,一般剂量为每次0.5~1.0g/kg,应于30分钟内快速静脉注入,4~6小时一次。脑疝时可加大剂量至每次2g/kg,2~3天后逐渐减量,7~10天后停用。

(2)利尿剂:乙酰唑胺,一般于停用甘露醇前1~2天使用,每日20-40mg/kg(<0.75g/d)口服,根据颅内压的情况,可服1~3个月或更长,每日服用或间歇服(服4日,停3日)。

(3)侧脑室穿刺引流:对急性脑积水或慢性脑积水急性发作者,用药物降颅压无效或疑有脑疝者,应行侧脑室引流术。引流量根据脑积水严重程度而定,一般每日50~200ml,持续引流时间为1~3周。

4.肾上腺糖皮质激素 早期使用可抑制炎症渗出从而降低颅内压,并可减少粘连,防止或减轻脑积水的发生,一般使用泼尼松,每日1~2mg/kg(<45mg/d),1个月后逐渐减量,疗程8~12周。

5.防治惊厥,保持呼吸道通畅 惊厥发作时应置牙垫,防止舌咬伤。松解衣领,及时清除口鼻分泌物及呕吐物,防误吸窒息或发生吸入性肺炎。必要时吸氧,或进行人工辅助呼吸。

6.随访观察 复发病例均发生在停药后4年内,故停药后至少随访3~5年。凡临床症状消失,脑脊液正常,疗程结束后2年无复发者,方可认为治愈。

(七)预后

与治疗早晚、年龄、病期和病型、结核杆菌的耐药性、治疗方法等有关。

第七节 禽流感

人感染高致病性禽流感(人禽流行性感冒,禽流感),是由禽甲型流感病毒某些亚型中的一些毒株引起的急性呼吸道传染病。已证实感染人的禽流感病毒亚型为H5N1、H9N2、H7N7、H7N2、H7N3等,感染H9N2、H7N7、H7N2、H7N3者大多预后良好,而感染H5N1者预后较差。临床主要症状有发热、鼻塞、流涕、咽痛、咳嗽等,可以出现高热、呼吸急促,病情轻重不一。

一、临床表现

1.症状 感染H9N2亚型的患儿通常仅有轻微的上呼吸道感染症状,部分患儿甚至无任何症状,感染H7N7亚型的患者主要表现为结膜炎;重症患者一般均为H5N1亚型病毒感染。患者呈急性起病,早期表现类似普通型流感。主要为发热,体温大多持续在39℃以上,热程1~7d,一般为3~4d,可伴有流涕、鼻塞、咳嗽、咽痛、头痛、肌肉酸痛和全身不适。部分患者可有恶心、腹痛、腹泻、稀水样便等消化道症状。重症患者病情发展迅速,有明显的肺炎临床表现,可出现急性肺损伤、急性呼吸窘迫综合征(ARDS)、肺出血、胸腔积液、全血细胞减少、多脏器衰竭、休克及雷耶综合征等多种并发症。可继发细菌感染,发生败血症。

2.体征 肺部听诊可无异常或闻及散在干湿啰音及肺实变征。

二、诊断

1.医学观察病例 有流行病学接触史,1周内出现流感样临床表现者。对于被诊断为医学观察病例者,医疗机构应当及时报告当地疾病预防控制机构,并对其进行 7d 医学观察。

2.疑似病例 有流行病学接触史和临床表现,呼吸道分泌物或相关组织标本甲型流感病毒 M1 或 NP 抗原检测阳性,或编码它们的核酸检测阳性者。

3.临床诊断病例 被诊断为疑似病例,但无法进一步取得临床检验标本或实验室检查证据,而与其有共同接触史的人被诊断为确诊病例,并能够排除其他诊断者。

4.确诊病例 有流行病学接触史和临床表现,从患者呼吸道分泌物标本或相关组织标本中分离出特定病毒,禽流感病毒亚型特异抗原或核酸检查阳性,或发病初期和恢复期双份血清禽流感病毒亚型毒株抗体滴度 4 倍或以上升高者。

三、治疗

1.对症治疗 可应用解热药、缓解鼻黏膜充血药、止咳祛痰药等。儿童忌用阿司匹林或含阿司匹林以及其他水杨酸制剂的药物,避免引起儿童雷耶综合征。

2.抗病毒治疗 应在发病 48h 内试用抗流感病毒药物。奥司他韦对禽流感病毒 H5N1 和 H9N2 有抑制作用,一般剂量 1～12 岁儿童根据体重计算每次给药剂量,2/d。15kg 的儿童每次给药 30mg,15～23kg 的儿童每次给药 45mg,23～40kg 的儿童每次给药 60mg,40kg 以上及 13 岁以上儿童每天 150mg,分 2 次服用。金刚烷胺和金刚乙胺儿童 5mg/(kg·d),分 2 次口服,疗程 5d。肾功能受损者酌减剂量。新生儿和 1 岁以内的婴儿禁用。

3.加强支持治疗和预防并发症 注意休息、多饮水、增加营养,给易于消化的饮食。密切观察,监测并预防并发症。抗菌药物应在明确继发细菌感染时或有充分证据提示继发细菌感染时使用。

4.出院标准

(1)13 岁(含 13 岁)以上人员,原则上同时具备下列条件,并持续 7d 以上:①体温正常;②临床症状消失;③胸部 X 线影像检查显示病灶明显吸收。

(2)12 岁(含 12 岁)以下儿童,应同时具备(1)条件,并持续 7d 以上。如自发病至出院不足 21d 的,应住院满 21d 后方可出院。

第七章 小儿骨科疾病

第一节 锁骨骨折

锁骨骨折是小儿最常见的外伤之一,占上肢骨折的第三位,50%以上发生在 10 岁以下的儿童。它的发病率虽高,但预后较好。

锁骨为 S 形的长管状骨,连接着肩胛骨与躯干。锁骨内部呈致密的蜂窝状结构,无明显的髓腔结构。外观上其外侧半向后弯曲,呈凹形。内侧半向前突出成弓形。锁骨的外 1/3 的截面呈扁平状,内 1/3 的截面呈棱柱状,中 1/3 是内外两端的移行部位,而且中 1/3 段的锁骨直径最小,是锁骨在解剖学和生物力学中的薄弱点,所以骨折好发生在骨干的中 1/3 段和中外 1/3 交界处。

一、病因和病理

根据受伤类型可分为两种。

1.间接暴力 最常见,如婴幼儿跌倒或者从床上和椅子上摔落地面时,手或肘部着地使暴力向上传导到锁骨而发生骨折。

2.直接暴力 锁骨受到直接暴力的打击而发生骨折。若暴力过大,可造成粉碎性骨折。

产伤是新生儿锁骨骨折的一大原因,锁骨骨折占产伤的第一位。有人统计其发生率为 2.8%~7.2%。产伤所致的锁骨骨折与许多因素有关,包括胎儿的体重、产式、产妇分娩的体位、接生者的经验等。剖腹产一般很少引起锁骨骨折。

锁骨骨折的基本类型一般可分为锁骨中段的骨干部骨折、锁骨外侧部骨折、锁骨内侧部骨折。

婴幼儿常为青枝骨折,年长儿童则多为完全性骨折,可以没有明显移位,但大多有向前成角和短缩重叠畸形。小儿开放性锁骨骨折极为少见。

二、临床表现和诊断

儿童锁骨骨折的诊断并不困难。一般有明显的外伤史,典型症状有患肩低垂,患儿常用健侧手托扶患侧肘部,以缓和患肢自身重量及胸肌和斜方肌对骨折断端的牵拉作用所致的疼痛。骨折局部有肿胀、隆起、骨擦音和触痛。应同时注意检查并记录有无呼吸急促、皮下气肿、血肿,患侧上肢有无肿胀以及感觉和运动功能有无障碍,以判断有无骨折端刺伤胸膜和锁骨下血管、神经。

婴幼儿如为青枝骨折,局部畸形、肿胀不明显,但活动患侧上肢或按压锁骨时,患儿有啼哭和叫痛。当外伤史不清或临床表现不明显时容易漏诊,应予高度注意。

新生儿产伤的锁骨骨折由于症状轻微或无症状而不易发现,常在出生后半月左右在锁骨部位发现有隆起的肿块、拍 X 线片后才被诊断。新生儿的锁骨骨折多表现为假性瘫痪,患侧上肢活动减少,拥抱反射(Moro 反射)不对称,应注意与臂丛神经损伤或肱骨急性骨髓炎相鉴别。

影像学检查:绝大多数锁骨骨折均可在常规的前后位 X 线片上发现,X 线片可以确定骨折的部位及移位的方向和程度。但锁骨内侧部骨折在常规的 X 线片上难以发现,此时 CT 检查有助于进一步观察胸锁关节。

三、鉴别诊断

新生儿锁骨骨折应与产伤麻痹(臂丛神经损伤)和肱骨急性骨髓炎相鉴别。臂丛神经损伤有产伤史,患肢完全麻痹,软弱无力,上肢活动消失。肱骨急性骨髓炎时有发热和炎症反应(如血象增高,血沉、C 反应蛋白升高等),起病时间较长时可在肱骨 X 线片上发现骨膜反应或骨质破坏。胸部 X 线片可以证实或排除有无锁骨骨折。

新生儿的锁骨骨折有时还需与先天性锁骨假关节相鉴别。先天性锁骨假关节为胚胎发育中锁骨内、外两个骨化中心未能正常融为一体所致。在新生儿表现为锁骨中外 1/3 交界处有假关节活动和局部包块,多发生在右侧锁骨。随着年龄的增长,局部畸形加重。X 线表现为锁骨中外 1/3 处假关节形成,两断端接近并表现为鳞茎状的团块。一般不产生临床症状和功能障碍,长期随访发现先天性锁骨假关节对锁骨长度的发育、肩锁关节、胸锁关节均无影响,无须特殊治疗。

四、治疗

对新生儿及婴儿锁骨骨折的治疗,大多数临床医师认为旦确诊,不论有无移位,给予适当固定是必要的。对无明显移位者,固定可防止因活动而导致的骨折移位;对骨折明显移位者,固定制动可防止移位加重,减少软组织损伤。固定可用"8"字绷带,或者将患肢屈肘 90°,用绷带将患侧的上臂和前臂固定于躯干,固定时间为 2 周。另外仰卧睡眠时可在患侧肩下垫软垫以防止患肩过度下垂。

轻度移位的儿童和青少年锁骨中段骨折以及青枝骨折,一般不需手法复位,为了舒适和减轻疼痛可将双肩用"8"字绷带固定 3~4 周。行"8"字绷带固定时,要注意"8"字绷带的走行方向,"8"字的交叉点在后背两个肩胛骨之间,不要搞反。固定时注意要松紧适度,双腋下可放一些棉垫,以避免过紧压迫腋下血管。固定期间要交代家长观察双上肢有无肿胀、麻木、发绀等异常情况,以便及时处理。也可采用"双圈法"固定,即用毛巾或绷带。

棉花、纱布制成两个单独的软圈,套于两腋窝,将两圈在患儿的背后拉紧并用绷带固定,原理同"8"字绷带固定法。目前也有现成的"8"字固定支具可供使用。

当骨折严重移位,有刺破皮肤的危险时,也有人试行在固定前作闭合复位。一般需用局部麻醉,患儿取坐位,术者在患儿身后用膝部顶住两肩胛骨之间,再用双手向后牵拉两肩,助手可用手在前方沿皮下触摸辅助复位。复位后再用"8"字绷带外加石膏固定。

小儿锁骨骨折除非合并有血管和神经的损伤,需做手术进行探查和修复以及较少见的开放性骨折外,一般无手术适应证。个别情况下,如小儿将来要从事特殊行业,对外观有特殊要求或不能接受局部畸形愈合外形的,在向监护人充分说明手术的风险和各种并发症如骨折不愈合、感染、手术瘢痕增生后,也可手术复位内固定。因为虽然有移位的锁骨骨折常不易整复和保持良好的位置,但外形是可以接受的,且功能均很好。畸形愈合和局部骨痂形成的包块多可在 1 年内通过再塑形而消失。

锁骨骨折行开放复位手术时,在锁骨上方骨折部位做一个 2.5cm 长的小切口,在显露移位的骨折块时,应该特别小心,以免损伤锁骨下的神经血管(锁骨下动静脉)和胸膜顶。解剖到锁骨后,尽量不剥离或少剥离骨膜,将选好的克氏针从锁骨的远侧端的断端顺行穿出至肩峰旁皮肤,然后将骨折处复位,再逆行钻入克氏针跨过骨折线到近侧端一段距离,多余针尾剪断去除,并将外端弄弯埋于皮下或置于皮外,以防肩部的活动导致克氏针向内侧移动而进入身体的重要结构。克氏针的粗细要合适,过细抗弯曲能力不足,过粗则有导致锁骨皮质劈裂的可能。术后上臂用吊带悬吊固定 1~2 周,骨折愈合后拔除克氏针。

传统的克氏针逆行髓腔内固定的缺点是可能出现松动、滑脱和针尾外露致局部感染、肩关节功能受限。故有人采用一端有螺纹的髓内针及空芯加压螺纹钉固定,固定强度可靠,术后功能恢复佳,并发症也较少,缺点是需要特殊器械,操作相对复杂。

其他有报道的内固定方法有钢板螺钉内固定和镍钛形状记忆合金锁骨环抱器等。钢板螺钉内固定对位佳,又牢固稳定,但切口长且骨膜剥离广泛,影响局部血供,易发生骨折延迟愈合及骨不连,甚至当拆除钢板后可发生再骨折。用镍钛形状记忆合金锁骨环抱器治疗粉碎性锁骨骨折只适用于中段骨折,且骨膜剥离也很严重,影响骨折愈合。

另外的一种治疗选择是经皮巾钳提拉复位逆行穿针内固定,需在 X 线透视下操作。但年龄较大者因锁骨粗大,而巾钳钳弓较细,复位时可致巾钳扭曲变形;肥胖儿童因皮下脂肪较多,经皮进巾钳时夹持不到锁骨,均不适合本疗法。不要忽略发生率较低的锁骨外侧部骨折和内侧部骨折。小儿锁骨外侧部骨折常为经骺板骨折而不像成人那样有真正的肩峰锁骨分离。小儿完整的骨膜管可保证骨折的愈合及塑形,轻度的移位和损伤可采取保守治疗,有严重的畸形时才需要手术复位及固定。

同样,锁骨内侧部骨折都貌似胸锁关节脱位,但大多是经骺板的损伤,CT 检查比较容易诊断。如果锁骨干端向前移位,其危险性小,塑形预后好;如果向后移位,则纵隔内的结构有受压和损伤的危险,患儿会有锁骨内侧或胸骨疼痛并伴有吞咽及呼吸困难,应先试行闭合复位,复位失败或复位后不稳定需行切开复位手术。

第二节　肱骨近端骨骺分离

肱骨近端骨骺由三个骨化中心发育而成,分别发育成肱骨头、大结节和小结节,在生后4～6个月、3岁和5岁左右依次出现,于7～8岁三个骨骺融合成为肱骨近端一个骨骺,至19～22岁肱骨近端骨骺始与肱骨干融合。因此,肱骨近端骨骺分离多发于11～15岁的青少年,最多见的是Salter-HarrisⅡ型骨骺损伤。少数年幼儿童也可发生,由于此时的肱骨近段骨骺几乎都是软骨,所以多为Salter-HarrisⅠ型骨骺损伤。Salter-HarrisⅢ型和Ⅳ型骨骺损伤则很罕见。对于年幼儿童的严重骨折或骨骺损伤,应怀疑为虐婴综合征。一般男孩多于女孩,为(3～4)∶1。

一、发病机制

肱骨近端骨骺分离多为间接暴力所致,在前臂处于内收、伸直和外旋位时,外力沿肱骨干向上传导而造成骨折。常见的外伤方式是向后摔倒时,患者伸肘用手试图防止摔倒,由肱骨内收和前移产生的后外剪切应力而造成。另外,直接暴力或者摔倒时肩部外侧着地也可造成肱骨近端骨骺分离。干骺端常向前方移位,沿骨骺后面的骨膜附着一般比前面更为坚强,大多数情况下由于有较厚的骨膜套,骨折端会保持在一种稳定的位置上,后方骨膜袖的完整使之有很强的塑形潜能。但一旦骨膜被撕裂并向远端剥脱后,骨折端就变得很不稳定。

二、临床表现和诊断

肱骨近端骨骺分离是5～15岁的儿童肩部损伤中最多的一种损伤。有患肢功能障碍、局部肿胀和压痛等表现。

对于完全移位的骨折,有上臂变短,呈伸直外展位,在接近喙突的腋前方形成异常突起。用手握住患侧屈曲的肘关节而另一手抓紧肱骨头时,可感觉到骨折断端的反常活动和骨擦音。无明显移位者可无上述症状。通过正侧位的X线拍片可以做出诊断。

三、治疗

婴幼儿的骨骺损伤为Salter-HarrisⅠ型,如上臂出现缩短和外展畸形,应通过手法牵引来恢复上臂的长度和力线,牵引时使上臂外展90°、屈肘90°、外旋15°～25°。一般不需麻醉,也不必追求精确的复位。然后对肩和上臂用Velpeau绷带固定3～4周。

6岁以上的儿童和青少年多为Salter-HarrisⅡ型,如果没有移位,用Velpeau绷带固定4周即可。有轻度移位但成角畸形不超过20°者,可在无麻醉下试行轻柔手法复位,然后用Velpeau绷带固定4周,同样不必追求精确的复位。如果成角畸形超过20°,则应该手法复位使之达到可以接受的位置。

因为肩关节是人体骨骼中活动范围最大而且不负重的关节,年龄越小生长潜力越大,一般 20°以下的成角畸形以后可以通过自体塑形而获得纠正。肱骨上端伸出的骨性突出,可能会使上肢的内收和内旋受限,但在数年后这些骨突大多被吸收和塑形,肩关节的活动功能可以恢复正常。超过 11 岁的伴有严重移位的畸形不能完全纠正,常残留一定的缩短和成角。

年龄超过 11 岁或成角超过 20°的移位骨折,一般手法复位不满意者,也可在麻醉后,在 C 形臂 X 线透视下复位,如复位后骨折稳定,可用 Velpeau 绷带固定 4~5 周,直至骨愈合到可承受肩关节徐缓活动的程度。如骨折不稳定,可在复位后从外侧的肱骨干经皮斜向插入 2 根克氏针穿过骺板固定,以维持复位后的位置。针尾埋于皮下,术后 3~4 周拔出。上臂于中立位固定。

手术切开复位的适应证:①患儿年龄较大,超过 11 岁,闭合复位未达到要求者;②肱二头肌长头嵌夹于骨折端;③少见的 Salter-Harris Ⅲ 型和 Ⅳ 型骨骺损伤;④骨折合并脱位;⑤开放性骨折。手术常采用肩部前内侧切口,暴露骨折端后容易得到满意的复位,可用螺钉或克氏针固定。术后用超肩石膏托或三角巾悬吊患肢。

第三节　肱骨干骨折

肱骨干骨折指的是由肱骨的胸大肌止点上缘至远端肱骨髁上间所发生的骨折。小儿的肱骨干骨折并不是很常见。

一、发病机制和移位

肱骨干骨折多为直接暴力所致,如摔倒时一侧上臂着地,骨折多为横断或粉碎型骨折。间接暴力所造成的多为斜行或螺旋形骨折。如果轻微外力造成肱骨干骨折,要注意是否为病理性骨折,仔细检查肱骨干骨折部位有无骨囊肿、骨纤维结构不良等基础病变。

肱骨干骨折后,由于骨折部位肌肉附着点不同、暴力作用方向及上肢体位的关系,可有不同的移位情况。

当骨折在肱骨的中上 1/3,在三角肌止点以上者,骨折的近端受到胸大肌、背阔肌和大圆肌的牵拉而向内收、内旋骨折远端在三角肌的牵拉下向外、向上移位。

当骨折在肱骨的中下 1/3,即在三角肌止点以下者,骨折近端受三角肌、喙肱肌牵拉的作用而向外、向前移位,骨折远端受到肱二头肌和肱三头肌的牵拉作用而发生向上的重叠移位。

如果骨折位于肱骨干的下 1/3,由于患儿常将前臂悬吊于胸前,骨折远端常呈内旋位。

二、临床表现和诊断

一般均有明显的外伤史,局部疼痛、肿胀明显,压痛剧烈,上臂有成角畸形,触摸有反常活动和骨擦音,均可诊断骨折。摄 X 线片不仅可以确诊,还可明确骨折的部位、类型及移位的情况,以供手法复位时参考。

因为桡神经自腋部发出后,在三角肌粗隆部以下,紧贴着肱骨干,沿着从肱骨后侧自内后向外前方向斜向走行的桡神经沟走行,所以在肱骨中下 1/3 骨折时,由于骨折移位牵拉或者两骨折端的嵌夹均可造成桡神经的损伤。桡神经有损伤时,出现典型的垂腕和伸拇及伸掌指关节功能的丧失、前臂旋后不能、第 1～第 2 掌骨间背侧"虎口"区皮肤感觉丧失等表现,首次就诊时就应该详细检查并在病历上予以记录。

三、治疗

对于有明显移位的肱骨干骨折,应该根据 X 线片所显示的骨折部位和移位方向,首先行手法复位。复位的标准是不必强求端对端的完全复位,允许有 1.0～1.5cm 的重叠,成角畸形最好不超过 15°～20°,要避免发生旋转。复位达到要求后,对婴幼儿可将上肢用绷带固定于胸壁 4 周即可;较大的儿童可采用悬吊石膏管形或肩人字石膏固定。采用悬吊石膏时,石膏应上至腋窝下至掌骨头,肘屈曲 90°,前臂中立位;悬吊带的长度要合适,太长可致向前成角,太短可形成向后成角。患肢如放于外展支架上更可以减少因重力作用而引起的骨折端间分离作用。

对于斜行或不稳定的骨折,有严重的重叠,手法复位后位置仍不满意者,可用皮肤牵引达到并维持在可允许的位置;对皮肤或软组织条件不好不能作皮肤牵引者,或者粉碎性骨折和开放性骨折也可行尺骨鹰嘴牵引。

肱骨干骨折一般很少需要手术切开复位的。切开复位内固定的适应证有:因骨折端嵌入软组织或闭合复位和牵引不能达到功能复位的要求者;肱骨有多段骨折者;开放性骨折伤后时间在 8h 以内,经过彻底清创保证不会发生感染者;病理性骨折。

内固定方法根据骨折类型和患者的具体情况而定,可选用包括髓内针、接骨钢板、交叉克氏针、螺钉、可吸收棒或可吸收螺钉等各种方法。在使用内固定和骨折愈合后行取出内固定物的手术时,要十分小心,避免损伤桡神经。

肱骨干骨折伴有桡神经损伤在小儿比成人相对要少。在闭合性骨折中,桡神经的完全断裂非常少见,多为骨折端的挤压或挫伤引起的不完全性损伤,骨折保守治疗后桡神经功能几乎都能恢复。常规神经探查有可能增加不必要的手术和并发症。

在桡神经的功能尚未恢复前的观察期,应将腕关节置于功能位,并使用可牵引手指伸直的活动支架,进行被动的功能锻炼,以防止畸形或关节僵硬。同时定期作肌电图检查。如果受伤后 3 个月神经功能无恢复者,则应行桡神经探查术。

但对于发生桡神经麻痹的肱骨干开放性骨折,应在伤口清创和冲洗的同时探查桡神经。

第四节　肱骨髁上骨折

肱骨髁上骨折是指肱骨髁上 2～3cm 处的骨折,据统计约占儿童全身骨折的 1/4。肱骨髁上骨折也是儿童肘部损伤中最常见的骨折,占肘部骨折的 60%～70%。好发于 5～12 岁年龄组,男童多,约为女童的 2 倍。该骨折常并发肘部的血管和神经损伤,后遗症较多。

一、发病机制和分型

一般将肱骨骨折分为伸直型(包括伸直尺偏及伸直桡偏型)和屈曲型两大类,绝大多数骨折是伸直型,屈曲型仅占 3%~5%。

当跌倒受伤时肘关节呈伸直或半屈状,手掌着地,地面向上的反作用力传导到肱骨下端,可造成伸直型的肱骨髁上骨折。青枝型或不全骨折时后方的骨皮质尚未完全断裂,骨折向前成角;完全骨折时,骨折线多为前低后高的斜形,骨折的近端向前下方移位,有时可压迫或刺伤肘部前方的正中神经和肱动脉,骨折的远端则向后上方移位。

由于暴力可来自于肱骨髁部的前外侧或前内侧,从前后位的 X 线片上看,远端骨折块可向尺侧或桡侧方向移位,有人将他们分别称之为伸直尺偏型和伸直桡偏型肱骨髁上骨折。其中伸直尺偏型肱骨髁上骨折以后发生肘内翻的危险较大。

如果受伤时肘关节处于屈曲位,肘后部直接着地,外力自下而上尺骨鹰嘴直接撞击肱骨的髁部,造成屈曲型的肱骨髁上骨折。伤后骨折的病理改变恰恰与伸直型相反。青枝或不全骨折时肱骨远端前方的骨皮质连续,而后方出现分离,形成向后成角;完全骨折时骨折近端向后移位,而骨折远端则向前移位,但移位一般不如伸直型那么严重。

按骨折的移位程度,1959 年 Gartland 提出另外一种实用性肱骨髁上骨折的分类:① Ⅰ 型:骨折无移位;② Ⅱ 型:骨折远折段后倾或同时有横向移位,后侧骨皮质仍完整;③ Ⅲ 型:骨折断端完全移位,骨皮质无接触。

1988 年 Pimn 等对此分类略加修改,把 Ⅱ 型分为两个亚型,Ⅱa 型骨折单纯远折段后倾,后侧皮质完整;Ⅱb 型骨折有横向移位,或兼有远折段倾斜,但断端仍有接触。

二、临床表现

有明显的上肢外伤史,多因肘部伸展位手部着地受伤,伤后患肘肿胀、疼痛、运动明显受限,局部出现淤斑,或出现肘部畸形。应检查桡动脉有无搏动,手部功能有无障碍,以判断有无合并血管、神经损伤。摄 X 线片即可了解骨折移位状态。

三、诊断和鉴别诊断

1.有上肢外伤的病史。

2 肘部出现肿胀或有淤斑,不敢活动、压痛明显,或出现肘部畸形,如肿胀较轻、就诊早可检查肘三角是正常的。

3.宜认真检查桡动脉搏动有无,和手部功能情况以判断有无神经损伤。

4.X 线片检查,应摄肘关节正侧位片以确骨折的类型、移位情况,不仅确定诊断,也为复位提供依据。

5.需与肱骨下端骨骺分离鉴别,肱骨小头未骨化以前很像肘关节脱位,但无骨擦音。

四、治疗

1.骨折无移位或轻微移位者,肘关节功能位石膏托固定。

2.骨折移位明显、肿胀不重,宜手法复位,复位后伸直型以过屈位石膏固定,但复位后2～3d及1周应来院检查复位情况。同时要注意局部肿胀加重而影响远端血运,主要表现剧烈疼痛,手部苍白或青紫、发凉、桡动脉减弱或消失,如出现应立即解除固定,以防止缺血性挛缩的发生。

3.骨折移位明显、肿胀不重,复位后又不稳定者,可在X线指引下,在肱骨内、外髁经皮克氏针固定,以防骨折再移位,效果较好,术后以功能位石膏托固定。

4.骨折移位明显、肿胀严重、手法复位困难者,可经尺骨鹰嘴横穿一克氏针,进行悬吊牵引或伸直位前臂皮牵引,待肿胀消退后,可在床边X线协助下进行整复,一般在2～3周有纤维连接即可去掉牵引,逐渐开始练习肘部活动。有时仍需功能位石膏托保护。

5.合并有神经损伤者,常为桡神经损伤,80％以上8～12周自行恢复,如超过3个月后仍不恢复方可手术探查。有神经损伤者应及时应用神经营养药物以促进其恢复。

6.手术适应证为开放性骨折、肱动脉损伤、陈旧性移位骨折,以及合并神经损伤经观察无恢复者。

7.选用小夹板固定者,应有一定经验,固定要松紧适宜,并留院观察,密切观察末梢血运,严防缺血性挛缩的发生。

8.根据年龄的大小,石膏固定3周左右。

9.肘内翻是肱骨髁上骨折常见的并发症,一般在5岁以后可行肱骨下端截骨矫形术。

10.肘关节僵硬,少数手法复位者有时并发骨化性肌炎或创伤性关节炎,尽可能行功能锻炼,如不能恢复可行关节松解术,术后应用CPM协助功能锻炼。

五、预后

此骨折属关节内骨折固定时间2～3周,关节僵硬是常见的并发症,宜及早进行康复训练。

第五节　肱骨外髁骨折

肱骨外髁骨折较为常见,属儿童骨骺Ⅳ型损伤,是关节内骨折,好发于4～10岁儿童。

一、病因

跌倒时伸肘、手着地。桡骨头冲击肱骨小头而发生肱骨外髁骨折。

二、病理

根据移位情况分为:①Ⅰ工型无移位;②Ⅱ型向外移位;③Ⅲ型翻转移位。

三、临床表现

肘部外伤后肘部疼痛,肘关节处于微屈位,活动明显受限,肘外方肿胀,有明显压痛,可扪到骨擦音和移位的骨块,肘三角外形破坏。

四、诊断和鉴别诊断

1.有肘部外伤史。
2.肘部以外侧为主的肿胀、压痛及活动障碍。
3.肘关节正侧位片,可见骨折及其移位情况。

五、治疗

1.Ⅰ型无移位,可行前臂旋后位,肘功能位石膏托固定。
2.Ⅱ型轻度外移,可试行复位,如复位成功,以石膏固定,如复位困难宜切开复位。
3.Ⅲ型应切开复位,以双克氏针固定。
4.对陈旧性Ⅲ型骨折,超过3个月者则复位困难,宜适当松解伸肌腱才可能复位,同样需克氏针固定。

六、预后

对晚期患者可发生骨迟延愈合或不愈合,骨块发生缺血性坏死,骨骺早闭及肘外翻畸形,以致发生迟发性尺神经炎。

第六节 肱骨内上髁骨折

肱骨内上髁骨折属于 Salter-Harris Ⅰ型或Ⅱ型骨骺损伤,好发于7～15岁的儿童。

肱骨内上髁骨化中心约在6岁出现,16～18岁时与肱骨干骺端融合,该处是前臂屈肌总腱的起点,又是肘关节侧副韧带的止点,尺神经经过内上髁后侧的尺神经沟,所以肱骨内上髁骨折易发生尺神经的损伤。但肱骨内上髁不参与肱骨的纵向生长,故此骨折不影响肱骨的长轴生长。

肱骨内上髁骨折是由于肘关节在外翻位前臂屈肌急剧收缩,导致内上髁撕脱骨折。临床上分为四型:①Ⅰ型:骨骺无移位或仅轻微移位,但在任何平面骨骺移位≤5mm,X线片上仅见 shenton 线中断、不连续；②Ⅱ型：骨骺移位≥5mm，并向远端旋转移位至关节水平面；③Ⅲ型：移位的骨骺经破裂的关节囊而嵌入关节内，常合并桡骨头的软骨面的损伤；④Ⅳ型：除移位的骨骺嵌入关节内外，同时还伴有肘关节向外侧脱位。

一、临床表现

取决于骨折的类型。一般表现为肘关节处于屈曲位，局部疼痛，肱骨内上髁处肿胀，时有皮下淤斑。体检局部有固定压痛，偶尔可扪及到活动的骨折块。要注意有无尺神经损伤。X线片可显示骨折移位情况。但对于 6 岁以下的患儿，由于内上髁尚未骨化，临床检查所见肱骨内上髁处血肿可能比 X 线片所见更明显。若肱骨内上髁已经骨化，则摄健侧 X 线片有助判断肱骨内上髁的正常位置。

二、治疗

骨折无明显移位，可采用肘关节屈曲、前臂旋前位石膏托固定 3 周。

骨折移位超过 5mm 者一般均需手术切开复位内固定。若骨折在明显移位情况下畸形愈合，由于前臂屈肌及旋前圆肌起点向下、向外移位，可导致肘关节无力和外翻不稳定，影响肘关节的功能。对已有尺神经损伤者应手术探查。对 6 岁以下患儿可通过克氏针或缝合固定。大于 6 岁的患儿亦可用 1 枚松质骨螺钉经内上髁骨块进入肱骨远端固定。术后用石膏托固定于肘关节屈曲 90°、前臂旋前位，3～4 周后去掉石膏，拔除克氏针，开始功能锻炼。

第七节　桡骨头半脱位

桡骨头半脱位好发于 2～5 岁小儿，伤后则哭闹，患肢下垂不敢持物而就诊，经手法复位而愈。

一、病因

常常是由上楼梯或穿、脱衣服时被成年人猛然用力牵拉所致。

二、病理

小儿桡骨头不像成人呈漏斗状而成桶形，因而易从环状韧带部分拉出，此时局部滑膜可嵌夹在半脱位的关节间隙中。

三、临床表现

随着牵拉动作，小儿立即哭闹并拒绝用患肢活动持物，牵拉者有时可在牵拉时听到肘部弹响。患儿用健手托着患肢,肘关节半屈位,前臂旋前位,活动明显受限。

四、诊断和鉴别诊断

1.有明显牵拉前臂史。

2.患儿啼哭、患肢不能持物、活动明显受限。

3.肘部无肿胀,呈轻度屈曲状,前臂内旋位。

4.肘部 X 线片检查正常。

五、治疗

1.经屈肘旋后前臂的手法复位后患肢立即能持物。

2.嘱其家长注意今后避免牵拉前臂的动作。

六、预后

无不良影响,但伤后如不注意保护有可能复发。

第八节　股骨干骨折

股骨干是人体最长的管状骨,重而致密向前外侧呈弓形。股骨后方有一股骨粗线,是一坚实隆起的嵴,为股骨坚强的支撑物,也是肌肉和筋膜的纵形附着线。

股骨近端的骨骺和骺板的发育是最复杂的。股骨头的骨化通常在出生后 4～6 个月内开始。股骨远端骨化中心在足月婴儿出生时即已出现,是人体生长最活跃的一个骨骺骺板单位,它的生长提供股骨长度的 7%,在女孩 14～16 岁干骺端闭合,男孩为 18～19 岁。

在股骨上 1/3 骨折,骨折近端因髂腹肌、腹肌牵拉而屈曲,臀中、小肌牵拉而外展,短外旋肌及臀大肌牵拉而外旋,骨折远端被腘绳肌、股四头肌牵拉向上,内收肌牵拉而内收,垂力作用向下。股骨中 1/3 骨折移位无一定规律,一般是近折端屈曲,远折端向前移位。股骨下 1/3 骨折,由于腓肠肌的牵拉,骨折的远折端向后倾斜,近折端内收向前移位。

一、临床表现

骨折多发生在股骨中段,呈斜行或横断骨折,局部剧烈肿胀和疼痛,有的可出现贫血,个别可引起休克。患肢不能活动,触之即哭闹,并可触及骨擦音,肢体出现缩短和成角畸形。

二、诊断和鉴别诊断

1.患肢剧烈肿胀,缩短和成角畸形,呈假性瘫痪。

2.明显触痛。检查中不要建议做骨擦音检查以免加重患儿痛苦。

3.血红蛋白和红细胞有不同程度降低。

4.X 线摄片检查可证实骨折的部位和移位情况。

三、治疗

1.出生后可用患肢绷带固定,将患肢伸直后贴于胸腹前壁固定或穿 Palik 吊带形外展固定。

2.3 岁以下幼儿可行下肢悬垂皮肤牵引,须注意足趾血循环和保暖。

3.水平牵引或 90°悬垂牵引,固定后注意观察足趾血运。

第八章　标本采集与处理

第一节　血液标本采集

一、一般要求

（一）检验申请单

检验申请单或电子申请单中应包括患者和申请者基本信息，如门诊号、住院号、床号、日期等，同时应提供相关的临床信息，如姓名、性别、年龄等，以备解读检验结果之用。

（二）标本采集和处理具体要求

实验室管理文件应向负责采集标本的人员提供标本采集和处理具体要求。这些要求应包括在标本采集手册中。

（三）标本信息完整性

标本应通过检验申请单溯源到特定个体，实验室不应接收或处理缺少适当标识的检验申请单。

（四）标本拒收

实验室应制定标本接收和拒收的标准文件。因不同检验项目对标本的要求不同，故应分别制定拒收标准。因不可预计意外因素而接收的不合格的标本，其检验报告上应注明标本存在的问题，在解释结果时必须特别说明。

二、标本类型

1.全血　静脉全血、动脉全血和毛细血管全血。

2.血浆　全血抗凝离心后除去血细胞成分为血浆，用于血浆化学成分测定和凝血试验。

3.血清　是血液离体后自然凝固后分离出来的液体，除血凝系统成分外，其他化学成分与血浆多无差异。血清主要用于临床化学和免疫学等检测。

4.分离或浓缩血细胞成分　有些特殊检验项目需用特定的细胞作为标本。

5.分离胶处理。

三、采集方法

血液标本的采集按部位分为皮肤采血、静脉采血、动脉采血；按采血方式又可以分普通采血法和真空采血法。

（一）皮肤采血法

皮肤采血主要用于微量用血的检查和婴幼儿血常规检验，一般采用手指或耳垂，婴幼儿由于手指太小可在足跟底面两侧采血。凡局部有水肿、炎症、发绀或冻疮等均不可穿刺采血；严重烧伤患者可选择皮肤完整处采血。手指血细胞学计数结果与静脉血有差异，条件允许尽可能静脉采血。

皮肤采血法的注意事项：①采血部位的皮肤应完整，无水肿、炎症、发绀或冻疮等。②采血时要注意严密的消毒和生物安全防范，采血针、微量吸管一次性使用；取血时可稍加挤压，但切忌用力挤压，以免混入组织液。③血液流出后易凝固，采血的动作要快而熟练。④进行多项检查时，采集标本次序为血小板计数、红细胞计数、血红蛋白测定、白细胞计数及白细胞分类。

（二）静脉采血法

1.普通采血法 指的是传统的采血方法，即非真空系统对浅静脉穿刺的采血方法。

静脉采血法的注意事项：①根据检查项目、所需采血量选择试管。②严格执行无菌操作，严禁在输液、输血的针头或皮管内抽取血标本。③抽血时切忌将针栓回推，以免注射器中气泡进入血管形成气栓。④抽血不宜过于用力，以免产生泡沫而溶血。

2.真空采血法 又称为负压采血法，主要原理是将有胶塞头盖的采血管抽成不同的真空度，利用针头、针筒和试管组合成全封闭的真空采血系统，实现自动定量采血。

真空采血系统由持针器、双向采血针、采血管构成，可进行一次进针，多管采血。真空采血法的注意事项：①检查盖塞：使用前切勿松动采血试管盖塞，以防止采血量不准。②穿刺针乳胶套的作用：拔除采血试管后，封闭采血端，防止血液渗出，采血时不能取下。③采血针运行：如果采血针进入静脉，可顺原路缓慢退回，有回血即可。

（三）动脉采血法

与静脉采血法相同，仅采血部位不同，通常选用股动脉、肱动脉或桡动脉。应注意：①避免空气：采集后标本应立即封闭针头斜面，再混匀；②立即送验：若不能，则标本应置于 $2\sim6℃$ 保存，但不应超过 2h；③防止血肿：采血完毕，拔出针头后，嘱患者用消毒干棉签按压采血处止血 $10\sim15min$，以防形成血肿。

（四）方法学评价

血标本采集的方法学评价见表 8-1。

四、标本抗凝

使用全血和血浆标本时，通常需要应用抗凝剂。抗凝就是采用物理或化学方法除去或抑制某种凝血因子的活性,以阻止血液凝固。这种阻止血液凝固的物质称为抗凝剂或抗凝物质。

1.化学抗凝剂　常用化学抗凝剂的用途和特点见表 8-2。

表 8-1　血液标本采集的方法学评价

方法	评价
皮肤采血法	采血量少,易凝血、溶血、混入组织液,对检验结果影响大,且重复性差,准确性不高
静脉采血法	普通采血法操作环节多、难以规范统一、易造成血液污染;真空采血法采血量准确、传送方便、封闭无菌、标识醒目
动脉采血法	适用于血气分析、乳酸测定等

表 8-2　常用化学抗凝剂的用途与特点

抗凝剂	抗凝原理	注意事项
乙二胺四乙酸(EDTA)	与血液中 Ca^{2+} 结合成螯合物,而使 Ca^{2+} 失	抗凝剂用量和血液的比例需合适,采血后须立即混匀去活性
枸橼酸盐	与血液中 Ca^{2+} 结合成螯合物,使 Ca^{2+} 失去活性	抗凝能力相对较弱,抗凝剂浓度、体积和血液的比例非常重要
肝素	加强抗凝血酶Ⅲ,灭活丝氨酸蛋白酶,阻止凝血酶形成	电极法测血钾与血清结果有差异;不适合血常规检查
草酸盐	草酸根与血液 Ca^{2+} 形成草酸钙沉淀,使其无凝血功能	容易造成钾离子污染;现已很少应用
促凝剂	激活凝血蛋白酶,加速血液凝固	常用促凝剂有凝血酶、蛇毒、硅石粉、硅碳素等
分离胶	高黏度凝胶在血清和血块间形成隔层,达到分离血细胞和血清的目的	分离胶的质量影响分离效果和检验结果;分离胶管成本高

2.物理方法抗凝　将血液注入有玻璃珠的器皿中,并及时转动,纤维蛋白缠绕凝固于玻璃珠上,从而防止血液凝固,此抗凝方法常用于血液培养基的动物血采集。另外,也可用竹签搅拌除去纤维蛋白,以达到物理抗凝的目的。

五、质量保证

标本采集是分析前质量管理的主要内容,分析前工作是由患者、医生、护士、运送人员及检验人员在实验室以外的空间完成。因此,临床反馈不满意检验结果,大多最终可溯源到标本质量不合要求。为了准确地反映检验结果,临床医护人员和检验人员,应了解标本采集前患者的状态和影响结果的因素,并将要求和注意事项告知患者,要求给予配合,使所采集的标本尽可能少受非疾病因素影响。

(一)采血服务

1.环境要求

(1)空间:临床实验室(尤其是门、急诊实验室)的采血环境应该是人性化设置,空间宽敞,光线明亮,通风良好,采血台面高低和宽度适宜,座椅舒适、可转动或斜躺。

(2)窗口:有足够采血窗口和工作人员,保证在患者最多的时刻,使患者排队等候采血的时间排队人数不超过院内规定时间。采血等候处,最好设置指示采血顺序、叫号设备系统等。窗口之间最好相互隔开,保护患者隐私和避免窗口之间的相互干扰。

2.生物安全

(1)防止交叉感染:采血过程尽可能采用一次性用品,包括压脉带、清洁纸垫和消毒用品。采血废弃物品按照医疗垃圾统一处理。

(2)履行环境消毒:采血处用紫外线灯定时对周边环境和空气消毒,用消毒液擦拭台面消毒。

(二)患者状态要求

在标本采集过程中,应注意患者的生理状态、饮食和药物对检验结果的影响。

1.生理状态和饮食影响　患者生理和饮食状态对临床基础检验结果影响见表8-3。

2.药物对检验结果的影响　药物干扰检验结果主要有4条途径:①影响反应系统待测成分物理性质。②参与检验化学反应。③影响机体组织器官生理功能和(或)细胞活动中的物质代谢。④对器官的药理活性和毒性作用。

表 8-3　患者生理、饮食状态对临床基础检验结果的影响

影响因素	评价
年龄	新生儿红细胞计数和血红蛋白量较成人高
性别	男性血红蛋白、红细胞计数较女性高,而女性网织红细胞较男性高
妊娠	妊娠末期可使白细胞计数结果增高,使血细胞比容、红细胞计数、血红蛋白等结果减低
饥饿	长期饥饿可使血红蛋白、血细胞比容等结果减低
运动	马拉松运动可使白细胞计数、中性粒细胞计数、血小板计数、D-二聚体等结果增高,使血红蛋白、血细胞比容、PT、aPTT、纤维蛋白原等结果减低
海拔	高海拔可使血细胞比容、血红蛋白等结果增高
吸烟	吸烟者血细胞比容、MCV、纤维蛋白原、单核细胞、淋巴细胞、中性粒细胞较非吸烟者高
饮酒	长期饮酒可使 MCV 结果增高
生物钟	血红蛋白量在 $6\sim18h$ 最高,在 $22\sim24h$ 最低;嗜酸性粒细胞在 $4\sim6h$ 最高,$18\sim20h$ 最低
精神	精神紧张可使纤维蛋白原结果增高
体位	坐位可使血红蛋白、白细胞计数、血细胞比容、红细胞计数等结果增高
压脉带	结扎压脉带超过 6min 可使红细胞、血红蛋白、血细胞比容等结果增高,使白细胞计数结果减低

(三)采血操作对检验结果的影响

采血操作对检验结果的影响因素与评价见表8-4。

表 8-4　采血操作对检验结果的影响因素与评价

影响因素	评价
采血时间	尽可能空腹、在其他检查和治疗前进行；药物浓度检测应在峰值期和稳定期进行；在检验申请单上注明采血时间
采血部位	应选择恰当的采血部位；采血不畅易激活凝血和纤溶
压脉带使用	一般应<1min；采血时；勿嘱患者反复握、放拳动作；不宜在同侧重复采血
输液	避免在输液过程中采血；如需，则应在另一侧手臂采血
溶血、凝血	血细胞内、外各种成分有梯度差，在分析前应尽量避免溶血、凝血等

（四）血液标本运送、保存与处理

临床实验室工作人员对血液标本的处理应特别注意：①把每一份标本都看作是无法重新获得、唯一的标本，必须小心地采集、保存、运送、检测和报告。②所有标本都具潜在传染性，对"高危"标本，如乙肝、艾滋病患者标本等，要注明标识。③严禁直接用口吸取标本，防止标本与皮肤接触、污染器材外部和实验台。④检验完毕，标本必须消毒处理，标本容器要高压消毒、毁型、焚烧等。

1.血液标本运送　血液标本的运送可采用人工运送、轨道传送或气压管道运送等。无论何种运送方式，都应该坚持血液标本运送原则。

2.标本拒收　在检验前，对确认不符合血液采集规定要求的标本，应拒绝接收。标本拒收原因有：溶血、脂血、抗凝标本出现凝固、血液采集容器不当、采血量不足或错误、转运条件不当、申请和标本标签不一致、标本污染、容器破漏等。标本拒收不但可造成检验费用增高和时间耗费，还可危害患者。因此，对所有涉及标本采集的工作人员，都必须在标本采集、转运和处理各个环节进行全面的培训。

3.血液检验前预处理

（1）分离血清或血浆：标本采集后根据相应的实验要求及时采用离心法分离血清或血浆。加抗凝剂血液，应立即离心分离血浆；无抗凝剂的血液分离血清时，则应置于37℃水浴箱内或室温一段时间，待血块部分收缩，出现少许血清时才能离心分离。

（2）分离细胞：原则上先是根据各类细胞的大小、沉降率、黏附和吞噬能力加以粗分，然后依据不同的检验目的，加以选择性分离。

4.血液标本保存　应在规定时间内、确保标本特性稳定的条件下，按要求分为室温保存、冷藏保存、冷冻保存。

5.检验后血液标本的处理　根据国家标准《实验室生物安全通用要求》，实验室废弃物管理要求是：①将操作、采集、运输、处理及处理废弃物的危险减至最小。②将其对环境的有害作用减至最小。因此，检验后废弃标本应专人负责处理，根据《医疗废物管理条例》用专用的容器或袋子包装，由专人送到指定的消毒地点集中，一般由（专门机构）采用焚烧的办法处理。

第二节　尿液标本采集

尿液检验标本的采集将直接影响检验结果的准确性,并将进一步影响对疾病诊断、治疗和预后判断。

一、一般要求

1.患者告知　医生、护士和实验室工作人员有责任告知患者关于尿液标本检验的内容、目的、标本留取时间和要求。可给患者提供尿液标本留取指南等书面性文字说明,帮助和指导患者正确留取尿液标本。

2.标本标记　临床医生开具的检验申请单应包括患者姓名、性别、年龄、病案号或 ID 号等患者唯一标识、科别和病区、临床诊断、尿留取日期和时间等内容,有条件单位可以使用条形码和实验室信息系统处理患者信息。

标本采集容器上应有相应的标识,包括患者姓名、性别、ID 号和样本留取时间或条形码等,相关内容应与检验申请报告单保持一致。标本留取时间非常重要,应该由医护人员告知或协助患者填写此部分内容。

二、采集容器

应具备下列特点:①清洁、干燥、一次性、有盖、不渗漏、不与尿液成分发生反应的惰性材料构成。②容量 50～100ml,口径 4～5cm,平底,有可密封盖子,有刻度及粘贴标签和条形码位置。③尿培养容器还应预先进行消毒或无菌处理,并在封口处标有"已消毒"字样。在使用前不能随意开启密封盖。④儿科患者所专用的采集袋,应为清洁柔软的材料制成。⑤采集时段尿或大容量尿标本时(如 12h 或 24h 尿),应采用 2～3L 广口容器。

三、采集方法

尿标本采集的具体要求应取决于实验要求,应根据不同实验要求和标本类别选择不同的样本采集方法和容器。

(一)尿标本类别和用途

除晨尿和随机尿外,其他尿标本属于计时尿标本。各种尿标本类别、留取方法、标本特点和主要用途见表 8-5。

(二)采集方法

1.晨尿　清洁外阴和周围皮肤,留取中段尿,在 2h 内送检。第 2 次晨尿指留取首次晨尿以后,2～4h 内的第 2 次尿液标本。

2.随机尿　患者无需准备,不受时间限制,能随时留取的尿标本。

3.计时尿　按规定时间(段)留取一次或全部尿标本。如需使用防腐剂,应预先在容器中添加,然后将每次排出的尿液放入容器中,轻摇混匀后保存,在采集完全部尿液后,尽快送检。或记录全部尿量后取 30～50ml,尽快送检。

4.尿培养标本　先清洗外阴,再用消毒液消毒尿道口,在连续排尿过程中,弃去前、后段尿液,以无菌容器留中段尿 5～10ml,立即密封盖好,尽快送检。做结核杆菌培养时,可留取 24h 尿或晨尿,通常需连续送检 3 次。

表 8-5　不同类别尿标本特点和主要用途

类别	标本特点	主要用途
晨尿	各种成分较浓缩,偏酸性。但对有形成分的数量和	尿常规、尿 HCG、细菌涂片和培养、细胞学检查形态会有一定影响
随机尿	标本比较新鲜,对尿中有形成分形态干扰最小	门急诊患者尿常规,红细胞形态检查
3h尿	留尿时间短暂,易保持细胞形态和数量	1h 尿细胞定量计数检查
12h尿	标本留取时间较长,要求较高,需限制饮食和饮水	12h 尿细胞定量检查
24h尿	某些成分昼夜内排出量有明显差异	尿中化学成分、激素等的定量,如肌酐清除率、儿茶酚胺、17-羟类固醇、总蛋白、电解质等
餐后尿	尿胆原、餐后尿糖排出的最大时段	用于检出病理性尿胆原,尿糖和尿蛋白

四、质量保证

尿液标本采集和处理,直接影响到尿液分析结果,应制定详细的尿液标本采集程序和指南等,对标本采集过程中所涉及的影响因素予以充分考虑和解释,加强对临床医师、护士和患者的宣教,以提高检验前质量管理。

(一)尿液标本采集前的影响因素

性别、年龄、生活习惯、生理状况、药物等因素都可影响尿液检查。

(二)尿标本采集中的影响因素

1.晨尿和随机尿　应采集中段尿标本,防止尿道口分泌物的污染;女性患者应在月经周期 3～5d 前后留取尿标本进行尿液检查;儿科患者特别是新生儿可使用小型、特殊的专用小儿尿液采集袋采集尿液标本,防止粪便污染。

2.首次晨尿　标本因在膀胱中潴留时间较长,且从留取到检验的时间过程偏长,易使部分有形成分形态改变和数量减少,故也有推荐使用第 2 次晨尿标本。

3.随机尿 标本易受饮食、饮水、药物、活动或时间的差异等因素影响,病理成分含量常不稳定,会使低含量或临界含量的某些成分漏检。

4.标本存放 温度升高和时间延长都会使尿中红细胞、白细胞、管型数量减少,使细菌和结晶数量增加。

第三节 体液标本采集

体液标本的获得多由临床医师行特殊穿刺操作获得。检验项目原始样品采集手册中,应包括患者告知、标本类型、采集类别和数量、采集器材、转运、处理、保存等内容。具体内容见表8-6。

表 8-6 **体液标本采集要求、转运、处理和保存**

标本类型	采集	转运、标本处理、保存
脑脊液	第 1 管做细菌学检查(尽可能在治疗前或治疗结束后36h 采集),第 2 管做化学、免疫学检查(近年主张改做细菌学检查),第 3 管做常规或细胞学检查	应采用密闭容器。及时送检,必要时 2～4℃保存
浆膜腔积液	无菌试管(瓶)采集中段液体。常规及细胞学检查用EDTA-K2 抗凝,生化检查用肝素抗凝,不加抗凝剂标本用于观察凝固性	应采用密闭容器。及时送检,生化≤2h,常规≤4h。必要时,2～4℃保存
精液	以手淫法采集,应禁欲 2～5d,20～35℃保存。将一次射出全部精液盛入洁净有盖容器。应标识采集方法、容器种类、禁欲天数、采集日期和时间等	立即保温≤1h 内送检
前列腺液	检查前 3d 禁欲。量少时可直接涂片,量多时弃去第 1滴,采集于无菌洁净干燥试管内	立即送检
阴道分泌物	将分泌物浸入含生理盐水 1～2ml 的洁净和(或)无菌试管	立即送检。滴虫检查应注意标本保温 37℃

第九章 血液一般检验

第一节 红细胞检验

血常规是医院中最常见的一项化验,用于对病人身体状况,疾病初步诊断及对治疗疗效的观察。血常规一般应包括白细胞计数及分类、红细胞计数、血红蛋白测定、血小板计数等。但由于现代实验室中做血常规检查使用多参数血细胞计数仪,一次测定可得到十几项至几十项参数,血常规检验结果中英文名称,如下所示:

血红蛋白(Hb):男性 120~160g/L,女性 110~150g/L,新生儿 170~200g/L。

红细胞(RBC):男性$(4.0\sim5.5)\times10^{12}/L$,女性$(3.5\sim5.0)\times10^{12}/L$,新生儿$(6.0\sim7.0)\times10^{12}/L$。

白细胞(WBC):成人$(4.0\sim10.0)\times10^{9}/L$,新生儿$(15.0\sim20.0)\times10^{9}/L$,6 个月至 2 岁$(11.0\sim12.0)\times10^{9}/L$。

血小板(PLT):$(100\sim300)\times10^{9}/L$。

网织红细胞(Ret)计数:0.5%~1.5%。

白细胞分类计数(百分率):中性杆状核粒细胞 0.01~0.05(1%~5%),中性分叶核粒细胞 0.50~0.70(50%~70%),嗜酸性粒细胞 0.005~0.05(0.5%~5%),嗜碱性粒细胞 0~0.001(0%~1%),淋巴细胞 0.20~0.40(20%~40%),单核细胞 0.03~0.08(3%~8%)。

白细胞绝对值:中性杆状核粒细胞$(0.04\sim0.5)\times10^{9}/L$,中性分叶核粒细胞$(2.0\sim7.0)\times10^{9}/L$,嗜酸性粒细胞$(0.02\sim0.5)\times10^{9}/L$,嗜碱性粒细胞$(0\sim0.1)\times10^{9}/L$,淋巴细胞$(0.8\sim4.0)\times10^{9}/L$,单核细胞$(0.12\sim0.8)\times10^{9}/L$。

血细胞比容(Hct):男性:0.40~0.50L/L(40~50 容积%),平均 0.45L/L;女性:0.37~0.48L/L(37~48 容积%),平均 0.40L/L

平均红细胞体积(MCV):80~100fl

平均红细胞血红蛋白(MCH):27~34pg

平均红细胞血红蛋白浓度(MCHC):320~360g/L(32%~36%)

红细胞体积分布宽度(RDW):RDW-CV11.5%~14.5%

【采血要求及注意事项】

可用静脉血、指血、耳垂血测定,推荐使用静脉抽血。新生儿可采用足跟部位取血。无空腹要求,但建议在早晨或上午取血最佳。

1.血细胞分析仪的仪器状态是否良好是保证检验质量的关键,所以应严格按仪器说明书的要求选择远离电磁干扰源及热源的安装环境;保持实验室适宜的温度湿度,同时要定期做好仪器的保养,校正及室内、室间质控。

2.采集静脉血标本时应使用 EDTA-K$_2$ 为抗凝剂,抽血后立即轻轻颠倒混匀,防止血小板黏附和聚集,但是注意切勿用力振摇,以防产生气泡或造成标本溶血;标本抽取后应及时送检以便于检验人员在 2h 内进行测定,检测前检查标本有无凝块。

3.采集末梢血标本时要注意穿刺深度,穿刺过浅会使血液不能自然流至所需用血量,挤压会造成大量组织液的混入,使计数结果偏低;同时气温变化影响末梢循环,炎热时易混入汗液,寒冷时末梢循环不良,均易使细胞计数有较大偏差;采血应避开冻疮、发炎、水肿及有瘢痕部位,以免影响计数结果的准确性。

4.半自动血细胞分析仪进行末梢血细胞计数时,预稀释血人工加入溶血剂的量及溶血的时间要掌握好。若加入量不足或加入后放置时间过短,可造成溶血不完全,使未溶解的红细胞计入白细胞,从而使白细胞计数假性升高;若加入溶血剂量过多或加入后放置时间长,则引起白细胞形态改变,使白细胞分类计数结果不准确,甚至不能进行分类计数。

一、红细胞计数

红细胞计数是贫血诊断主要指标之一。机体发生出血,血液生成障碍,红细胞破坏严重或红细胞异常增生等问题时红细胞数量都可发生变化。

【英文缩写】

RBC

【参考值】

男性:4.0～5.5×10^{12}/L(400～550 万/mm^3)

女性:3.5～5.0×10^{12}/L(350～500 万/mm^3)

新生儿:6.0～7.0×10^{12}/L(600～700 万/mm^3)

(注:1mm^3＝1μl,下同)

【影响因素】

1.采血部位最好选择静脉血,婴幼儿可采指血耳垂血所得结果偏高且波动大不宜采用。

2.采血时间宜选择安静空腹时不宜在食后消化旺盛、情绪波动或剧烈运动后采血。激动、兴奋、恐惧、寒冷等刺激,剧烈运动均可使红细胞升高。

3.用半自动血细胞分析仪进行末梢血细胞计数时,血液预稀释后人工加入溶血剂的量及溶血的时间应掌握好。加入量过多使红细胞计数偏低,随放置时间的延长红细胞自行溶解,数量亦明显减少。

4.大量巨大血小板的存在,影响红细胞的检查。

如有冷凝集素存在,红细胞计数结果将显著降低,而血红蛋白不受影响,将标本 37℃ 水浴 15min 再测可消除此影响。

【临床意义】

1.红细胞增多

(1)红细胞相对增多:见于严重呕吐、腹泻、大量出汗、大面积烧伤所致的脱水、尿崩症、晚期消化道肿瘤、糖尿病酸中毒等,均因血浆中水分丢失过多而使红细胞呈现相对增高。

(2)红细胞绝对增多:为多种因素引起红细胞数量的增加。如真性红细胞增多症,高原生活者,新生儿生理性红细胞数量相对增加;严重的慢性心肺疾病,阻塞性肺气肿,肺源性心脏病,先天性心脏病等可使红细胞数量病理性增加。

2.红细胞减少　可分为红细胞生成减少、红细胞破坏过多、大量失血三种。

(1)红细胞生成减少:再生障碍性贫血、白血病、骨髓瘤、骨髓纤维化等各种慢性疾病导致肌体长期消耗,如恶性肿瘤、尿毒症、肝病、风湿病、内分泌疾病等;造血物质缺乏或利用障碍引起的疾病,如缺铁性贫血、铁粒幼细胞性贫血、叶酸或维生素 B_{12} 缺乏导致的巨幼细胞性贫血。

(2)红细胞破坏过多导致的红细胞数量减少,多见于溶血性贫血、地中海贫血、异常血红蛋白病、阵发性睡眠血红蛋白尿、免疫性溶血性贫血、机械性容血性贫血等。

(3)各种急慢性失血,如外伤大出血、手术大出血、产后大出血、急性消化道大出血、溃疡所致的慢性失血,其他慢性失血等因素可导致红细胞数量减少。

二、血红蛋白

这是一项非常普及的化验项目,最通俗的说法就是判断你是否贫血。它常包含在血常规检查项目里同时测定。

【别名】

血色素

【英文缩写】

HGB,Hb

【参考值】

男:120～160g/L(12.0～16.0g/dL)

女:110～150g/L(11.0～15.0g/dL)

新生儿:170～200g/L(17.0～20.0g/dL)

【影响因素】

1.大量吸烟,血内 HbCO(碳氧血红蛋白)增高,患者 HGB 会明显增高。

2.高脂血症可使 HGB 假性增高。

3.静脉输入氨基酸影响 Hb 测定的准确性,导致 Hb 的假性增高。

【临床意义】

分为生理性或病理性增高和减低。

1.生理性增高　住在高原地区的居民的红细胞和血红蛋白水平往往高于平原地区的居民。饮水过少或出汗过多,排除水分过多可导致暂时性的血液浓缩,造成红细胞和血红蛋白轻度升高。新生儿则可出现红细胞生理性增高。

2.生理性减低　从出生 3 个月的婴儿起到 15 岁以前的儿童,因身体发育较快,造成红细胞和血红蛋白相对生成不足,因而出现红细胞相对减低,可能比正常成人低 10%～20%。孕妇在妊娠中后期因血浆容量增加,导致血液被稀释;以及老年人因为骨髓造血机能减低,可能导致红细胞和血红蛋白的减少,也称为生理性贫血,此时需要进行适当的营养与治疗,并不意味着患有贫血性疾病或疾病导致的贫血。

3.病理性升高

(1)严重呕吐、腹泻、大量出汗、大面积烧伤病人、尿崩症、甲状腺功能亢进危象、糖尿病酸中毒等,由于血浆中水分丢失过多,导致血液浓缩,会出现红细胞和血红蛋白量的明显增加。

(2)慢性心脏病、肺源性心脏病、紫绀型先天性心脏病等因为组织缺氧,血液中促红细胞生成素增多而使血液中红细胞和血红蛋白量呈代偿性增加。

(3)某些肿瘤,如肾癌、肝细胞癌、子宫肌瘤、卵巢癌、肾胚胎癌等也可使促红细胞生成素呈非代偿性增加,导致上述的结果。

(4)真性红细胞增多症是一种原因不明的以红细胞增多为主的血液疾病。

4.病理性减低

(1)骨髓造血功能障碍,如再生障碍性贫血、白血病、骨髓瘤、骨髓纤维化引起的贫血。

(2)慢性疾病,如感染、炎症、恶性肿瘤、尿毒症、肝病、风湿性疾病、内分泌系统疾病等造成或伴发的贫血。

(3)造血物质缺乏或利用障碍造成的贫血,如缺铁性贫血,铁粒幼细胞性贫血、巨幼细胞性贫血。

(4)红细胞破坏过多造成的贫血:如溶血性贫血、地中海贫血、异常血红蛋白病、阵发性睡眠性血红蛋白尿症、免疫性溶血、机械性溶血等。

(5)急性失血、大手术后、慢性失血等,都是造成红细胞和血红蛋白降低的因素。

三、红细胞压积

红细胞压积有助于了解红细胞的增多与减少,当各种原因所致的红细胞绝对值增高时,红细胞压积也会有相应的增加。

【别名】

红细胞比积,红细胞比容

【英文缩写】

HCT,Ht

【参考值】

男:0.40~0.50L/L(40%~50%)

女:0.37~0.45L/L(37%~45%)

【影响因素】

1.待测标本不能溶血。

2.测定前一定要充分混匀标本。混匀时用力太大易发生溶血及产生气泡,影响测定结果。

【临床意义】

临床上常用于对严重脱水病人的血液浓缩程度的估算,并作为计算补液量的参考。红细胞压积降低与各种贫血有关,因红细胞体积大小的不同,红细胞压积的改变并不与红细胞数量平行,需同时测定红细胞数量的血红蛋白浓度.并用于计算红细胞各项平均值对贫血类型进行鉴别。可参考红细胞计数的临床意义。

1.增高常见于真性红细胞增多症、大面积烧伤、高原生活者以及脱水者,如连续多次呕吐、腹泻、多汗、多尿等。

2.减低见于各种贫血,各种原因所致的急性慢性失血,大手术后,白血病等。

四、平均红细胞体积、平均红细胞血红蛋白量、平均红细胞血红蛋白浓度

在诊断贫血时除了使用血红蛋白这个指标外,还要参考红细胞数量,如两者比例失调,则需进一步参考平均红细胞体积、平均红细胞血红蛋白量及平均红细胞血红蛋白浓度及红细胞体积分布宽度,因不同病因引起的贫血,可使红细胞产生不同的形态变化,检查红细胞形态特点可协助临床寻找病因。通过三个指数的变化,可将贫血分为大细胞性贫血、正常细胞性贫血、单纯小细胞性贫血、小细胞低色素性贫血。

【英文缩写】

平均红细胞体积 MCV

平均红细胞血红蛋白量 MCH

平均红细胞血红蛋白浓度 MCHC

【参考值】

MCV:27~31fl

MCH:80~98pg

MCHC:320~360g/L

【临床意义】

1.大细胞性贫血　常见于叶酸及维生素 B_{12} 缺乏导致的营养性巨幼红细胞性贫血,妊娠期或婴儿期巨幼红细胞性贫血,恶性贫血等。

2.正常细胞性贫血

(1)急性失血性贫血,见于创伤或手术大出血时。

(2)急性溶血性贫血,血型不合的输血,自身免疫性溶血性贫血,某些溶血性细菌感染,化学物质或药物中毒。

(3)造血组织疾病,如再生障碍性贫血、白血病。

3.单纯小细胞性贫血　感染、中毒、急慢性炎症、尿毒症等疾病导致的贫血。

4.小细胞低色素性贫血

(1)慢性失血性贫血,如消化性溃疡,钩虫病,月经过多等因素造成的失血。

(2)缺铁性贫血。

由于 MCV、MCH、MCHC 三项平均值是根据 RBC、HGB、HCT 这三项计算出来的,所以一切影响后三项测定的因素均会影响前三项数值的准确性。

五、红细胞体积分布宽度

这是一项由血液分析仪测量获得的反映周围血红细胞体积异质性的参数。简言之,是反映红细胞体积均一性的客观指标。一般通过 RDW 和 MCV 这两个参数进行贫血的形态学分类。

【英文缩写】

RDW

【参考值】

<14.5%

【临床意义】

表 9-1 是对贫血进行 RDW 和 MCV 法分类的多考依据。

表 9-1　部分血液成分昼夜生理变化

MCV 降低,RDW 正常	小细胞均一性贫血。常见于轻型地中海贫血、慢性疾病、儿童
MCV 降低,RDW 升高	小细胞非均一性贫血。常见于缺铁性贫血、β-地中海贫血、血红蛋白 H 病、血红蛋白 S 病
MCV 正常,RDW 正常	正常细胞均一性贫血,正常人属此情况。其他异常表现可有慢性疾病,慢性肝病,急性出血,慢性淋巴细胞白细胞,慢性粒细胞白直病,化疗后等情况

MCV 降低，RDW 正常	小细胞均一性贫血。常见于轻型地中海贫血、慢性疾病、儿童
MCV 正常，RDW 升高	正常细胞非均一性贫血。如早期或混合性营养缺乏，血红蛋白异常的贫血症，骨髓纤维化，骨髓发育不良，铁粒幼细胞性贫血等
MCV 升高，RDW 正常	大细胞均一性贫血，如再生障碍性贫血，白血病前期，冷凝集素升高等
MCV 升高，RDW 升高	大细胞非均一性贫血，如叶酸或维生素 B_{12} 缺乏导致的巨幼细胞性贫血，部分镰刀状细胞性贫血

六、红细胞形态检查

除了注意红细胞和血红蛋白的量，在血涂片中如果见到多种红细胞的异常形态，对临床诊断有重要价值，常见的红细胞异常主要表现在红细胞的大小、形态、染色性，血红蛋白量及分布状况以及包涵体等几个方面。

【临床意义】

各种异常形态的红细胞的发现，对临床诊断具有重要参意义。可参考表 9-2。

表 9-2　部分血液成分昼夜生理变化

红细胞异常	临床意义
球形红细胞	遗传性红细胞增多症，自身免疫性溶血，Hbs 及 Hbc 病
椭圆形红细胞	遗传性椭圆形红细胞增多症，大细胞性贫血
靶形红细胞	地中海贫血，严重缺铁性贫血，某些血红蛋白病，肝病，脾切除
镰形红细胞	遗传性镰形红细胞增多症
口形红细胞	口形红细胞增多症，急性酒精中毒
棘形红细胞	棘形红细胞增多症，严重肝病
皱缩红细胞	急性金属铅中毒，尿毒症
锯齿红细胞	尿毒症，微血管病性溶血性贫血，丙酮酸激酶缺乏，阵发性睡眠性血红蛋白尿
裂片红细胞	溶血性贫血，红细胞破碎综合征，弥慢性血管内凝血（DIC），化学中毒，肾功能不全
红细胞中心淡染区扩大	缺铁性贫血，地中海贫血，某些血红蛋白病
红细胞中心淡染区消失	大细胞贫血，先天性溶血性贫血
嗜多色性红细胞	缺铁性贫血，巨幼细胞性贫血
红细胞缗钱状形成	高球蛋白血症，高纤维蛋白原血症
红细胞卡玻氏环	恶性贫血，溶血性贫血，严重的巨幼细胞性贫血，铅中毒
红细胞豪－周小体	增生性贫血，脾切除术后，巨幼细胞性贫血，恶性贫血

第二节　白细胞检验

一、白细胞计数

白细胞计数是临床工作中重要的化验指标,应用大致有三个目的:

1.用以肯定或肯定诊断,如白细胞异常增高非常显著,并辅助白细胞形态检查,可确立白血病的诊断。

2.为疾病的鉴别诊断提供依据,如白细胞增多更支持心肌梗死的诊断,白细胞数正常较支持心绞痛的可能。

3.揭示疾病的严重性或检测治疗结果,如可通过白细胞增高的程度判断感染的严重程度,急性细菌性感染时白细胞的增高更为明显。

【英文缩写】

WBC

【参考值】

成人:$4.0\sim10.0\times10^9$/L($4000\sim10000$/μL)

新生儿:$15.0\sim20.0\times10^9$/L($15000\sim20000$/μL)

6个月~2岁婴儿:$11.0\sim12.0\times10^9$/L($11000\sim12000$/μL)

儿童:$5.0\sim12.0\times10^9$/L($5000\sim12000$/μL)

【影响因素】

1.不宜在剧烈运动后抽血,住院患者最好在清晨空腹采血。

2.病理因素影响致白细胞计数假性增高。

(1)多发性骨髓瘤、巨球蛋白血症、淋巴系统增殖性疾病、转移瘤、自身免疫性疾病、感染等患者血中含有冷球蛋白,骨髓瘤、癌症、白血病、妊娠、血栓疾病、糖尿病患者血中含有冷纤维蛋白,使血液中非晶体物质聚集而导致白细胞计数假性增高。此时将稀释标本置于37℃水中,水浴10min后立即计数即可。

(2)血液中有核红细胞过多;M蛋白增多时,在低pH情况下,M蛋白与溶血素发生反应;低色素贫血或红细胞内含有大量HbS或HbCO,某些新生儿或某些肝病患者红细胞膜异常具有抵抗溶血剂作用,导致红细胞溶血不完全等均可使白细胞计数假性增高。

3.药物影响

(1)升高:常见的有苯妥英钠、甲基多巴、新生霉素、万古霉素、卡那霉素、异烟肼;氨苄西林、头孢噻吩等能致嗜酸性粒细胞增加,导致白细胞总数升高;乙醚和氯仿等麻醉剂与丙咪嗪、泼尼松龙等激素类药物可引起一过性白细胞增多;阿托品可引起儿童的白细胞增多;红霉素、汞化合物、铜、磷中毒时,以及口服避孕药、促皮质素等均可致白细胞升高。

(2)降低:磺胺制剂、解热镇痛剂、抗甲状腺剂、抗肿瘤药物。

【临床意义】

1.生理性白细胞增多

(1)胎儿及初生儿白细胞常在$(10.0\sim20.0)\times10^9/L$。

(2)孕妇妊娠 5 个月以上时,白细胞总数常可达 $10.5\times10^9/L$ 或更高,后期可达 $20.0\times10^9/L$,分娩是因阵痛和产伤可进一步增高,但如无并发症,产后 2 周左右渐趋正常。

(3)剧烈的运动和劳动可使白细胞高达 $12.0\times10^9/L$,甚至 $20.0\times10^9/L$ 以上。

(4)暴热和严寒,白细胞总数常有一过性增高,复温后迅速恢复至正常水平。

2.病理性白细胞增高

(1)某些细菌性感染所引发的疾病,特别是化脓性球菌引起的局部炎症和全身性感染,如脓肿、化脓性脑膜炎、肺炎、阑尾炎、中耳炎、扁桃体炎、脓胸、肾盂炎、输卵管炎、胆囊炎及败血症等。

(2)某些病毒性感染所导致的疾病:如乙型脑炎、传染性单核细胞增多症、麻疹等。

(3)严重的组织损伤或坏死:如大手术后、烧伤、急性出血、严重创伤、血管栓塞等。

(4)过敏反应:如输血反应、药物过敏、急性变态反应性疾病等。

(5)中毒反应:如各种药物中毒、农药中毒、重金属中毒、糖尿病酸中毒、妊娠中毒症等。

(6)肿瘤及血液病:慢性粒细胞白血病、急性粒细胞白血病等。

(7)应用某些升白细胞的化学药物促使白细胞增高,多见于化疗和放疗治疗期间因白细胞数量急剧减少时,需要尽快提升白细胞而进行下一步疗程治疗的患者。

3.病理性白细胞减少

(1)感染:某些病毒性感染;如流感,病毒性肝炎,风疹等;某些细菌性感染,如伤寒和副伤寒。

(2)血液系统疾病:如再生障碍性贫血,原发性粒细胞缺乏症。

(3)脾功能亢进。

(4)理化因素:如接触放射线、放疗,应用化疗药物、解热镇痛药物、抗肿瘤类细胞毒性药物等,均可导致白细胞数量减少。

二、白细胞分类计数

在某些情况下白细胞总数不能完全解决诊断中的问题,必须参考分类的结果作出有效的判断。白细胞分类计数的变化是与疾病病程有着密切关系,在某些病的初期、急性期、恢复期各类白细胞比例不断变化,某类白细胞增加的同时另一类白细胞相应会减少,应根据不同的情况结合临床具体分析,听从医生的指导和建议,当疾病恢复时各类白细胞应恢复到正常范围内。

【英文缩写】

DC

【参考值】

相对值（成人）：

中性分叶核粒细胞（GR,NEU）　50%～70%

中性杆状核粒细胞　1%～5%

嗜酸性粒细胞（Eos）　1%～5%

嗜碱性粒细胞（Bas）　0～1%

单核细胞（Mo）　2%～8%

淋巴细胞（Ly）　20%～40%

【临床意义】

1.中性粒细胞增多　见于化脓性感染、粒细胞白血病、急性出血、溶血、手术后、尿毒症、酸中毒、急性金属汞或铅中毒等；激素类的应用,如皮质激素、肾上腺素、可的松和氢化可的松;周围血管扩张药,如烟酸可使中性粒细胞增加。

中性粒细胞减少：见于伤寒、副伤寒、疟疾、流感、化学药物中毒、放射线照射、化疗、极度严重感染、再生障碍性贫血、粒细胞缺乏等。亦可见于药物应用,抗心律失常药如苯妥英钠、普鲁卡因,解热镇痛药如对乙酰氨基酚,利尿药,抗生素类如氨苄西林、青霉素头孢菌素、氯霉素,抗结核药异烟肼,抗甲状腺药等可使中性粒细胞减少;多种抗肿瘤药物;常见引起中性粒细胞一过性减少。

2.嗜酸性粒细胞增多　见于变态反应性疾病、过敏性疾病（如过敏性哮喘和药物过敏反应）、寄生虫病、某些皮肤病（如剥脱性皮炎）、某些血液病（如恶性淋巴瘤）、慢性粒细胞白血病、风湿性疾病等。

嗜酸性细胞减少：见于某些急性传染病、如伤寒、副伤寒、长期应用肾上腺皮质激素治疗的患者。

3.嗜碱性粒细胞增多　①骨髓增殖性疾病,如慢性粒细胞白血病（慢粒）、嗜碱性粒细胞白血病、霍奇金病等;②铅、锡、铋等金属中毒;③溃疡性结肠炎、甲状腺功能低下、肾病综合征、获得性溶血性贫血等;④某些转移瘤,脾切除术后等。

嗜碱性粒细胞减少：见于慢性粒细胞白血病、霍奇金病、转移癌、金属铅或铋中毒。减少意义不大。

4.淋巴细胞增多　见于病毒或杆菌所致的急性传染病,如风疹、流行性腮腺炎、传染性淋巴细胞增多症、传染性单核细胞增多症、百日咳、结核病等;此外某些血液病如淋巴细胞白血病、白血病淋巴瘤、肥大细胞增多症等,以及组织器官移植术后排斥反应期、少数急性传染病恢复期,亦可见淋巴细胞增多。

淋巴细胞减少：见于传染病急性期、放射病、及应用肾上腺皮质激素或促肾上腺皮质激素等，还有长期化疗及免疫缺陷病等。

5.单核细胞增多　①某些感染，如亚急性细菌性心内膜炎、急性感染恢复期、活动性肺结核等；②某些血液病，如单核细胞白血病、恶性淋巴瘤、恶性组织细胞病等；③某些疾病恢复期，如粒细胞缺乏症恢复期等；④某些寄生虫病如疟疾、黑热病等；⑤甲状腺功能亢进(甲亢)、结节性关节炎等疾病；⑥病毒、立克次体感染，如麻疹、水痘、风疹、传染性单核细胞增多症、病毒性肝炎等。

单核细胞减少意义不大，多见于细胞白血病和全髓功能不全。

九、嗜酸细胞直接计数

临床上常见的患过敏性疾病、寄生虫病等的患者，血液中的嗜酸性粒细胞都会出现增高现象，故临床上常用白细胞分类并结合嗜酸性粒细胞直接计数以帮助诊断。

【英文缩写】

Eos

【参考值】

$(0.05\sim0.3)\times10^9/L(50\sim300/\mu L)$

【临床意义】

1.嗜酸性粒细胞增多

(1)见于变态反应性疾病，如支气管哮喘、药物过敏、荨麻疹、血管神经性水肿、血清病、异体蛋白过敏等。

(2)寄生虫病。

(3)某些药物应用，如青霉素、链霉素、先锋霉素、苯妥英钠等。

(4)某些皮肤病，如天疱疮、湿疹、剥落性皮炎、银屑病等。

(5)肺浸润性嗜酸性粒细胞增多症，如过敏性肺炎、流行性过敏性呼吸道综合征：结节性多动脉炎等。

(6)血液病，如某些恶性淋巴瘤、慢性粒细胞白血病、真红细胞增多症、霍奇金病、多发性骨髓瘤等。

(7)其他：恶性肿瘤尤其是转移癌和有坏死性病灶的肿瘤，家族性嗜酸性粒细胞增多症，某些内分泌疾病如肾上腺皮质机能减退等，急性传染病恢复期。

2.嗜酸性粒细胞减少

(1)见于较严重疾病的进行期，如伤寒、急性心肌梗死等。

(2)当肾上腺皮质功能亢进或应用肾上腺皮质激素治疗时，嗜酸性粒细胞减少。

(3)严重烧伤或大手术后，嗜酸性粒细胞减少，大手术后，一旦嗜酸性粒细胞恢复正常，表示手术反应消失,病情好转。

三、异常白细胞形态检查

在血涂片中,异常白细胞对临床诊断及治疗有重要的意义。

【影响因素】

必须明确,迄今为止,世界上无论多先进的血细胞分析仪,进行的白细胞分类都只是一种过筛手段,并不能完全取代人工镜检分类。要坚决纠正有些单位用了血细胞分析仪就丢掉镜检的错误思想。

制片是否及时,染色时间过长或过短,染料渣子是否冲洗干净等均影响白细胞形态的观察。

【临床意义】

1.核象变化

(1)核左移:说明外周血中幼稚或杆状核粒细胞增多,见于急性白血病、急性化脓性细菌感染、急性中毒、急性溶血。正常妊娠、缺氧及低血压也可出现细胞核左移现象。

(2)核右移:说明中性粒细胞核分叶过多,见于巨幼细胞性贫血、恶性贫血、化疗及炎症恢复期、遗传性中性粒细胞分叶过多、尿毒症等。

(3)分叶过少:乳酸缺乏症,假性 Pelger-Huet 异常等。

2.其他核异常 环形或面包圈型核见于慢性粒细胞白血病、骨髓异常增生综合征等。

3.中性粒细胞胞质变化和异常

(1)颗粒异常:中毒颗粒见于较严重的化脓菌感染,但轻微的中毒颗粒也可见于正常孕妇。

(2)空泡变性:常见于化脓性感染患者,也可能与粒细胞部分退化有关或遗传性疾病等。

(3)内涵物的存在:Dohle 小体主要见于细菌性感染、炎症和烧伤,偶见于骨髓异常增生综合征、慢性髓细胞性白血病等。

4.中性粒细胞大小不均或出现中毒颗粒 见于较严重的化脓性感染。

5.卫星核淋巴细胞 见于长期化疗、放疗,常作为致畸、致突变的指标之一。

6.异形淋巴细胞 分为浆细胞型、单核细胞型和幼稚型,见于病毒感染性疾病,如传染性单核细胞增多症、流行性出血热、病毒性肝炎、流行性腮腺炎、流感等。

四、血小板计数

一般情况下如需判断患者有无出血倾向和有无止血能力,需要做血小板检查,其中最为常见的是做血小板计数。

【英文缩写】

PLT、PBC

【参考值】

$(100\sim300)\times10^9/L(10\sim30$ 万$/mm^3)$

【影响因素】

1.抽血后立即轻轻颠倒混匀,防止血小板黏附和聚集而使计数假性降低。

2.各种原因引起的血栓前状态使血小板易于聚集。

3.大量巨大血小板或小红细胞的存在,会影响血小板的检测。

4.注意辨别由于抗凝剂引起的假性血小板减少。

【临床意义】

正常人每天 PLT 有 6%～10% 的波动,一般晨间较低,午后略高;春季较低,冬季略高;平原居民较低,高原居民略高;静脉血平均值较末梢血略高。新生儿 PLT 较少,3 个月后达成人水平。女性比男性约高 9%,女性月经前 PLT 降低,经后逐渐上升;妊娠中晚期升高,分娩后1～2d降低。剧烈活动和饱餐后 PLT 升高,休息后恢复至原来水平。急性酒精中毒时可降低。

1.血小板增多 当 $>400\times10^9/L$ 时为血小板增多,原发性血小板增多常见于骨髓增生性疾病,如慢性粒细胞白血病、真性红细胞增多症、原发性血小板增多症等;反应性血小板增多症常见于急慢性炎症、缺铁性贫血及癌症患者,此类增多一般不超过 $500\times10^9/L$,经治疗后情况改善,血小板数目会很快下降至正常水平。脾切除术后血小板会有明显升高,常高于 $600\times10^9/L$,随后会缓慢下降到正常范围。

2.血小板减少 $<100\times10^9/L$ 即为血小板减少,常见于血小板生成障碍,如再生障碍性贫血、急性白血病、急性放射病等;血小板破坏增多,如原发性血小板减少性紫癜、脾功能亢进、消耗过度如弥漫性血管内凝血、家族性血小板减少如巨大血小板综合征等。

五、平均血小板体积

用于判断出血倾向及骨髓造血功能变化,以及某些疾病的诊断治疗。

【别名】

MPV

【参考值】

6～11.5fl

【临床意义】

通过对血小板和平均血小板体积参数进行综合分析,可以对下列疾病进行辅助判别(表 9-3)。

表 9-3 部分血液成分昼夜生理变化

PLT 正常,MPV 正常	正常人,骨髓增殖状态,原发性高血压,代偿性血小板减少症
PLT 降低,MPV 正常	狼疮,骨髓抑制恢复期,特异性血小板减少性紫癜
PLT 降低,MPV 升高	子痫前兆,急性心肌炎,心源性肥大性骨关节病,免疫性血小板减少性紫癜,糖尿病
PLT 升高,MPV 正常	骨髓增生性疾病,反应性血小板增生与大面积的炎症,感染,及营养性疾病
PLT 降低,MPV 降低	AIDS,发育不良性贫血,脾亢,骨髓纤维化或肿瘤细胞浸润危及造血时,单纯巨核细胞发育不全,再生障碍性贫血,骨髓化疗后,败血症,巨幼贫血,遗传性 Wiskott-Aldrich 综合征
PLT 升高,MPV 升高	慢粒,脾切除术后,反应性血小板增多症和缺铁的病人
PLT 正常,MPV 升高	慢性骨髓白血病,骨髓纤维化,脾切除,半数的 α 型和 β 型地中海贫血
PLT 降低,MPV 正常	再生障碍性贫血,巨幼贫血和药物引起的骨髓抑制

第三节 输血检验

血型是人类血液以血型抗原为表现形式的遗传性状,血型由血型基因决定,是血细胞的主要特征之一。ABO 血型系统和 Rh 血型系统是红细胞的两大血型抗原抗体系统,在临床输血和血液遗传学研究上有重要意义。血型鉴定和交叉配血是保证输血安全的主要措施。

一、红细胞血型检查

(一)ABO 血型系统

人 ABO 血型由红细胞抗原和血清抗体共同决定,依据红细胞上是否存在 A、B 抗原,血清中是否存在抗 A、抗 B 抗体,ABO 血型系统可分为 A、B、O 及 AB 四种血型,见表 9-4。

表 9-4 人类 ABO 血型系统

血型	红细胞膜抗原	血清中抗体	基因型
A	A	抗 BA/A 或 A/O	
B	B	抗 AB/B 或 B/O	
AB	A,B	无	A/B
O	O	抗 A,抗 B	O/O

1.ABO 血型系统抗原

(1)ABO 血型系统抗原的组成和遗传:ABO 血型系统抗原是存在于红细胞膜上的一种糖蛋白,由多肽和糖链组成。每个个体自父母处获得 ABO 血型基因,调控血型抗原的合成。表型即所检测到的红细胞血型;A 和 B 基因是显性基因,O 基因则是隐性基因。A 血型和 B 血型的主要抗原成分分别由 A、B 基因调控。H 抗原是形成 A、B 血型抗原的结构基础,抗原性较弱,血清中一般测不出抗 H 抗体。妊娠 5～6 周的胎儿红细胞已能测出 ABO 血型抗原。新生儿 ABO 血型的抗原性较弱,约为成人的 20%,以后随年龄的增长而不断增强,20 岁左右到达高峰,进入老年期逐渐减低。人的 ABO 血型抗原一般终身不变。

（2）ABO 血型系统抗原的分布:A、B、H 抗原主要存在于红细胞膜上,也分布在白细胞、血小板及其他组织细胞上。组织细胞合成并分泌的水溶性 A、B、H 血型抗原多为半抗原,称为血型物质。血型物质广泛存在于人体的各种体液和分泌物中,以唾液中含量最高,其次是血清、尿液、精液、羊水等。体液中含有血型物质者为分泌型,体液中不含血型物质者为非分泌型。血型物质具有与相应抗体反应的性质,测定唾液血型物质可协助鉴定 ABO 血型,检查羊水血型物质可以预测胎儿血型。

2.ABO 血型系统抗体　按其来源可分为天然抗体和免疫性抗体。天然抗体主要由自然界中具有与 A、B 血型抗原结构相同的物质刺激机体的免疫系统产生,主要为 IgM 型免疫球蛋白。免疫性抗体则来自母婴血型不合的妊娠或血型不合的输血,新生儿血清中的抗体通常是来自母体的 IgG 型免疫球蛋白。抗体在出生后 3～6 个月开始出现,青春期达到高峰,持续终身,但其效价随年龄增长而逐步降低。

3.ABO 血型系统亚型　A、B 血型因抗原结构的差异在同一血型形成若干亚型。A 抗原的主要亚型有 A₁ 和 A₂,约占 A 型血的 99.9%。A₁ 和 A₂ 红细胞均能与抗 A 血清发生直接凝集反应。中国人 A、AB 血型以 A₁、A₁B 亚型为主,A₂、A₂B 亚型仅占 1%。B 亚型较少见,且抗原性弱,故临床意义不大。检查亚型的目的是防止误定血型,避免输血反应,主要意义有:①A₁ 与 A₂ 之间的输血可能引起输血反应。②亚型抗原性弱,如抗 A 抗 B 标准血清效价低时,易漏检或误定,如抗 A 血清效价低时,可将 A₂ 或 A₂B 红细胞误定为 O 或 B 型。ABO 亚型抗原抗体及抗原与抗血清的反应见表 9-5。

【检测方法和原理】

ABO 血型鉴定是保证输血安全的前提条件。血型抗原与相应抗体在反应介质中形成红细胞和相应血型抗体结合的免疫复合物,出现肉眼可见的凝集现象。用已知的特异性标准血清检查红细胞的未知血型抗原称为正向定型,用已知血型的标准红细胞检查标本中的未知血型抗体称为反向定型。

1.盐水凝集法　ABO 血型抗体以 IgM 为主,IgM 抗体克服红细胞表面排斥作用能力强,在生理盐水中与含有相应 ABO 血型抗原的红细胞结合,出现肉眼可见的凝集现象,有玻片法和试管法。ABO 血型正反定型和结果判断见表 9-6 和表 9-7。

2.凝胶微柱法　利用凝胶分子筛作用和亲和效应,以凝胶微柱为反应介质,反应在透明塑料卡上的凝胶管中进行。如红细胞与相应抗体结合,形成红细胞凝块,低速离心后,凝集的红细胞悬浮在凝胶上层,未结合抗体的红细胞则沉于凝胶底部。结果可用肉眼观察或血型分析仪分析。

表 9-5　ABO 亚型抗原抗体及抗原与抗血清的反应

血型	红细胞表面 A、B 抗原	血清中抗 A、抗 B 抗体	与抗血清反应		
			抗 A	抗 B	抗 A₁
A₁	A₁ 和 A	抗 B,抗 H	+	−	+
A₂	A	抗 B 和抗 A₁(1%～2%)	+	−	−
A₁B	A₁,A 和 B	抗 H	+	+	+
A₂B	A 和 B	抗 A₁(25%)	+	+	−
B	B	抗 A,抗 A₁	−	+	−
O	无	抗 A,抗 B 和抗 A₁	−	−	−

表 9-6　ABO 血型正、反定型及结果判断

正向定型 (标准血清+被检者红细胞)			反向定型 (标准红细胞+被检者血清)			结果判断
抗 A	抗 B	抗 AB(O 型血清)	A 型红细胞	B 型红细胞	O 型红细胞	
+	−	+	−	+	−	A 型
−	+	+	+	−	−	B 型
+	+	+	−	−	−	AB 型
−	−	−	+	+	−	O 型

表 9-7　红细胞凝集强度判断标准

凝集程度	判断标准
4+	红细胞凝集成一大块,血清清晰透明
3+	红细胞凝集成数小块,血清尚清晰
2+	红细胞凝块分散成许多小块,周围可见到游离红细胞
1+	肉眼可见大颗粒,周围有较多的游离红细胞
±	镜下可见数个红细胞凝集在一起,周围有很多游离红细胞
混合凝集外观	镜下可见少数红细胞凝集,而绝大多数红细胞仍呈分散分布
阴性	镜下未见细胞凝集,红细胞均匀分布

【临床应用】

1.输血　血型鉴定是临床输血的首要步骤,输血前必须准确鉴定受血者及供血者的血型,选择同型血源,经交叉配血相符后才能实施输血。

2.器官移植　应力求受体和供体间 ABO 血型一致,否则供体中的血型抗体可作用于移植物血管内皮表面的 ABO 血型抗原发生超急性排斥反应,导致移植失败。

3.新生儿溶血病　母子 ABO 血型不合的妊娠后期,由于局部胎盘破裂造成少量胎儿红细

胞进入母亲的血液循环,刺激母体免疫系统产生针对胎儿红细胞的 IgG 型血型抗体,当抗体效价大于 1∶64 时,胎儿发生溶血病的概率增高。

4.其他　ABO 血型检查还可用于法医学鉴定及某些疾病的相关调查。

(二)Rh 血型系统

1.Rh 血型系统　是最复杂的红细胞血型系统之一。Rh 血型系统有 3 种命名方式,即 Fisher Race 命名法(CDE 命名法)、Winer 假说和 Rosenfield 的基因数字表达。CDE 命名法简明易懂,为临床常用。国际输血协会(ISBT)红细胞抗原命名专业组以 Rosenfield 的基因数字表达为基础,规范了 Rh 血型系统的字母/数字表达方式。

根据 CDE 命名法,人类红细胞的 Rh 抗原理论上应有 C、D、E 和 c、d、e 共 6 种,由于尚未发现 d 抗体和 d 抗原,因此,现有 5 种 Rh 抗原,相应有 5 种 Rh 抗血清,其中 D 抗原最为重要。根据红细胞上有无 D 抗原将红细胞分为 Rh 阳性和 Rh 阴性,红细胞膜上有 D 抗原者为 Rh 阳性,红细胞膜上无 D 抗原者为 Rh 阴性。中国人约 99.6% 为 Rh 阳性,0.4% 为 Rh 阴性。

2.Rh 血型系统抗原及抗体

(1)Rh 血型系统抗原:Rh 血型系统抗原强度仅次于 ABO 血型系统的 A 抗原及 B 抗原。目前已发现的 Rh 抗原有 45 种,其中与人类关系最为密切的是 D、E、C、c、e 五种,其中以 D 抗原的抗原性最强,依次是 E、C、c、e。

(2)Rh 血型系统抗体:天然 Rh 抗体极少,绝大多数 Rh 抗体由输血或妊娠刺激机体免疫系统产生的 IgG 型免疫性抗体。主要 Rh 血型抗体有抗 D、抗 E、抗 C、抗 c、抗 e 五种。其中抗 D 最为常见。

【检测方法和原理】

临床上常用抗 D 血清检查有无 D 抗原以确定被检者 Rh 血型。当有特殊需要如家系调查、父权鉴定、配血不合等情况才采用抗 C、抗 c、抗 E、抗 e 等标准血清做全部表型测定。

1.酶介质法　红细胞表面的唾液酸带负电荷,使用木瓜酶或菠萝蛋白酶破坏红细胞表面的唾液酸,降低红细胞表面的负电荷,减少细胞间的排斥力,促进 Rh 抗原与相应抗体间的结合从而产生红细胞凝集。

2.聚凝胺试验　聚凝胺是带高价阳离子的季铵盐,溶解后产生正电荷中和红细胞表面的负电荷,减少细胞间的排斥力,有利于红细胞凝集。Rh 抗体致敏的红细胞产生的凝集是特异性的不可逆凝集,非抗体致敏红细胞凝集则是可逆性凝集。

3.抗球蛋白试验　即 Coombs 试验,是检测红细胞上不完全抗体的经典方法。不完全抗体与其相应的红细胞结合,在盐水介质中不出现凝集反应。Coombs 试验利用抗球蛋白抗体作为第 2 抗体,通过连接致敏红细胞表面的特异性 Rh 抗体,使致敏红细胞出现特异性凝集。

4.人源盐水介质抗 D 试验　采用免疫球蛋白变性剂(如二硫苏糖)处理人源 IgG 类抗 D 血清,使小分子的 IgG 抗体分子增大成为具有大分子的"IGM"的性质能在盐水介质中与相应红细胞发生凝集,可用于 Rh 血型的快速鉴定。

5.低离子强度溶液试验　红细胞外围的阴离子是红细胞的稳定因素之一,降低反应介质的离子强度可减少细胞外围的阴离子,促进带正电荷的 IgG 型 Rh 抗体与红细胞结合发生凝集反应,从而增加红细胞的凝集强度。

【质量管理】

Rh 血型假阳性和假阴性的原因

(1)假阳性:①受检细胞已被免疫球蛋白致敏,或标本血清中含有引起红细胞凝集的因子。②受检细胞与抗血清孵育时间过长,含高蛋白的定型试剂会引起缗钱状形成。③标本抗凝不当,受检过程中出现凝血或小的纤维蛋白凝块。④定性血清中含有事先未被检测的其他特异性抗体。⑤多凝集细胞。⑥检定用器材或抗血清被污染。

(2)假阴性:①受检细胞悬液浓度太高,与抗血清比例失调。②漏加或错加定型血清。③定型血清的使用方法错误,未按说明书进行。④离心后重悬细胞时,摇动用力过度,摇散微弱的凝集。⑤抗血清失效。⑥某些弱 D 抗原需通过抗球蛋白试验、吸收放射试验或基因分型才能检出。

【临床应用】

1.Rh 血型鉴定及交叉配血　一般正常人血清中不存在 Rh 抗体,但鉴于临床情况的复杂性,提倡输血前均须同时进行 ABO 和 Rh 血型鉴定,以确保输血安全。

2.新生儿溶血病诊断　如母体血液中含有针对胎儿红细胞的 IgG 类 Rh 抗体,由于 IgG 类抗体可以通过胎盘,破坏胎儿红细胞,引起新生儿溶血病。因此检测母体 Rh(D)抗体,可以尽早发现和避免新生儿溶血病。

(三)交叉配血

交叉配血试验是检测受血者和供血者血液间是否有相应的抗原、抗体的存在。

【检测方法和原理】

交叉配血试验分两管:主侧管,为受血者血清与供血者红细胞;次侧管,为受血者红细胞与供血者血清。常用盐水配血试验,此外,酶介质试验、抗球蛋白试验、低离子强度盐水试验、凝聚胺试验及微柱凝胶试验均可用于交叉配血试验。

【质量管理】

1.缗钱状形成:血清在室温和 37℃中,使红细胞出现假凝集,造成配血错误,常见于多发性骨髓瘤、巨球蛋白血症、霍奇金病以及其他表现为血沉加速的病例。

2.交叉配血试验结果不相溶,显示有未检明的同种抗体的存在。

3.在室温反应中,显示有自身抗体。

4.抗球蛋白试验显示有自身抗体。

5.抗体筛选试验阴性和交叉配血结果阳性提示可能有未检明的抗体的存在。

6.离心力不当造成假阴性和假阳性。

7.水浴箱温度不正确。

8.蒸馏水中某些离子造成错误结果。

9.红细胞不正确的洗涤和悬浮,使抗球蛋白试验假阴性。

10.血清中含有溶血性抗体,溶解红细胞。

【临床应用】

1.保证输血　进一步验证血型,及时纠正定型错误,避免因错定血型导致的输血反应,确保输血安全。

2.发现亚型和不规则抗体　①在 ABO 血型系统中含有抗 A_1 和抗 A_2 的血清与 A_1 红细胞交叉配血时可出现凝集。②ABO 血型相同、Rh 或其他血型不同时也可发生严重的溶血性输血反应。如未进行 Rh 或其他血型鉴定,通过交叉配血可发现受血者与供血者血型不合或存在免疫性抗体。

二、白细胞血型检查

白细胞膜上的抗原包括红细胞血型抗原、白细胞本身所特有的血型抗原和人类白细胞抗原(HLA)。HLA 系统即人类主要组织相容性抗原系统,它受控于主要组织相容性复合物(MHC)。HLA 参与免疫细胞的相互作用,在机体的免疫中起着十分重要的作用。

人类主要组织相容性复合物位于 6 号染色体短臂 6p21.3 区域,可分为 HLA Ⅰ、Ⅱ、Ⅲ 三类基因。HLA 抗原分为 HLA Ⅰ 类分子和 HLA Ⅱ 类分子。HLA Ⅰ 类分子表达广泛,几乎在所有有核细胞表面表达,包括网织红细胞和血小板。HLA Ⅱ 类分子主要表达在抗原递呈细胞,如 B 细胞、单核细胞、巨噬细胞、树突细胞、激活的 T 细胞等,分布较窄。

【检测原理和方法】

1.HLA 血清学技术　用已知的抗 HLA 抗原的标准分型血清来检测未知淋巴细胞表面的 HLA 抗原型别。微量淋巴细胞毒试验即补体依赖的微量淋巴细胞毒试验是研究 HLA 系统的基本血清学鉴定方法。

分型血清中含有的抗特定 HLA 抗原的细胞毒抗体与待检淋巴细胞膜表面的 HLA 抗原结合后,在补体的参与下损伤细胞膜,经伊红或台盼蓝染色后,观察细胞是否被染色,了解细胞损伤、死亡的情况,死亡细胞数与抗原-抗体反应强度成正比。若待检淋巴细胞不带有相应的抗原,则无抗原-抗体反应,细胞不损伤,染料不能进入,为阴性结果。

2.HLA 的分子生物学检测　为近年开展的检测技术,采用方法有:PCR 序列特异性引物(PCR-SSP)、PCR 序列特异性寡核苷酸探针(PCR-SSO)、聚合酶链反应-限制性片段长度多态性(PCR-RFLP)和 PCR-直接测序分型(PCR-SBT)。

【质量管理】

HLA 系统的交叉反应是造成 HLA 血清学错综复杂的主要原因。

1.HLA 抗血清　①HLA 抗血清中若存在纤维蛋白或其他杂质,则可影响反应和读数;②抗血清多次冻融、冻存,冻存时间偏长,运输温度过高等引起抗血清效价降低,反应结果难以判断。

2.淋巴细胞　①淋巴细胞活性下降易发生假阳性反应;②淋巴细胞悬液污染严重时可造成判断和读数上困难;③淋巴细胞数量过多或过少,易造成假阴性或假阳性;④部分白血病患者 HLA 抗原可减弱或缺失,少数患者可能出现抗原增高现象,可能引起 HLA 分型错误。

3.操作因素　①孵育:时间不足或过长,可产生假阴性或假阳性反应;②补体:活性偏低易出现弱反应或假阴性结果;③伊红染色:染色时间长使活细胞死亡而着色。

【临床应用】

HLA 检测技术应用于 HLA 多态性的研究、移植前供受者组织相容性配型、亲子鉴定、HLA 与某些疾病的关联以及遗传学等方面。

第十章 尿液一般检验

第一节 尿液常规检查

尿液是排除和早期发现某些疾病最直接的标本,它同样被用来观察病程变化和治疗效果。肾脏和泌尿道疾病与尿液中某些成分相关,这些成分能被筛选试验敏感地诊断,假如结果阳性再进行更细致的检查。大多数肾脏和泌尿道疾病在病程中很少出现症状和体征,明确诊断时,疾病常常已到晚期。常见症状包括肾区疼痛、肾绞痛及水肿。依靠血清学检查,这些肾脏疾病也常要到晚期才被发现,因此尿常规又是最重要的诊断性检查。

通常完整的尿液常规分析包括尿液干化学分析与尿沉渣检查两部分。尿液干化学分析应用尿液分析仪读取结果,一般均以半定量数据及阳性等级报告。尿沉渣检查目前有显微镜检查与自动分析仪定量分析两种方法。

一、尿液干化学分析

尿液干化学分析是由尿液分析仪来完成的。它是由反射式光度计、微电脑和打印机以及与该机配套的尿液干化学试带等组成的。尿液干化学试带是以滤纸为载体,将各种试剂成分浸渍后干燥,作为试剂层,固定在塑料底层上,并在表面覆盖一层起保护作用的尼龙膜。

尿液干化学分析内容根据各种产品的组合而不同,目前最多的组合可有 11 项(也有 8 项或 10 项)检测项目,通常包括:酸碱度(pH)、葡萄糖(GLU)、蛋白质(PRO)、比密(SG)、隐血(BLD)、酮体(KET)、尿胆原(URO)、胆红素(BIL)、亚硝酸盐(NIT)、白细胞酯酶(LEU)、维生素 C(Vit C)。

尿液常规分析检验报告单上一些项目后面出现"+"或"+++"或数字,表明程度不同,这在医学上叫阳性结果;相反,"−"就称阴性结果。在阅读报告时,要客观地分析报告,因为有许多干扰因素影响到检测结果的准确性,如饮食、尿液中的一些干扰物等。

1.尿量 尿量一般指 24h 排出体外的尿液总量,主要取决于肾小球的滤过率、肾小管的重吸收和浓缩、稀释功能。健康成人为 1.0~1.5L/24h 或 1.0ml/(h·kg),小儿按千克体重计算较成人多 3~4 倍。此外,尿量变化还受内分泌功能、精神因素、活动量、饮水量、环境温度、药物应用等多种因素影响。

每天尿量多于 2500ml 为多尿。在正常情况下见于饮水过多,饮浓茶、咖啡及乙醇类饮品,或精神紧张、癔病等。病理情况见于:①内分泌疾病如下丘脑、垂体受损导致尿崩症、原发性甲状旁腺功能亢进所致尿钙增高而引起多尿、原发性醛固酮增多症引起多尿。②代谢性疾病如糖尿病。③肾脏性疾病如间质性肾炎引起肾小管重吸收功能降低而引起多尿,急性肾功能衰竭多尿期、肾小管性酸中毒、慢性肾功能不全、失钾性肾病、高钙性肾病等均可发生多尿。④精神性多尿,多为烦渴、饮水过多所致。

24h尿量少于400ml或每小时尿量持续小于17ml为少尿。生理性少尿多见于饮水少、多汗等。在尚未出现脱水的临床症状和体征前可首先出现尿量减少。

(1)肾前性少尿:由于各种原因造成肾血流量不足、肾小球滤过率减低所致。如:①肾缺血:各种原因引起的休克、过敏、失血过多、心力衰竭、肾动脉栓塞、肿瘤压迫等。②血液浓缩:严重腹泻、呕吐、大面积烧伤、高热等。③血容量减少:重症肝病、低蛋白血症等引起全身水肿。④应激状态严重创伤、感染(如败血症)等。

(2)肾后性少尿:多由各种原因所致的尿路梗阻引起,可见于尿路结石、损伤、肿瘤以及尿路先天畸形和机械性下尿路梗阻如膀胱功能障碍、前列腺肥大、前列腺癌等。

(3)肾性少尿:因肾实质的病变导致肾小球和肾小管功能损害所致。在排除肾前和肾后性少尿后可考虑肾性少尿,如:①急性肾小球肾炎、急性肾盂肾炎、慢性肾炎急性发作以及急性肾小管坏死等,此种尿特性是高渗性尿[比密>1.018,尿渗量>600mOsm/(kg·H$_2$O)]。②慢性肾小球肾炎、高血压和糖尿病性肾血管硬化、多囊肾等,慢性肾功能衰竭时也可出现少尿,但特征为低渗性少尿[比密<1.015,尿渗量300~500mOsm/(kg·H$_2$O)]。③肾移植术后急性排异反应时尿量可突然降低。

无尿是指24h尿量小于100ml或在12h内完全无尿。肾受汞等毒性物质损害常可引起急性肾小管坏死,而突然引起少尿或闭尿。

2.颜色　尿的颜色可随机体生理和病理的代谢情况而变化,正常尿液因含尿色素而呈淡黄色,尿液浓缩时可呈深黄色,并可受某些药物及食物的影响。

病理性尿的颜色可呈无色、深黄色、红色、紫红色、棕黑色、绿蓝色、乳白色等均有意义。尿色深红如浓茶样见于胆红素尿;红茶色见于血尿、血红蛋白尿;乳白色见于乳糜尿或脓尿;紫红色见于卟啉尿;棕黑色见于高铁血红蛋白尿、黑色素尿;绿蓝色见于胆绿素尿和尿蓝母。

3.透明度　根据尿外观的物理学性状,将透明度分为清晰透明、微混、混浊、明显混浊等4个等级。混浊程度根据尿中含混悬物质种类及量而定。新鲜尿液清晰透明,放置后可因尿酸盐、磷酸盐等结晶析出而变混浊。病理性混浊的主要原因是尿中含有白细胞、红细胞及细菌等。

混浊尿的鉴别步骤和顺序为:①加热,混浊消失,为尿酸盐结晶。②加入乙酸数滴,混浊消失且产生气泡,为碳酸盐结晶;混浊消失但无气泡,则为磷酸盐结晶。③加入2%盐酸数滴,混浊消失者为草酸盐结晶。④加入10%氢氧化钠数滴,混浊消失者为尿酸盐结晶;呈胶状者为脓尿。⑤在1份尿液中,加入乙醚1份和乙醇2份,振荡,混浊消失者为脂肪尿。⑥经上述处理后,尿液仍呈混浊者为菌尿。

4.酸碱度　尿液酸碱度即 pH,可反映肾脏调节体液酸碱平衡的能力。正常尿液一般呈弱酸性(pH6.0 左右),但因饮食种类不同,pH 波动范围可为 4.5～8.0。进食肉类食物的尿液多为酸性;素食可呈中性或弱碱性。

测定尿液酸碱反应时,标本必须新鲜。尿液留置过久,若细菌分解尿素,可使酸性尿变为碱性尿。病理情况下,强酸尿见于酸中毒、糖尿病、肾炎及服用氯化铵等;碱性尿见于久置腐败尿、泌尿道感染、脓血尿、严重呕吐、输血后及服用碳酸氢钠等;尿酸盐、草酸盐、胱氨酸结晶多见于酸性尿;磷酸盐、碳酸盐结晶见于碱性尿。

5.比密　比密又称比重,是指在 4℃时尿液与同体积纯水重量之比,主要决定于尿中电解质、代谢产物重量和浓度。因尿液含 3％～5％的固体物质,故尿液比密大于纯水。尿液比密受年龄、入水量和出汗量的影响,婴幼儿的尿比密偏低,成年人在普通饮食下,随机尿比密多波动在 1.003～1.030,晨尿＞1.020,新生儿为 1.002～1.004 之间。大量饮水时,尿比密可低至1.003 以下。

尿少时,比密可增高,见于急性肾炎、心功能不全、高热、脱水和周围循环衰竭等;尿量增多同时比密增加,常见于糖尿病。

比密降低见于慢性肾小球肾炎、肾功能不全、尿崩症等。

在肾实质性损害、肾浓缩功能减退时尿比密低而固定,常在 1.％±0.003,为等渗尿。

6.尿液蛋白质(PRO)定性检查　正常人亦能排出微量蛋白,但一般定性方法不能测出,故检测结果为阴性。

生理性蛋白尿系指泌尿系统无器质性病变,尿内暂时出现蛋白质,又称功能性蛋白尿,见于剧烈活动、饱餐、发热、寒冷等。

病理性蛋白尿是指肾小球或肾间质有病变而产生蛋白尿。病理性蛋白尿多为持续性蛋白尿。

(1)肾小球性蛋白尿:因炎症、免疫等损害因素导致肾小球滤过膜通透性增高,原尿中蛋白量超过肾小管重吸收能力而造成。若病变致滤过膜孔异常增大或断裂,血浆中各种分子量蛋白质无选择地滤出,如免疫球蛋白等,此蛋白尿又称为非选择性蛋白尿。若病变仅影响滤过膜上的负电荷而只使低分子量蛋白滤过增多,如白蛋白、前白蛋白、转铁蛋白等,此种蛋白尿称选择性蛋白尿。

(2)肾小管性蛋白尿:炎症或中毒等因素引起近曲小管对低分子量蛋白质的重吸收减弱所致,其蛋白成分常由 β_2-MG、溶菌酶等蛋白质构成,白蛋白正常或轻度增加,常为低分子量蛋白尿,常见于肾盂肾炎、间质性肾炎、肾小管性酸中毒、重金属(如汞、镉、铋)中毒、药物(如庆大霉素、多黏菌素 B)中毒及肾移植后。

(3)溢出性蛋白尿:血中有异常低分子量蛋白质增加,如免疫球蛋白轻链、肌红蛋白和血红蛋白等蛋白质可从肾小球滤过而不能完全被肾小管重吸收时形成蛋白尿。见于多发性骨髓瘤、原发性巨球蛋白血症、轻链病等,淀粉样变、淋巴瘤、白血病、骨骼肌创伤及大面积心肌梗死等。

(4)组织性蛋白尿:肾小管受炎症、药物或肿瘤刺激后尿路可分泌 IgA、肾小球基底膜物质、肾小球刷状缘抗原及各种酶,多为低分子量蛋白尿。

(5)混合性蛋白尿:指肾小球和肾小管性蛋白尿并存,常于肾小球肾炎后期。

7.尿葡萄糖(GLU)定性试验　阳性的尿液称为糖尿,一般指葡萄糖尿,偶见乳糖尿、戊糖尿、半乳糖尿等。当血中葡萄糖浓度大于 8.8mmol/L 时,肾小球滤过的葡萄糖超过肾小管重跃收能力("肾糖阈")即可出现糖尿。尿中是否出现葡萄糖取决于三个因素:①血糖浓度。②肾血流量。③肾糖阈。

尿糖检查主要是作为糖尿病的筛检和病情判断的检测指标,但尿糖检查时,应同时检测血糖,以提高诊断准确性。

(1)血糖增高性糖尿分为:①摄入性糖尿,可因短时间摄入大量糖类或静脉输注高渗葡萄糖溶液后引起。②应激性糖尿由于情绪激动、脑血管意外、脑溢血、颅脑外伤等情况可出现暂时性高血糖和糖尿。③代谢性糖尿由于内分泌激素分泌失常,糖代谢发生紊乱引起高血糖所致,最常见的是糖尿病。④内分泌性糖尿可见于甲状腺功能亢进症、肢端肥大症、嗜铬细胞瘤、库欣综合征。

(2)血糖正常性糖尿又称肾性糖尿,是指血中葡萄糖(GLU)浓度在正常情况下发生尿中GLU 浓度升高,无酮症也无其他糖尿。出现糖尿的原因是由于肾小管对滤过液中葡萄糖重吸收能力减低、肾糖阈减低所致的糖尿。可见于家族性肾性糖尿(如库欣综合征)、新生儿糖尿、后天获得性糖尿、妊娠期或哺乳期妇女。

(3)其他:尿中除葡萄糖外还可以出现乳糖、半乳糖、戊糖、果糖、蔗糖等。如果进食过多或受遗传因素影响,体内糖代谢失调后,亦可使血液中浓度增高,易出现相应的糖尿。

8.尿酮体定性试验　尿酮体定性试验是检测人体脂肪氧化产生的中间代谢产物,包括乙酰乙酸、丙酮和 β-羟丁酸三种物质。正常人产生的酮体很快被利用,在血中含量极微。但在饥饿、各种原因引起糖代谢发生障碍使血液中酮体浓度增高,部分酮体从尿中排出形成酮体尿。脂肪分解增加及糖尿病酸中毒时,因产生酮体速度超过机体组织利用速度,可出现酮血症,继而产生酮尿。

尿酮体检查主要用于糖代谢障碍和脂肪不完全氧化疾病或状态的诊断,阳性可见于:①糖尿病酮症酸中毒。糖尿病时糖利用减少而代偿性脂肪利用增加,主要与糖尿病患者胰岛素分泌绝对或相对不足有关。尿酮体检查有助于糖尿病酮症酸中毒的早期诊断,并能与低血糖、心脑疾病、乳酸中毒或高血糖高渗性糖尿病昏迷相区别,还可用于糖尿病的治疗监测。②非糖尿病性酮症者。在婴幼儿中有许多情况可出现酮体尿,如急性发热性疾病、中毒状态伴呕吐、腹泻;在长期饥饿、妇女妊娠、呕吐、恶病质和麻醉后也可出现酮体尿。

试带法检测的尿酮体,只能检测出乙酰乙酸和丙酮的混合物,不能检出 β-羟丁酸。

9.胆红素　胆红素(BIL)是红细胞破坏后的代谢产物。血浆胆红素有 3 种:未结合胆红素、结合胆红素、δ 胆红素。①未结合胆红素不溶于水,在血中与蛋白质结合不能通过肾小球滤过膜。②结合胆红素分子量小,溶解度高,可通过肾小球滤过膜由尿中排出。由于正常人血中结合胆红素含量很低,滤过量极少,因此尿中检不出胆红素,当血中结合胆红素增高超过肾阈值时,结合胆红素即从尿中排出,胆红素试验可呈阳性反应。

尿胆红素检测主要用于黄疸的诊断和黄疸类型的鉴别诊断。

(1)阻塞性黄疸:因胆汁淤积使肝胆管内压增高,导致毛细胆管破裂,结合胆红素不能排入肠道而逆流入血由尿中排出,故尿胆红素阳性。可见于各种原因引起的肝内或肝外、完全或不完全梗阻,如胆石症、胆管癌、胰头癌、原发性胆汁性硬化、纤维化及药物所致胆汁淤滞等。

(2)肝细胞性黄疸:见于各种使肝细胞广泛损害的疾病,如急性黄疸性肝炎、病毒性肝炎、肝硬化、中毒性肝炎、败血症等。肝细胞摄取血浆中未结合胆红素能力减低,使未结合胆红素在血中浓度增高,但受损的肝细胞仍能将未结合胆红素转变为结合胆红素,故尿胆红素呈阳性。

(3)溶血性黄疸:由于大量红细胞的破坏,形成大量的未结合胆红素,超过肝细胞的摄取、结合、排泄能力;同时由于溶血造成的贫血、缺氧和红细胞破坏产物的毒性作用,削弱了肝细胞对胆红素的代谢功能,使未结合胆红素在尿中潴留而引起黄疸。但肝细胞将未结合胆红素转变为结合胆红素,并经胆管排泄正常,因而血液中并无结合胆红素存在,故尿胆红素阴性。溶血性黄疸可见于各种溶血性疾病。

10.尿胆原(URO)定性试验　结合胆红素排入肠腔转化为尿胆原,肠吸收入血,经肾脏排出。正常人尿液中尿胆原含量极微,一般检验方法仅呈弱阳性(+)反应,尿液稀释20倍后多为阴性。

尿胆原检查结合血清胆红素、尿胆红素和粪胆原等检查,主要用于黄疸的诊断和鉴别诊断。尿胆原阴性常见于完全阻塞性黄疸。尿胆原增加常见于溶血性黄疸及肝实质性病变,如肝炎等。

11.尿亚硝酸盐(NIT)定性试验　大多数尿路感染是由于大肠埃希菌引起的。正常人尿液中含有来自食物或蛋白质代谢产生的硝酸盐,当尿液中有大肠埃希菌增殖时,将硝酸盐还原为亚硝酸盐,定性试验为阳性。借以诊断患者是否患尿路细菌感染,如大肠埃希菌属、克雷伯杆菌属、变形杆菌属和假单胞菌属感染者均可呈阳性。

12.尿白细胞酯酶(LEU)定性试验　尿中白细胞除在肾移植术后发生排异反应及淋巴细胞性白血病时可见到淋巴细胞外,一般主要是指中性分叶核粒细胞而言。尿干化学法检查尿内白细胞的原理是基于中性粒细胞胞质内含有特异性酯酶,可作用于膜块中的吲哚酚酯,并与重氮盐反应形成紫色缩合物,其颜色深浅与中性粒细胞的多少呈正比例关系。

阳性提示尿路炎症,如肾脏或下尿道炎症,包括肾盂肾炎、膀胱炎、尿道炎和前列腺炎,表明尿液中白细胞数量每微升＞20个。阴道分泌物污染可致假阳性结果。在肾移植患者发生排异反应时,此试验会产生阴性结果。

13.尿维生素C定性试验　尿液中Vit C含量的高低对血红蛋白、胆红素、葡萄糖及亚硝酸盐可产生严重的负干扰,干扰程度随Vit C浓度的增加而增高,所以常规检查中应检测尿Vit C浓度,或排除Vit C干扰。

检测尿Vit C用于提示尿液隐血、胆红素、亚硝酸盐和葡萄糖检测结果是否准确,防止出现上述项目的假阴性结果。

14.尿隐血(BLD)试验 尿隐血采用血红蛋白过氧化物酶法,主要用于肾脏、泌尿系统疾病及其他相关疾病的诊断、治疗。正常血浆中的血红蛋白低于 50mg/L,而且与珠蛋白形成大分子化合物,不能从肾小球滤过,隐血试验为阴性。当血管内发生大量溶血时,由于红细胞大量破坏,大量血红蛋白释放入血浆,超过肝珠蛋白的结合能力时,游离的血红蛋白就从肾小球滤出,形成不同程度的血红蛋白尿。多见于血型不合的输血反应、阵发性睡眠性血红蛋白尿、蚕豆病、疟疾、伤寒、大面积烧伤并发血红蛋白尿;砷、苯、铅中毒及毒蛇咬伤所引起的血红蛋白尿。

15.尿显微镜检查 尿沉渣是尿液经离心沉淀,用显微镜或尿沉渣分析仪见到的尿有形成分。这些成分可来自肾脏或尿道脱落的细胞、形成的管型、结晶和感染的微生物、寄生虫等。

尿沉渣检查从收集标本,离心力大小,沉渣量到沉渣计数板规格必须规范化检查,由于实验室的方法各异,参考值应由实验室自行制定。

(1)红细胞:镜检红细胞增加即为血尿,血尿常见于急性肾小球肾炎、急性肾盂肾炎、泌尿系统结石、肾结核、血友病、泌尿系统肿瘤等。

(2)白细胞:尿白细胞检查主要用于泌尿系统及邻近组织器官感染或炎症性疾病的诊断。白细胞增多常见于肾盂肾炎、膀胱炎、女性阴道炎、宫颈炎和附件炎,肾移植后的排异反应以及药物性急性间质性肾炎、嗜酸性粒细胞尿等。

(3)上皮细胞:尿中肾小管上皮细胞一旦增多,即提示肾小管病变(如急性肾小管肾炎、肾病综合征、肾小管间质性肾炎、肾移植术后的排斥反应等);尿中出现大量移行上皮细胞时,提示有相应部位的炎症或病变(如膀胱炎、肾盂肾炎等);尿中大量出现或片状脱落,或伴白细胞、脓细胞,多见于尿道炎,女性患者,应排除阴道分泌物的污染。

(4)管型:①透明管型主要是由 T-H 糖蛋白构成的管型,尚有少量的蛋白质及氯化物参与。健康人可偶见透明管型,常可见于心力衰竭、恶性高血压及所有类型的肾病(如慢性肾小球肾炎的晚期、慢性或快速进行性肾功能衰竭、肾淀粉样变、肾移植术后急性或慢性排斥反应),在剧烈运动、重体力劳动、麻醉、高热和老年人清晨浓缩尿中也可见到。②颗粒管型是由肾实质病变之变性细胞分解产物,或由血浆蛋白及其他物质等崩解后形成的大小不等的颗粒聚集于 T-H 糖蛋白基质中的管型。根据颗粒的大小可分为粗颗粒和细颗粒两种。正常尿中无颗粒管型。颗粒管型的出现和增多,提示肾脏有实质性病变。③肾小管上皮细胞管型分为两大类,一类管型是由脱落的肾小管上皮细胞与 T-H 糖蛋白组成,成片上皮细胞与基底膜分离、脱落的细胞仍黏在一起;另一类管型发生在急性肾小管坏死时,管型内细胞较大,形态多变,有时有浅黄色色素,此型常难与白细胞管型相区别,但管型内细胞比白细胞大,且大小和形态变化比白细胞复杂。正常尿中无肾小管上皮细胞管型,出现肾小管上皮细胞管型表示有急性肾小管损害,见于急性肾小管坏死、肾淀粉样变性、急性肾小球肾炎、间质性肾炎、肾病综合征、子痫、金属及其他化学物质中毒及慢性肾炎的晚期,也常见于肾移植术后排斥反应。④红细胞管型。此管型红细胞常互相黏连而无明显的细胞界限,有时甚至残损,略呈锈色或棕红色。正常尿中无红细胞管型。出现红细胞有重要意义,提示肾小球疾病和肾单位内有出血。可见于急性肾小球肾炎、慢性肾炎急性发作、肾出血、肾充血急性肾小管坏死、肾移植排斥反应、肾梗死、恶性高血压等。⑤白细胞管型是含有中性粒细胞或脓细胞的管型。有时因白细胞退化变性而难以和肾小管上皮细胞管型相鉴别。正常尿中无白细胞管型。出现白细胞管型提示肾实质有细菌感染性病变,见于急性肾盂肾炎、肾脓肿、间质性肾炎、急性肾小球性肾炎;非感染性炎症的肾病综合征;肾移植排斥反应(可见淋巴细胞管型)。⑥蜡样管型常由细颗粒管型继续衍化而来,是细胞崩解的最后产物,也可由发生淀粉样变性的上皮细胞溶解后逐渐形成的管型。正常尿中无蜡样管型,出现蜡样管型提示肾小管有严重病变,预后差。⑦脂肪管型罕见,为肾小管上皮细胞脂肪变性的产物,当含大量的脂肪小球时,常遮盖透明基质,又称为卵圆脂肪体。主要见于肾病综合征、慢性肾炎急性发作、中毒性肾病等。⑧细菌管型和真菌管型指透明基质中含有大量细菌或真菌的管型,正常尿中无细菌或真菌管型。出现细菌管型表明肾脏有病原体感染,常见于肾脓毒性疾病;出现真菌管型提示真菌感染。⑨结晶管型指管型的透明基质中含有尿酸盐或草酸盐等盐类结晶的管型。正常尿中无结晶管型。出现结晶管型的临床意义类似相应的结晶尿。常见于代谢性疾病、中毒或药物所致肾小管结晶沉淀伴急性肾衰竭,还可见于隐匿性肾小球肾炎、肾病综合征等。其他还可见宽大管型、血红蛋白管型、血小板管型、胆红素管型、肌红蛋白管型、类管型相似物等。

(5)黏液丝:可见于正常尿中,如大量存在常提示尿道受刺激或有炎症反应。

(6)结晶:当结晶量多时肉眼可看到尿色混浊或沉淀,盐类结晶的析出决定该物质在尿中的饱和度和浓度。正常人因受食物、药物及代谢的影响,可出现结晶尿,常见为草酸钙、磷酸钙、磷酸铵镁、碳酸钙及尿酸或尿酸盐等,这些结晶一般无临床意义。当新鲜尿中出现上述大量结晶并伴有红细胞等应警惕结石的形成,此时应多饮水调节尿液酸碱度。①酸性尿结晶,如尿酸、草酸钙等应加用碱性药物;出现碱性尿结晶,如碳酸钙、磷酸钙等应加用酸性药物;磷酸钙结晶在泌尿道慢性感染、下肢麻痹、前列腺肥大、慢性肾盂肾炎常可出现,但碳酸钙结晶无临床意义。②如有大量尿酸结晶,应注意有无嘌呤代谢紊乱所致痛风及其他高尿酸血症。③某些药物结晶也可见于尿中,如阿司匹林、青霉素、庆大霉素、呋喃类药物以及磺胺类药物等。④尿中出现胆固醇结晶,可能提示有肾淀粉样变、肾盂肾炎和乳糜尿等。尿中出现胆红素结晶,提示有黄疸存在,也可见于急性肝萎缩、肝癌、肝硬化、磷中毒等疾病。

二、尿液沉渣检查

这里介绍的是自动化尿液有形成分检查。目前,国内外已推出了能对尿液有形成分进行自动分析的仪器,这些系统多数采用流式细胞术和影像分析术原理,已逐步成为尿液有形成分的筛查试验。采用流式细胞术结合电阻抗原理,先用荧光染料菲啶和羰菁对尿中各类有形成分进行染色。菲啶对细胞核着色,羰菁对细胞膜着色。然后经激光照射每一有形成分发出荧光强度、散射光强度及电阻抗大小进行综合分析,得出红细胞、白细胞、上皮细胞、管型和细菌的定量数据和尿中红细胞的形态信息以及病理性管型、小圆上皮细胞、结晶、酵母样菌、精子等的信息。采用影像分析术和自动粒子识别系统原理的仪器，将自动吸取未离心的尿液标本，先用 CCD 数字摄像机自动捕获 500 幅照片，然后进行数字化图像分析，与贮存有 26000 幅图像的自动粒子的识别软件进行比较，最后定量报告尿中 12 种有形成分的数量，包括红细胞、白细胞、白细胞聚集、透明管型、未分类管型、鳞状上皮细胞、非鳞状上皮细胞、细菌、酵母样菌、结晶、黏液和精子等。

尿液有形成分分析仪检查具有筛检功能，但要达到准确的要求仍需显微镜核实。病理成分增加的临床意义详见尿显微镜检查。

尿中细菌 $>10^4\sim10^5/ml$ 即为菌尿，以此界限可作为诊断泌尿系统感染的依据。引起泌尿系统感染常见的细菌为革兰阴性杆菌，如大肠埃希菌、变形杆菌、绿脓杆菌及厌氧菌等，此外 L 型细菌、霉菌、支原体也可引起泌尿系统感染。泌尿系统感染主要有膀胱炎、尿道炎和肾盂肾炎等。膀胱炎是最常见的泌尿系统疾病之一。

第二节　尿液的其他检查

一、尿三杯实验

如果某患者发现尿中出现血液，或显微镜检查时发现许多红细胞，此时需要判断这些血液是从什么部位来的，需要做尿三杯实验。所谓尿三杯实验是将一次排出的尿液分为三部分收集，先尿出的尿液放在第一个容器内，将中段尿放在第二个容器内，将末段尿放到第三个容器内，依次编号为"1、2、3"杯，及时送到化验室检查。

【参考值】

三次尿液全部为阴性或符合尿沉渣镜检中提供的范围。

【影响因素】

1.正确留取标本是本试验成功的前提。受试者一次不间断排尿分三段，第一杯接最前段尿约 10mL；第三杯接最后段尿约 10mL；其余的尿均接入第二杯中。

2.尿三杯试验只能粗略地区分红细胞、白细胞的来源，大致了解病变部位，其敏感性和特异性不强，注意结合临床表现综合分析。

【临床意义】

一般只有在尿液镜检出现红细胞阳性时才进行此项化验检查，主要用于血尿部位的定位诊断和脓尿定位诊断。

1.如第一杯尿中有红细胞，说明病变部位在前尿道；第三杯尿中有红细胞，说明病变部位在后尿道、前列腺、膀胱底部；三杯全部为血尿，说明病变部位在膀胱或膀胱以上部位。

2.如第一杯尿中有白细胞或脓细胞,可能为尿道炎;第三杯尿中有白细胞或脓细胞,可能为前列腺炎或精囊炎;三杯全部有白细胞或脓细胞,则表明病系尿道以上部位感染。

二、尿含铁血黄素实验

这是用于诊断血管内溶血的定性实验,主要用于判断阵发性睡眠性血红蛋白尿症。

【英文缩写】

ROUS

【参考值】

阴性

【影响因素】

1.所有试管、玻片、试剂均应防止铁污染,否则易出现假阳性。

2.试剂要新鲜配制,否则易失效。如亚铁氢化钾与盐酸混合后即显蓝色,表示试剂已被高价铁离子污染,不宜再用。

3.用首次晨尿标本检查,阳性率较高。

4.溶血初期未形成含铁血黄素,本试验可为阴性,所以尿液含铁血黄素阴性,不能完全排除有血管内溶血。

5.由于慢性血管内溶血含铁血黄素间断性出现,故定量测定尿铁水平可有助于诊断慢性血管内溶血。

【临床意义】

当血红蛋白通过肾滤过时,部分铁离子以含铁血黄素的形式沉积于上皮细胞,并随尿液排出。尿中含铁血黄素是不稳定的铁蛋白聚合体,其中的高价铁离子与亚铁氰化钾作用,在酸性环境下产生普鲁士蓝色的亚铁氰化铁沉淀。尿沉渣肾小管细胞内外可见直径 $1\sim 3\mu m$ 的蓝色颗粒。Rous 试验阳性提示慢性血管内溶血,尿中有铁排出。无论有无血红蛋白尿,只要存在慢性血管内溶血如 PNH,本试验结果即呈阳性,并可持续数周。但在溶血初期,虽然有血红蛋白尿,上皮细胞内尚未形成可检出的含铁血黄素,此时本试验可呈阴性反应。

三、尿液本-周氏蛋白

尿液中的本-周氏蛋白是一种免疫球蛋白的轻链或轻链的多聚体,也称为 γ 微球蛋白或凝溶蛋白,存在于多发性骨髓瘤患者的尿液中。因此该化验的主要目的是筛查多发性骨髓瘤。

【英文缩写】

Bence-Jones;B-J

【参考值】

阴性

【影响因素】

测定本-周氏蛋白只需按常规方法留取新鲜尿标本,且尿蛋白定性微阳性时测定此项才有意义。若尿蛋白定性为阴性时,本-周氏蛋白也同为阴性。

1.本周蛋白具有特异的热凝固特性(在 40℃时混浊,60℃时凝固,100℃时又溶解),因此又称为凝溶蛋白。BJP 对疾病诊断缺乏特异性,应配合其他检查如 X 线、病理活检等试验才能确诊。

2.摄入如氨基水杨酸、氯丙嗪、大剂量青霉素等药物可出现假阳性。碱性尿、严重尿道感染等可出现假阴性。

3.尿标本污染或尿液中混入精液可导致假阳性。

【临床意义】

1.阳性。多发性骨髓瘤病人产生大量本周蛋白,阳性率可达 35%～65%。本周蛋白量反映了产生本周蛋白的单克隆细胞数,对观察骨髓瘤病程和判断化疗效果有意义。

2.在巨球蛋白血症的患者中约 20%的病例出现阳性。

3.在其他病例中,如肾淀粉样变、慢性肾盂肾炎、恶性淋巴瘤、系统性红斑狼疮等疾病情况下也可出现阳性结果。也就是说该化验项目在除了用于多发性骨髓瘤外,还可用于其他疾病的辅助诊断。

四、尿乳糜实验

尿中因含有淋巴液,用肉眼观察可见尿液如同牛奶样呈白色浑浊样,这样的尿液中可能含有乳糜微粒,如乳糜尿液中同时含有血液,则称为"乳糜血尿",此时通过尿乳糜定性实验进行证实。

【英文缩写】

Chy

【参考值】

阴性

【影响因素】

1.由于食物的影响,尿液内有时可有大量的磷酸盐结晶或尿酸盐结晶,易被误认为乳糜尿,应注意区分。

2.脓尿有时易与乳糜尿混淆,应通过显微镜镜检来区分脓细胞与乳糜尿。

3.萃取剂与尿液的混匀应彻底,否则可能出现假阴性。

【临床意义】

当出现乳糜尿时可能有如下情况:

1.胸导管阻塞,使乳糜液不能通过腰部的淋巴管返回泌尿系统的淋巴管内,最后导致破裂形成乳糜尿。

2.腹部广泛淋巴管阻塞,乳糜液不能进入乳糜池,也使乳糜液不能进入泌尿系淋巴管中而产生乳糜尿。以上情况多见于寄生虫病,特别是血丝虫病造成的淋巴管阻塞、结核或肿瘤造成的淋巴管阻塞,胸腹部手术或创伤伤及淋巴管、先天性淋巴管畸形等。

3.淋巴系动力学改变:较粗淋巴管内的瓣膜结构破坏,失去生理功能,逆向流动的淋巴液在泌尿系淋巴管壁等薄弱处进入尿路,产生乳糜尿。

五、尿液妊娠试验

【别名】

孕检试验

【英文缩写】

HCG

【参考值】

阴性

【影响因素】

1.尿液检测结果可作为参考手段,必要时应该检测血液中 HCG 值。

2.尿妊娠试验一定要采用晨尿,因为晨尿浓缩,激素水平较高。为了提高试验的阳性率,在前一夜还应尽量减少饮水量。

3.测试纸无红色反应线出现,或仅在检测线位置出现一条反应线,表明实验失败或测试纸失效,需要用新测试纸重试。

【临床意义】

1.正常妊娠 35~40 天后即可出现阳性反应,在怀孕 60~90 天时阳性程度最强,阳性率达98%以上。120 天后可能下降或呈阴性反应。

2.除了正常妊娠外,宫外孕、不完全流产、绒癌、恶性葡萄胎、畸胎瘤等也可出现阳性。

3.在保胎治疗中,尿中 HCG 不断下降表示保胎无效,反之如明显上升,说明保胎是成功的。

4.先兆流产时如尿中 HCG 含量正常则可能不发生流产,即预后良好,否则发生流产的可能性大,治疗往往无效。

六、尿苯丙酮酸定性

【英文缩写】

PK

【参考值】

阴性

【影响因素】

1.应在新生儿出生 30～60 天内检查。需要留取新鲜尿液,实验前不要服用含酚类的药物。

2.磷酸盐对本试验有干扰,应先将其改变成磷酸铵镁沉淀后除去。尿液 4mL 加磷酸盐沉淀剂 1mL,混匀,静置 3 分钟,如出现沉淀,可用滤纸过滤或离心除去。

3.尿液标本要新鲜,因苯丙酮酸在室温下不稳定,故留取标本后应立即测定。如不能及时检查应加少许硫酸防腐,并置于冰箱冷藏保存。检查前,让标本恢复到室温后再进行检查。

4.除含有酚类药物(如水杨酸制剂)、氯丙嗪物质外,尿液标本中许多物质(如尿黑酸、乙酰乙酸、丙酮酸、氨基比林等)可与三氯化铁发生呈色反应,虽然显色不同,但仍可干扰本实验。因此,试验前应停用此类药物。

【临床意义】

阳性见于苯丙酮尿症。常用于新生儿苯丙酮酸尿症的筛查,这种病可导致新生儿发生先天性痴呆。

第十一章　体液一般检验

第一节　粪便检查

粪便检验的主要目的:为了了解消化道以及肝脏、胆道、胰腺等器官有无炎症、出血、溃疡、肿瘤及寄生虫感染等,根据粪便的性状与组成,判断肝胆、胰腺等器官的功能;分析有无肠道致病菌或肠道菌群失调,以防治肠道传染病。

一、粪便标本收集方法及注意事项

粪便标本的采集直接影响检查结果的准确性,通常采用自然排出的粪便,标本采集时注意事项如下。

1.采集标本的量　一般采集指头大小(约3～5g)的新鲜粪便,盛于清洁、干燥、无吸水性的有盖容器内。细菌检验时的粪便标本应收集于无菌容器内。

2.送检时间　标本采集后一般应于1h内检验完毕,否则可因pH改变及消化酶的作用等使有形成分分解破坏、病原菌死亡而导致结果不准确。检查阿米巴滋养体时于排便后立即检验,冬季还需对标本进行保温处理。

3.采集标本的性质　应尽可能挑取含有黏液、脓血等异常成分的粪便。外观无明显异常时,应于粪便内外多点取样。

4.隐血试验标本　隐血试验时,应嘱咐患者素食3d后留取标本,禁服维生素C(Vit C)及铁剂等药品。

5.特殊情况的标本　无粪便排出而又必须检验时采用肛门或棉拭子于清晨用排便管采集标本。

6.寄生虫检验标本　检查蛲虫时需用透明薄膜拭子或棉拭子于清晨排便前拭取肛门四周,并立即镜检。

7.24h标本　检查胆石、胰石、寄生虫体及虫卵计数时,应收集24h内粪便送检。

二、粪便常规检查

1.颜色　正常粪便因含粪胆素而呈棕黄色,但可因饮食、药物或病理原因而改变粪便颜色。服用炭粉、铋剂或铁剂后,可呈炭样黑色;食用含叶绿素的蔬菜后,可呈菜绿色;食用西瓜、西红柿后,可呈浅红色。病理性粪便可见。①黄绿色稀便并含膜状物时应考虑伪膜性肠炎。②白色米汤样便见于霍乱、副霍乱。③红色便见于痔疮、肛裂出血、结肠或直肠炎症及肿瘤。④果酱色便见于出血性小肠炎及阿米巴痢疾。⑤柏油样便见于上消化道出血。⑥灰白色便见于钡餐后、阻塞性黄疸、服用氢氧化铝后等。

2.量和性状　成人排便次数为每周3次到每天2次,为成形软便,其量约为100～200g(干重为25～50g),素食者较食肉者粪便量多。①球形或柱状硬便见于习惯性便秘。②水样便见于各种感染性和非感染性腹泻。③黏液稀便见于肠壁受刺激或发炎时,如急性肠炎、痢疾、慢性结肠炎、急性血吸虫病等。④黏液脓血便见于细菌性痢疾、阿米巴痢疾、溃疡性结肠炎、局限性肠炎、结肠或直肠癌。⑤稀汁样便见于急性肠胃炎,大量时见于伪膜性肠炎和孢子虫感染。⑥米泔样便并有大量肠黏膜脱落:见于霍乱、副霍乱等。⑦细条或扁平状便见于直肠狭窄如直肠良性或恶性肿瘤。⑧羊粪样便见于痉挛性便秘。

3.黏液　正常粪便内的黏液与粪质是均匀混合的,故肉眼看不见。①透明胶状黏液附于粪便表面,提示痉挛性便秘或黏液性肠炎。②血性黏液附于粪便表面,提示肿瘤或肠壁的炎症。③黏液伴脓液和血液见于溃疡性结肠炎、细菌性痢疾、溃疡性憩室病和肠结核。

4.寄生虫虫体　正常人粪便中无寄生虫虫体。蛔虫、蛲虫、绦虫等较大虫体,肉眼即可分辨。钩虫虫体常需将粪便冲洗、过筛后方可见到。服驱虫药后排便时应注意有无虫体。驱绦虫后应仔细寻找有无虫头。

5.直接涂片镜检　最常用的方法是粪便生理盐水涂片检验。

(1)白细胞:正常人粪便中不见或偶见,主要是中性粒细胞。病理性可见:①小肠炎症时,白细胞数量较少($<15/HP$),均匀混合于粪便中。②细菌性痢疾时,白细胞大量出现($>15/HP$)。③过敏性肠炎、肠道寄生虫病(阿米巴痢疾或钩虫病)时还可见于较多的嗜酸性粒细胞,同时伴夏科-雷登结晶。

(2)红细胞:正常粪便中无红细胞。病理性可见:①上消化道出血时,红细胞多因胃液及肠液而破坏,可通过隐血试验予以证实。②下消化道炎症(如细菌性痢疾、阿米巴痢疾、溃疡性结肠炎)、外伤、肿瘤、肠息肉及其他出血性疾病时,可见到多少不等的红细胞。在阿米巴痢疾的粪便中以红细胞为主,成堆存在,并有破碎现象。在细菌性痢疾时,红细胞少于白细胞,常分散存在,形态多正常。

(3)吞噬细胞:正常粪便中无吞噬细胞。细菌性痢疾时,常可见到较多的吞噬细胞,因此吞噬细胞可作为诊断急性细菌性痢疾的依据,也可见于急性出血性肠炎或偶见于溃疡性结肠炎。

(4)上皮细胞:正常粪便中偶见少数上皮细胞。大量上皮细胞常见于伪膜性肠炎、慢性结肠炎、霍乱、副霍乱和坏死性肠炎等。

(5)肿瘤细胞:正常粪便中无肿瘤细胞。将乙状结肠癌、直肠癌患者的血便,及时涂片染色,有时可找到成堆的肿瘤细胞,但形态多不典型,不足以为证。

(6)寄生虫检查:消化道寄生虫感染或寄生虫病的病原体检查,主要检查蠕虫的虫卵(如蛔虫卵、钩虫卵、鞭虫卵、蛲虫卵、肝吸虫卵、姜片虫卵、血吸虫卵、猪带绦虫卵等),幼虫(如毛蚴、钩蚴等)、成虫(如蛔虫)或节片(猪带绦虫卵),原虫的滋养体(阿米巴)、包囊(如溶组织内阿米巴包囊等)、卵囊(如隐孢子虫卵囊)等。但要说明的是其中有些寄生虫病原检查不用此直接涂片法,而是采用肛周擦拭法、孵化法、集卵法、染色法等来检查不同的病原体,在此不作叙述。

(7)食物残渣:正常粪便中可见少量植物细胞、肌肉纤维、结缔组织、淀粉颗粒和脂肪小滴等。粪便中淀粉颗粒增多见于慢性胰腺炎、胰腺功能不全;脂肪小滴增多见于慢性胰腺炎、胰腺癌、腹泻及消化吸收不良综合征;肌肉纤维增多见于肠蠕动亢进、腹泻、蛋白质消化不良、胰腺功能严重障碍等;结缔组织增多见于胃疾患而缺乏蛋白酶时;植物细胞和植物纤维增多见于肠蠕动亢进、腹泻等。

三、粪便隐血试验

胃肠道少量出血时,粪便外观颜色可无明显变化,因红细胞被溶解破坏,故显微镜也观察不到红细胞,这种出血可通过隐血试验来证实。

消化道出血时,如溃疡病、恶性肿瘤、肠结核、伤寒、钩虫病等,本试验可呈阳性。消化道恶性肿瘤时,粪便隐血可持续阳性;溃疡病时则呈间断阳性,可资鉴别。本试验可作为结直肠肿瘤普查的初筛试验。

四、粪便轮状病毒抗原测定

轮状病毒性肠炎是婴儿期较常见的消化系统急症,病初多有呕吐,24h内出现腹泻,大便每天数次至数十次,为稀水样或蛋花样大便,轮状病毒主要侵犯小肠上皮细胞,影响水和电解质的吸收,也影响肠上皮细胞的一些酶的合成。患者常伴有不同程度的脱水,酸中毒及电解质紊乱,严重者可危及生命。轮状病毒抗原阳性能快速、敏感、精确诊断轮状病毒性肠炎,有助于及时诊断和正确治疗轮状病毒性肠炎,并动态掌握该病的流行情况。

第二节 脑脊液常规检查

当中枢神经系统任何部位发生器质性病变时,如感染、炎症、肿瘤、外伤、水肿和阻塞等都可引起脑脊液成分的改变。通过对脑脊液一般性状、化学成分、微生物、免疫的检查,达到对疾病的诊断、治疗和预后判断的目的。但脑脊液检查结果正常,不能排除神经系统疾病的存在,需结合病史、体格检查及其他检查进行综合分析,才能作出正确的诊断。

1.颜色 正常脑脊液为无色液体,在病理情况下可呈不同颜色改变。

(1)红色:见于脑室或蛛网膜下隙的新鲜出血,有时为穿刺针损伤血管所致。前者脑脊液呈均匀淡红色,离心后上清液呈淡红色;后者仅最初几滴血性液体,随后流出者渐转清,离心后上清液呈无色透明。

(2)黄色:见于脑实质和脑膜的陈旧性出血以及因脑脊髓肿瘤、脑膜炎、蛛网膜下隙阻滞所致的脑脊液滞留,呈黄色透明的胶冻状。黄疸患者的脑脊液亦可呈黄色。

(3)米汤样:见于各种化脓性细菌引起的脑膜炎。

(4)灰色:见于肺炎双球菌或甲型链球菌所致的脑膜炎。

(5)绿色:见于绿脓杆菌性脑膜炎、肺炎链球菌、甲型链球菌、高胆红素血症和脓性脑脊液。

(6)棕色或黑色:见于侵犯脑膜的中枢神经系统黑色素肉瘤。

2.透明度　正常脑脊液清澈如水。脑脊液中如细胞增多或有细菌滋生时可发生混浊,见于脑炎、脑膜炎、脑肿瘤等。

3.凝固性　正常脑脊液静置12~24h后,不会形成薄膜、凝块或沉淀。脑脊液形成凝块或薄膜与其所含的蛋白质,特别是纤维蛋白原的含量有关。脑脊液静置12~24h后,其表面有纤细的网膜形成,见于结核性脑膜炎;脑脊液静止1~2h后形成明显凝块,见于化脓性脑膜炎;脑脊液呈胶冻状,见于脊髓肿瘤或蛛网膜下隙梗阻所致的脑脊液浓缩。

4.pH　正常脑脊液pH为7.31~7.34,且相对稳定。pH降低见于脑膜炎双球菌性脑膜炎、糖尿病昏迷、结核性脑膜炎;增高者少见。

5.细胞的显微镜检查　正常人脑脊液中无红细胞,仅有少量白细胞,成人白细胞数为$(0\sim 8)\times 10^6/L$,儿童为$(0\sim 15)\times 10^6/L$,新生儿为$(0\sim 30)\times 10^6/L$,以淋巴细胞及大单核细胞为主,两者之比约为7:3,偶见内皮细胞。其临床意义:①中枢神经系统病变的脑脊液,细胞数可增多,其增多的程度及细胞的种类与病变的性质有关。②中枢神经系统病毒感染、结核性或霉菌性脑脊髓膜炎时,细胞数可中度增加,常以淋巴细胞为主。③细菌感染时(化脓性脑脊髓膜炎),细胞数显著增加,以中性粒细胞为主。④脑寄生虫病时,可见较多的嗜酸性粒细胞。⑤脑室或蛛网膜下隙出血时,脑脊液内可见多数红细胞。

脑脊液白细胞分类计数中,淋巴细胞,成人为40%~80%,新生儿为5%~35%;单核细胞,成人为15%~45%,新生儿为50%~90%;中性粒细胞,成人为0~6%,新生儿为0~8%。其临床意义:①中性粒细胞增多见于化脓性脑膜炎、流行性脑脊髓膜炎及结核性脑膜炎的急性期。②淋巴细胞增多见于结核性、病毒性或霉菌性脑膜炎等。③嗜酸性粒细胞增多见于脑囊虫病、脑型肺吸虫病等。

6.正常脑脊液无菌　在中性粒细胞增多的脑脊液中,查到脑膜炎双球菌,可确诊为流行性脑脊髓膜炎;查到葡萄球菌、链球菌、肺炎双球菌等,可确诊为化脓性脑膜炎。在淋巴细胞增多的脑脊液中,见到抗酸杆菌,可确诊为结核性脑膜炎。新型隐球菌检查阳性者考虑为隐球菌性脑膜炎。

第三节　浆膜腔积液检查

人体的肺脏、心脏和腹腔器官均由一层薄的、连续的浆膜包裹,在这层浆膜的空隙内充满液体,其中包裹肺脏的为胸腔,包裹心脏的为心包腔,包裹腹腔器官的为腹腔。浆膜由单层扁平间皮细胞和结缔组织组成。因胸腔、心包腔、腹腔内液体形成和吸收动力学异常,如毛细血管通透性、静水压、胶体压和淋巴系统改变,导致各体腔内液体积聚形成积液,为病理性变化。

胸腔积液形成常与脏层胸膜静水压增加、胶体压降低、脏层胸膜淋巴回流受阻、脏层胸膜毛细血管通透性增加、胸部转移性肿瘤等有关。胸腔积液产生机制和原因见表11-1。

表 11-1 胸腔积液产生的机制和原因

类型	发生机制	常见原因
漏出液	Starling 平衡失衡	充血性心力衰竭所致静水压增高,肾病综合征所致胶体压降低
渗出液	急性炎症所致血管通透性增加	肺炎、梗死、转移癌
乳糜液	胸导管受损	恶性肿瘤、创伤
假性乳糜液	炎症使坏死物质量增多	类风湿性肺病

腹水形成常与静水压增加、胶体压降低、肝脏淋巴液形成增加、腹膜毛细血管通透性增加、腹部转移性肿瘤、继发性醛固酮增多、腹腔器官内液体泄漏、Meigs 综合征等有关。腹水产生的机制和原因见表11-2。

表 11-2 腹水产生的机制和原因

类型	发生机制	常见原因
漏出液	Starling 平衡破坏	肝硬化导致静水压增高和胶体压降低
渗出液	急性炎症所致血管通透性增加	肠破裂所致腹膜炎、自发性腹膜炎、恶性肿瘤
乳糜液	淋巴系统阻塞	恶性肿瘤

浆膜腔积液标本由临床医师分别通过胸腔穿刺术、腹腔穿刺术和心包腔穿刺术采集。最好留取中段液体于消毒容器试管或消毒瓶内。为防止凝块形成,细胞变性、细菌破坏自溶等,可加适量抗凝剂,并及时送验及检查。留 1 管不加任何抗凝剂的标本用于观察有无凝固现象。

一、检测方法和原理

(一)理学检查

正常胸腔、腹腔和心包腔内均有少量的液体。病理情况下液体增多,其量与病变部位和病情严重程度有关,可由数毫升至上千毫升。

漏出液通常较清亮,呈淡黄色或黄色。病理情况下出现的渗出液通常较浑浊,可呈现不同的颜色,如血性胸腔积液常见于创伤、恶性肿瘤和肺梗死等,而血性腹水常见于腹腔穿刺术、创伤、宫外孕、肝腺瘤破裂、肝血管瘤破裂和肝癌等。

浑浊性积液常提示出现大量白细胞或其他细胞、乳糜和脂肪等。如乳糜性积液呈乳白色,提示淋巴系统损伤或阻塞,而某些慢性病性积液(如类风湿关节炎、结核病、黏液水肿等)也可呈乳白色,提示出现细胞碎片和胆固醇含量增高,称为假乳糜性积液。通常乳糜性积液中三酰甘油含量超过 110mg/dl,并出现乳糜微粒,而假乳糜性积液中三酰甘油含量低于 110mg/dl,

无乳糜微粒。

（二）显微镜检查

通常包括总红细胞计数和白细胞计数、细胞分类计数和细胞学检查。

1.细胞计数和细胞分类计数　细胞计数常采用血细胞计数板法,细胞计数的鉴别诊断价值较小,也不能仅使用白细胞计数来区别渗出液和漏出液。

采用直接法和染色法进行细胞分类计数,涂片染色检查可识别中性粒细胞、嗜酸性粒细胞、淋巴细胞、单核细胞和巨噬细胞、浆细胞、间皮细胞和恶性细胞等。大多数细胞容易鉴别,但其结果提供的诊断价值也有限。注意:仰卧时胸水红细胞可生理性减低。

2.细胞学检查　当怀疑恶性疾病时,需要浓缩标本增加细胞量,制成细胞块和细胞涂片。细胞学检查能用于判断原发性或转移性肿瘤。积液肿瘤原发性极少,大多为转移性肿瘤。积液中间皮细胞通常呈圆形,大小 $12\sim30\mu m$,核常偏位,核膜光滑规则,染色质均匀疏松,可见核仁,胞质量多,单个或成堆出现,反应性变化时可出现多个核,有时很难与恶性细胞和巨噬细胞鉴别。恶性细胞通常具有下列特征:①常成堆出现;②核膜常不规则;③核染色质分布不均匀;④含有明显的、多个核仁;⑤通常核质比增高。

（三）化学检查

通过化学检查能对积液进行初步分类,漏出液无需再做进一步分析,而渗出液需进一步试验来查找致病因子。

1.胸腔积液蛋白质和乳酸脱氢酶　同时测定血清和胸腔积液中蛋白质和乳酸脱氢酶浓度能很好地区别渗出液和漏出液。蛋白质定量采用与血白蛋白质相同的双缩脲法测定。乳酸脱氢酶采用酶速率法测定。注意:仰卧时胸腔积液蛋白质可生理性减低。

2.胸腔积液葡萄糖　胸腔积液葡萄糖浓度与血清葡萄糖浓度基本保持平行。测定方法与血清葡萄糖定量方法相同,多采用葡萄糖氧化酶法或己糖激酶法。若胸腔积液葡萄糖浓度减低($<60mg/dl$)提示细菌性肺炎、类风湿关节炎等。

3.胸腔积液淀粉酶　胸腔积液葡萄糖浓度与血清葡萄糖浓度基本类似。测定方法与血清检测方法相同。异常时超过血清值 $1.5\sim2.0$ 倍,见于急性胰腺炎和食管破裂。

4.三酰甘油　由于乳糜性积液在临床上具有重要价值,真性和假性乳糜鉴别通常测定三酰甘油,乳糜性积液测定结果常超过 $110mg/dl$。测定方法与血清检测方法相同,多采用酶法。

5.胸腔积液 pH 值　胸腔积液 pH 测定结果减低,提示类肺炎积液。若 pH<7.30 需要抗生素治疗和引流治疗,而超过 7.30 仅需抗生素治疗。需要采用血气分析的方法采集标本,并将标本置于冰块上,立即送检。

（四）微生物检查

微生物学检查包括离心涂片做革兰染色、抗酸染色和其他染色,如果标本凝固,通常涂片检查很难查到微生物,其中,革兰染色仅能检出 $30\%\sim50\%$ 细菌性积液,抗酸染色仅能检出 $10\%\sim30\%$ 结核性积液。和对浓缩积液的需氧或厌氧菌培养。约 80% 细菌性积液培养阳性,

50%～70%结核性腹水培养阳性,30%结核性胸腔积液培养阳性。

二、质量管理

1.分析前　标本送检必须及时,收到标本后应立即检查,以免积液凝固或细胞破坏使结果不准确。收到标本后应及时检查,如果不能立即检查,应在标本内加入10%乙醇置冰箱保存,但常规检查不要超过标本采集后4h。

2.分析中　标本必须混匀,否则影响计数结果。因穿刺损伤血管,引起血性浆膜腔液,白细胞计数结果必须校正,以剔除因出血而带来的白细胞。涂片染色分类法计数时,离心速度不能太快,否则细胞形态受影响,有条件的单位可用玻片离心沉淀法、细胞室沉淀法等收集细胞。涂片固定时间不能太长,更不能高温固定,以免细胞皱缩。

3.分析后　标本处理中应注意安全,防止溢出。溢出后应进行消毒,以免污染环境。

三、临床应用

(一)胸腔积液检查

1.漏出性胸腔积液和渗出性胸腔积液的实验室鉴别　见表11-3。这些项目中至少符合1项,判断渗出液的灵敏度为99%,特异度为98%。

表11-3　胸腔积液漏出液与渗出液的鉴别

项目	漏出液	渗出液
胸腔积液蛋白/血白蛋白	<0.5	>0.5
积液 LD/血清 LD	<0.6	>0.6
LD(U/L)	<200	>200

2.细胞计数和分类　临床应用见表11-4。

表11-4　细胞计数和分类的临床应用

细胞计数和分类	常见疾病
以中性粒细胞为主	肺炎性脓胸、肺梗死
以淋巴细胞为主	结核病、肿瘤阻塞淋巴管、病毒性肺炎、白血病或淋巴瘤转移
嗜酸性粒细胞为主	血胸、气胸、细菌性肺炎恢复期、球孢子菌病、间皮瘤

3.细胞学检查　能鉴别结核性和恶性胸腔积液。对恶性胸腔积液的诊断灵敏度为65%,与活检类似,多次检查有助于提高细胞学诊断灵敏度。结核性胸腔积液需进一步做培养和活检。

(二)腹水检查

漏出性腹水和渗出性腹水的实验室鉴别,见表11-5。

表 11-5 腹水漏出液与渗出液的鉴别

项目	漏出液	渗出液
血清白蛋白和腹水白蛋白梯度(g/L)	>11	<11
腹水蛋白质(g/L)<25	>25	
细胞计数和分类	细胞计数<300 个/μl,中性粒细胞<25%	细胞计数>300 个/μl,中性粒细胞>25%

第四节 精液和前列腺液检查

一、精液检验

精液是运送精子的复合液,主要为睾丸、附睾、精囊、前列腺、尿道球腺分泌的液体。精子由睾丸产生,是生殖细胞经一系列有丝分裂形成的,在附睾中未成熟精子最终形成有动力的成熟精子,整个过程约需 70d。睾丸支持细胞提供了精子发生所需营养物质、激素等。精子由附睾运送到射精管的运输介质由精囊和前列腺等附属腺体产生,精囊液内含有高浓度黄素、果糖和各种促凝蛋白质,前列腺液内含高浓度枸橼酸、酸性磷酸酶和蛋白水解酶等。

精液分析主要用于:①评价男性生育功能;②随访输精管结扎术后的疗效;③评价捐精者精液质量;④法医学鉴定,如阴道分泌物中精子分析和 DNA 分析。

正常精液中精子浓度变化较大,在评价男性生育功能时,需做 2 次或多次精液分析,以便做出正确判断。标本采集以手淫法为宜。将一次射出的全部精液收集在干净广口无菌容器内;容器应加盖、标明标本采集日期和时间。采集微生物培养标本须无菌操作。采集后标本应注意保温(20~40℃)在 1h 内送检。

(一)检测方法和原理

1.理学检查

(1)外观:正常精液呈灰白色或乳白色,不透明。若呈棕色或红色提示存在血液。服用某些药物可呈黄色。若存在大量白细胞,精液可明显混浊,透明度降低。当精子浓度很低时,标本也几乎透明。

精液是均质状黏稠的液体,在射精后很快凝固,在 20~30min 后重新液化。精液从胶胨状转变为流动状所需时间为液化时间。若液化时间超过 60min 一般考虑为异常。液化后精液才能进一步试验。不能完全液化标本需采用物理或化学法处理(如添加淀粉酶、菠萝酶)才能做进一步试验。

(2)量:采用刻度无菌吸管或小量筒测定。正常情况下,一次排精量 2~5ml。精液量的增多或减少均可能与不育有关。

(3)黏稠度:待精液完全液化后,采用 Pasteur 滴管法或玻棒法,观察液滴形成情况。正常标本呈水样液滴状。黏稠度异常或液体增厚时,形成黏稠丝状(长度>2cm)。黏稠度分为 3级:①Ⅰ级:30min 基本液化,呈黏稠丝状;②Ⅱ级:60min 不液化,呈粗大黏稠丝;③Ⅲ级:24h不液化,黏稠性很高呈胶胨状。

2.显微镜检查 显微镜检查包括测定精子的活动力、密度、形态和存活率和凝集性等,需采用标准化的操作和计数才能获得精确和可靠的结果。

(1)活动力:传统检查方法受个人的主观因素影响较大。随着计算机视频显微照相术、实时显微照相术在精液分析中的应用,已能做到客观的评价精子的活动力和形态,但设备比较昂贵。近年,已有临床实验室开始使用精子质量分析仪,其操作便捷、准确、客观,是较理想的精子活力分析法。

传统方法多采用普通光学显微镜(或相差显微镜)对完全液化标本进行观察。将一定量标本($10\mu l$ 或 $20\mu l$)加在载玻片上,盖上盖片(约 $18mm\times18mm$),静置约 1min 后,在镜下观察精子活动力。为了保证结果的精度和准度,通常需做双份测定。因精子活动力受温度影响,可通过控制玻片温度(37℃或 20℃)来减少对结果的影响。

精子活动力通常分为 4 级(WHO 标准):①a 级:精子快速前向运动,37℃时速度$\geqslant25\mu m/s$,或 20℃时速度$\geqslant20\mu m/s$;②b 级:慢速或呆滞地前向运动;③c 级:非前向运动($<5\mu m/s$);④d 级:不动。正常标本采集后 60min 内,$\geqslant50\%$精子呈中度或快速直线运动。但生理情况下,射精后数分钟内精子离开精液进入宫颈黏液,因此活动力评价的意义有限。

(2)精子计数:实际精子数量相对于其他精液内容来说,对不育判断并非特别重要。一次射精,精子数达到$(20\sim250)\times10^6/ml$考虑为正常,减低或增高都与不育有关。单一个体的精子数量变化范围很大,受禁欲、病毒感染和精神压力等因素影响,所以分析多份标本才能可靠的评价精子的质和量。

通常采用血细胞计数板法(WHO 推荐方法)进行精子计数,将标本做 1:20 倍稀释,如果精子数过多或过少,均需调整稀释倍数。将稀释悬液充分混合后,充入血细胞计数池中,静置3～5min 后计数,并换算成每毫升精子数。也可采用其他方法,如 Makler、Horwell、Cell Vu、Microcell 和 Leja 等计数板法,但这些方法也不比血细胞计数板法的准确性高。

(3)精子形态:精子形态学检查也受个体主观因素的影响,因此每个实验室必须建立标准操作方法和形态判断标准。目前,可采用计算机技术评价精子形态,包括客观的评价精子头部长度、宽度、周长和面积,但尚无公认的参考范围。通常,头部呈椭圆形,长度为 $4.0\sim5.0\mu m$,宽度为 $2.5\sim3.5\mu m$,顶体界限清楚,占头部 $40\%\sim70\%$;中段细,长度为 $6\sim8\mu m$,宽度不超过$1\mu m$;尾部长度至少 $45\mu m$,细长、无卷曲。

为了评价精子形态,需用新鲜精液制片后染色。通常将 $10\sim15\mu l$ 精液置于清洁载玻片一端,用推片法或压片法制成一张涂片,待干后做吉姆萨、瑞氏和巴氏染色,在油镜下对 100 个或200 个精子进行形态学分类。简单的形态学评价将精子分为正常或异常两类。若做全面详细形态学评价时,将精子分成 5 类:正常、头部缺陷、中段缺陷、尾部缺陷、胞质小滴(位于精子中段,该区域大于正常精子头部的 1/3)。染色不仅有助于识别精子形态,而且有助于鉴别白细胞、上皮细胞和未成熟生精细胞。

多数认为正常形态精子应超过 50%,但不同实验室的参考值各异。研究显示,若正常形态精子数量<5%多提示不育,而生育者多超过 12%～15%。且生育组和不育组相比精子头部长度和宽度比率存在统计学差异。

湿片法精子形态检查的操作便捷,但要求人员有丰富经验,否则因误判导致结果差异较大,故不推荐使用。染色法虽操作相对复杂,但染色后精子易于辨认,结果的准确性和重复性好,为 WHO 推荐方法。

(4)精子存活率:新鲜精液标本活体染色有助于快速鉴别活精子和死精子。由于死精子细胞膜受损,能够吸收染色液,而活精子不能。若新鲜标本镜检时见到大量不动精子,精子存活率检查就有助于辨别是死精子还是结构缺陷精子。

常用伊红或伊红-苯胺黑染色法。在亮视野显微镜、相差显微镜的油镜或高倍视野下评价精子,死精子百分率不应超过不动精子总数。正常新鲜标本中≥50%的精子是活的。

(5)精子凝集性:凝集是指镜下可见活精子之间相互聚集。有时,正常个体也可见少量聚集。通常有头对头、头对尾、尾对尾等形式。凝集性一般采用少量、中等、大量方式报告结果。即使出现少量凝集也提示存在抗精子抗体,其中,IgG 和 IgA 抗体与免疫性不育有密切关系,需进一步实验,如免疫珠试验、混合抗人球蛋白试验来鉴别抗体种类,正常精液中具有免疫颗粒或免疫珠的精子数量不超过 10%。

(6)其他细胞:正常精液中除精子外,还会出现其他细胞,如尿路上皮细胞、白细胞、未成熟生精细胞(精原细胞、初级精母细胞、次级精母细胞等)、细胞碎片和各种颗粒等。因这些细胞的大小和核形类似,有时很难鉴别,WHO 推荐采用过氧化物酶染色来鉴别白细胞(过氧化物酶染色阳性)和生精细胞、淋巴细胞(过氧化物酶染色阴性),所以鉴别未成熟生精细胞和白细胞有助于鉴别感染症和不育症。

3.化学检查

(1)酸碱度:通常采用商品化 pH 试纸,将 1 滴精液滴在试纸上,根据颜色变化判断 pH 结果。也可使用 pH 计测定液化精液的 pH。pH 试纸法简便,pH 计法准确。

(2)果糖:是常用精液化学试验,因果糖由精囊产生和分泌,能反映精囊功能,也能反映射精管、输精管功能。精液果糖常用比色法定量测定,也可采用快速定性法测定,此法操作简便,但灵敏度低。若颜色没有变化提示精液标本中缺乏果糖。

(3)其他化学检查:精液中锌和枸橼酸测定有助于评价前列腺分泌的功能。常采用比色法或原子吸收光谱法测定锌,正常应>2.4μmol/1 次射精。枸橼酸是精液中主要阴离子,采用比色法进行定量测定,若浓度降低提示前列腺功能异常,正常应>52μmol/1 次射精。酸性磷酸酶活性有助于判断前列腺分泌功能,正常应≥200U/1 次射精,本试验常用于法医学检验。

(二)临床应用

1.参考范围　正常精液标本的理学、化学和显微镜检查参考值见表 11-6。

表 11-6　WHO 精液分析的参考值

项目	内容	参考范围
理学检查	外观	灰白色、乳浊、不透明
	量	2～5ml
	黏稠度/液化时间	在 60min 内呈液滴状（水样）
显微镜检查	活动力	中度或快速直线运动（前向运动）精子数超过 50% 或更多
	浓度（精子数）	$(20～250)×10^6/ml$
	形态学	正常形态精子数超过 14% 或更多
	存活率	活精子数超过 75% 或更多
	白细胞	$<1×10^6/ml$
化学检查	pH	7.2～7.8
	酸性磷酸酶	在 37℃条件下，≥200U/1 次射精（对硝基苯磷酸法）
	枸橼酸	$≥52\mu mol/1$ 次射精
	果糖	$≥13\mu mol/1$ 次射精
	锌	$≥2.4\mu mol/1$ 次射精

2.临床意义

(1)外观：①黄色脓性精液：见于精囊炎、前列腺炎。②红色或酱油色伴大量红细胞：见于精囊炎、前列腺炎、肿瘤等。③精液凝固障碍：见于精囊炎、输精管缺陷等。④精液液化不完全：见于前列腺炎。

(2)黏稠度：①减低：见于先天性无精囊腺、精子浓度太低或无精子症。②增加：多为附属性腺功能异常，如附睾炎、前列腺炎。

(3)活动力是精子的最重要特征之一。即使精子数量再多，如果没有动力，也不能与卵子结合，从而导致不育。减低见于：①精索静脉曲张、静脉血回流不畅，睾丸组织缺氧等。②生殖系统非特异性感染、使用抗代谢药和抗疟药等。

(4)精子计数：精子计数 $<20×10^6/ml$ 时为少精子症，见于：①睾丸病变，如精索静脉曲张、炎症、肿瘤等；②输精管疾病，如输精管阻塞、输精管先天性缺如、免疫性不育等。

(5)精子形态：畸形精子增加见于感染、药物、环境污染等导致睾丸异常和精索静脉曲张。当睾丸生精功能受到药物或其他因素影响时，精液中可出现较多未成熟生殖细胞。正常精液白细胞大于 $1×10^6/ml$ 提示炎症，通常为男性附属腺体的病变。精液中检查到癌细胞，对生殖系统恶性肿瘤诊断将提供重要依据。

(6)存活率：存活率减低是导致不育的重要原因之一。死精子超过 50%，即可诊断为死精子症，常见于附属性腺炎症、附睾炎等。

(7)精液 pH：减低提示附睾、输精管或精囊病变。增高提示男性生殖系统存在感染。

(8)精液果糖：减低见于精囊炎、雄激素分泌不足。缺如见于先天性精囊缺如、逆行射精等。在射精管阻塞、精囊病变均可使果糖水平降低和无精子症。

（三）质量管理

1.检验前　检查前应向患者解释精液标本采集方法、禁欲时间（2～5d）、排尿等。最好的在实验室附近采集标本，室温控制在 20～35℃。不能用乳胶避孕套作为容器，以免影响精子活力，必要时也可使用专用的避孕套。

2.检验中　精子活动力检查应在射精后 2h 内完成，标本应注意保暖，宜在保温镜台上进行观察。测定精液 pH 应在射 1h 内完成，放置时间过长会影响测定结果，因二氧化碳丢失使 pH 增高，或因乳酸积聚使 pH 降低。细菌污染可以使精液 pH 呈碱性。

3.检验后　精液标本可能含乙型肝炎病毒、人类免疫缺陷性病毒和疱疹病毒等，故需按潜在生物危害物质处理。标本用毕后应用火焚烧、或浸入消毒溶液中处理。

二、前列腺液检查

前列腺液是由前列腺分泌的不透明的、淡乳白色液体，约占精液的 25%，主要成分包括枸橼酸、酸性磷酸酶、蛋白水解酶、蛋白质和锌等。高浓度酸性磷酸酶活性表明此液体为精液。前列腺液中蛋白质和某些酶有促进凝固作用，而蛋白水解酶具有液化作用。精液中锌源自前列腺液，锌含量降低提示前列腺有病变。

前列腺液标本由临床医师行前列腺按摩术后采集。量少时可直接涂于载玻片上，量多时弃去第 1 滴前列腺液后，收集于洁净干燥容器中。若标本用于细菌培养，应无菌采集并立即送检。

（一）检测方法和原理

前列腺液除观察外观和颜色外，常采用非染色直接涂片法进行显微镜检查，或采用染色法进行检查，寻找病原微生物。

1.湿片法检查

（1）卵磷脂小体：为磷脂酰胆碱成分，呈圆形或卵圆形，折光性强，大小不均，形似血小板但略大。

（2）前列腺颗粒细胞：体积较大，可能为吞噬卵磷脂小体的巨噬细胞。

（3）淀粉样小体：呈圆形或卵圆形，形态似淀粉样颗粒。小体中央常含有碳酸钙沉淀物，具有同心圆线纹的层状结构，呈褐色或微黄色。

2.染色法检查　当湿片法查见畸形、巨大疑似肿瘤细胞时，应做巴氏染色或苏木素-伊红染色，有助于前列腺肿瘤的诊断；如 Wright 染色发现嗜酸性粒细胞增多，有助于变态反应性或过敏性前列腺炎的诊断。

（二）质量管理

1.检验前　应掌握前列腺按摩禁忌证，如疑有前列腺结核、肿瘤或急性炎症且有明显压痛者，应禁忌或慎重采集标本。检查前 3d 患者应禁止性生活，以免白细胞数量增加。

2.检验中 ④涂片:厚薄要适宜。②显微镜检查:首先用低倍镜观察全片,然后用高倍镜检查,至少观察10个以上视野并记录结果。对有形成分较少或标本量较少的标本,应扩大观察视野。③统一报告方式:卵磷脂小体数量较多,高倍镜下满视野分布均匀可报告为4+;占视野的3/4为3+;占视野的1/2为2+;数量显著减少,分布不均占视野的1/4为+。

3.检验后 检验后标本、试管、载玻片应浸入消毒溶液消毒。如试管和玻片反复使用,应煮沸、流水冲洗、晾干或烘干备用。

(三)临床应用与评价

1.参考范围

(1)理学检查:正常前列腺液为数滴至2ml左右,呈乳白色、稀薄、不透明而有光泽的液体,pH为6.3～6.5。

(2)显微镜检查:卵磷脂小体:多量,均匀分布满视野;前列腺颗粒细胞:少于1个/HPF;红细胞:偶见,少于5个/HPF;白细胞:少于10个/HPF。

2.临床意义

(1)量:①减少:见于前列腺炎;②增多:见于前列腺慢性充血。

(2)颜色和透明度:①红色:见于精囊炎、前列腺炎、恶性肿瘤等;②黄色浑浊、脓性黏稠:见于化脓性前列腺炎、精囊炎。

(3)显微镜检查:卵磷脂小体减少见于前列腺炎。前列腺颗粒细胞增多见于老年人、前列腺炎。红细胞增多见于前列腺炎、前列腺炎结石、恶性肿瘤。白细胞增多见于慢性前列腺炎。滴虫见于滴虫性前列腺炎。

第五节 阴道分泌物检查

阴道分泌物是女性生殖系统分泌的液体,主要由阴道黏膜、宫颈腺体、前庭大腺、子宫内膜的分泌物混合而成。阴道分泌物检查常用于判断女性生殖系统炎症,如细菌性阴道病、真菌性阴道炎和滴虫性阴道炎。

阴道分泌物由妇产科医师采集,恰当的采集技术才能保证获得需检测的相应成分。一般采用消毒刮板、吸管、棉拭子自阴道深部或穹窿后部、宫颈管口等部位采集分泌物,浸入盛有生理盐水1～2ml的试管内,立即送检。根据不同的检查目的开展检验项目有:直接湿片检查、KOH涂片检查、氨试验和革兰染色等。尽管上述操作简便,但只有经过学习、培训、实践、积累经验才能获得准确结果。

一、检测方法和原理

(一)pH检查

采用pH试纸法测定。阴道分泌物多呈酸性,是由大量的乳酸杆菌及其代谢产物乳酸来维持的,部分乳酸杆菌也能产生过氧化氢,以进一步维持阴道酸性环境,阻止某些病原微生物,如阴道加德纳菌的生长。若 pH>4 多提示细菌性阴道病、滴虫性阴道炎和萎缩性阴道炎。

（二）显微镜检查

显微镜检查应尽快进行，以便观察阴道滴虫的动力。检查内容有直接湿片法、10％KOH涂片法和氨试验，有时需做革兰染色。并要求采用清洁的载玻片。

1.直接湿片检查法　直接湿片检查法是将 1 滴阴道分泌物加在载玻片上，然后加盖玻片，采用亮视野显微镜或相差显微镜在低倍视野（100×）和高倍视野（400×）下观察。可见有形成分为红细胞、白细胞、细菌、真菌、滴虫、线索细胞和底层、副底层和表层鳞状上皮细胞等。

（1）血细胞：正常分泌物中可见白细胞（从罕见到每高倍视野有数个），白细胞数量与女性月经周期有关，在排卵期和月经期会增多。红细胞数量增多提示为月经期。

（2）细菌：正常分泌物以乳酸杆菌占多数（50％～90％），形态为大的、无动力的革兰染色阳性杆菌。当乳酸杆菌和鳞状上皮细胞数量减低时常提示菌群失调，此时正常情况下少量存在的细菌，数量会明显增多，如阴道加德纳菌（呈小的、无动力的、革兰染色不定的球杆菌）、动弯杆菌（呈瘦的、卷曲的、革兰染色不定的有动力杆菌）、革兰染色阳性球菌（消化链球菌、葡萄球菌和链球菌）、革兰染色阴性球菌（肠球菌）和革兰染色阴性杆菌（普里沃菌、牙龈卟啉菌、类杆菌和大肠埃希菌）等。

（3）真菌：正常分泌物偶见酵母菌或白色念珠菌，呈卵圆形革兰阳性孢子或与出芽细胞相连的假菌丝。因形态和红细胞相似，采用 KOH 涂片法有助于两者鉴别。若真菌数量达到1+或更多，多提示异常，为念珠菌病。

（4）上皮细胞：阴道通常由鳞状上皮细胞覆盖，分为表层、中层、副底层、底层鳞状上皮细胞。其中，表层细胞为大的、扁平的多角形细胞，直径为 35～45μm，核小、固缩、深染、染色质致密，直径约 4μm，胞质透明，呈嗜酸性，含深褐色角质颗粒，通常位于核周。中层细胞与表层细胞大小类似或较小，胞质常嗜碱性，核直径约 8μm，呈球形或卵圆形，核膜边界清晰，染色质呈细颗粒状疏松，在妊娠和绝经早期妇女可见船形中层细胞，为胞质内糖原沉积所致。副底层细胞与中层细胞类似，直径 12～30μm，呈圆形或卵圆形，胞质边界清晰，常嗜碱性，偶见小空泡，核均质化，直径约 8μm，染色质细网状疏松，偶见小核仁，在月经期和月经后期数量会增多，在萎缩性阴道炎和脱屑性阴道病时明显增多。底层细胞呈圆形或卵圆形，类似副底层细胞，胞质极少，嗜碱性，核大小与副底层细胞一致，染色质颗粒状，偶见圆形小核仁。若湿片检查发现底层细胞增多提示异常，如脱屑性阴道病。有时，在阴道分泌物中还可见到线索细胞，其外观呈绒毛状，核不清晰，是鳞状上皮细胞表面黏附有大量细菌（如阴道加德纳菌和兼性厌氧菌，如动弯杆菌）所致，细菌常黏附在细胞边缘，常提示为细菌性阴道病。

（5）滴虫：滴虫是有鞭毛原虫，呈梨形或萝卜形，长约 15μm，大小为 5～30μm，有时呈球形或多边形，鞭毛容易辨认，能做缓慢或快速运动。其运动取决于 4 根前鞭毛（决定推进力）和波动膜（决定波状运动），而 1 根后鞭毛有助于其黏附于阴道黏膜上，引起组织损伤，导致滴虫性阴道炎。无动力和死亡的滴虫容易与白细胞混淆，可采用染色法、培养法或免疫法做进一步检查。

2.KOH 涂片法和氨试验　KOH 涂片和氨试验是将 1 滴阴道分泌物加在载玻片上,然后加 1 滴 10%KOH 溶液,立即检查有无鱼腥味释出。若出现明显的腐臭味提示存在三甲胺,即氨试验结果阳性。三甲胺是多胺在碱性条件下的挥发产物,在细菌性阴道病患者,阴道菌群发生改变,使多胺产生增加。加入 KOH 溶液还能溶解上皮细胞、血细胞,有助于真菌和红细胞的鉴别,易于发现真菌孢子和假菌丝。

3.革兰染色法　革兰染色还能发现淋病奈瑟菌,为革兰阴性双球菌,直径 0.6～0.8μm,呈肾形或卵圆形,常成对凹面相对排列,无芽胞、无鞭毛,有荚膜和菌毛。对于涂片检查阴性而可疑患者,可做淋球菌培养或免疫法检测。如果需要,还应考虑做沙眼衣原体的培养和 DNA分析。

二、质量管理

1.检验前　标本采集注意事项:标本采集前,患者应停用干扰检查药物;月经期间不宜进行阴道分泌物检查;检查前 24h 内禁止盆浴、性交、局部用药及阴道灌洗等。采集容器和器材应清洁干燥,不含任何化学药品或润滑剂。用于微生物学检查的标本,应无菌操作。检查滴虫时,应注意标本保温(37℃)并立即送检。标本应注意防止污染。使用的载玻片和盖片必须干净。

2.检验中　涂片应均匀平铺,不能聚集成滴状。先用低倍镜观察全片,选择适宜或异常区域,用高倍镜观察和确认异常,观察视野数不少于 10 个。

3.检验后　不同检验人员之间应采用一致的结果判断和报告方式。对可疑或与临床诊断不符的标本应进行复查。

三、临床应用

(一)参考范围

健康人阴道分泌物 pH 为 3.8～4.5。阴道清洁度判定通常是根据白细胞、上皮细胞、乳酸杆菌和杂菌的数量进行分级(表 11-7)。正常妇女阴道清洁度为Ⅰ～Ⅱ度(无致病菌和特殊细胞)。

表 11-7　阴道分泌物清洁度判断标准

清洁度	杆菌	球菌	白细胞或脓细胞(个/HPF)	上皮细胞
Ⅰ	多	—	0～5	满视野
Ⅱ	中	少	5～15	1/2 视野
Ⅲ	少	多	15～30	少量
Ⅳ	—	大量	＞30	—

(二)临床意义

1.细菌性阴道病 是最常见的阴道感染性疾病。妊娠妇女患细菌性阴道病具有早产和致低体重儿的危险。未经治疗的细菌性阴道病会引起子宫内膜炎和盆腔炎,所以,检测和治疗细菌性阴道病很重要。细菌性阴道病的诊断标准为:①阴道分泌物稀薄均匀;②分泌物 pH 大于4.5;③氨试验阳性;④出现线索细胞。凡符合上述任意 3 条标准,诊断即成立。患者通常无症状,无外阴瘙痒、疼痛和性交困难,但阴道分泌物有恶臭,呈灰色或灰白色、稀薄均匀。湿片检查常见线索细胞,罕见或缺乏乳酸杆菌,罕见白细胞。氨试验常阳性,KOH 涂片阴性。

2.念珠菌病 念珠菌是正常阴道菌群的一部分,当阴道环境、细菌菌群发生变化后,会引起念珠菌过度增殖,导致念珠菌病。随着临床广谱抗生素、口服避孕药的广泛使用,使念珠菌病发病率增加。在妊娠、未控制糖尿病、使用免疫抑制药和 HIV 感染患者也容易患念珠菌病。患者常有外阴瘙痒、酸痛、排尿困难,阴道分泌物呈白色、凝乳状。分泌物 pH 多正常。湿片检查可见白细胞增加,出现真菌孢子和(或)假菌丝(根据种系不同,真菌形态和大小不同),多数为白色念珠菌(占 80%~92%),少数是其他念珠菌(如光滑念珠菌)。鳞状上皮细胞常成堆,乳酸杆菌也可见。氨试验阴性,KOH 涂片能显示真菌孢子和(或)假菌丝。

3.滴虫病 是妇科寄生虫病,以阴道毛滴虫感染最常见,是性传播性疾病,人类是唯一的宿主。女性患者滴虫主要寄居在阴道黏膜上,可无症状或出现明显炎症症状,妊娠妇女患滴虫病具有早产和流产的危险性。男性患者滴虫主要感染泌尿生殖道,约 35% 患者无症状。老年妇女也有非性传播感染的情况。通常阴道分泌物量增多、有泡沫和恶臭,呈黄色或绿色,伴有酸痛、排尿困难。盆腔检查显示有阴道炎症,宫颈外口有大量出血点呈草莓样外观。阴道分泌物 pH 为 5.0~6.0。湿片检查是诊断滴虫病快速和经济的方法,但检验人员的技术和经验直接影响检查结果,同时可见大量成堆白细胞,伴混合细菌菌落、乳酸杆菌数量减少。氨试验阳性。

4.萎缩性阴道炎 在绝经前后妇女,因雌激素产生减少,使阴道上皮发生变化,包括阴道上皮变薄、糖原产生减少。当糖原减少时,乳酸杆菌及其代谢产物乳酸也减少,最终导致萎缩性阴道炎。通常轻度或中度萎缩性阴道炎没有症状。罕见这些变化引起阴道菌群改变,非嗜酸性细菌过度生长,如革兰阳性球菌和革兰阴性杆菌。重度萎缩性阴道炎患者,有阴道干燥、酸痛、排尿困难。盆腔检查显示阴道黏膜变薄、弥漫性红色。阴道分泌物呈碱性,pH 大于5.0。湿片检查显示大量白细胞和少量红细胞,并可见副基底层、底层鳞状上皮细胞,乳酸杆菌数量减少,可有大量球菌和球杆菌。KOH 涂片和氨试验阴性。

第十二章　红细胞疾病检验

第一节　实验室检查

一、细胞形态学检查

(一)贫血患者血液红细胞参数特点

目前临床实验室使用血细胞分析仪检查红细胞时可得出红细胞计数(RBC)、血红蛋白定量(Hb)、血细胞比容(HCT)、平均红细胞容积(MCV)、平均红细胞血红蛋白量(MCH)、平均红细胞血红蛋白浓度(MCHC)、红细胞体积分布宽度(RDW)等参数,依据以上参数对贫血进行分类及进行相关诊断的鉴别。血细胞分析仪的内容及其参数的意义将在相关章节进行详细介绍。

(二)红细胞形态检查

外周血红细胞形态在贫血的检查中具有重要作用,甚至成为诊断的关键。在制片、染色良好的血涂片上,正常红细胞形态较为一致,直径为 $6.7 \sim 7.7 \mu m$,染成淡红色,中央着色较边缘淡。在实际工作中有时制片或染色等因素可造成人工假性红细胞病理形态,需要注意鉴别。

各种病因作用于红细胞生理过程的不同阶段引起相应的病理变化,导致某些类型贫血的红细胞产生特殊的形态变化,可以从染色的血涂片上红细胞的大小、形态、染色等方面反映出来。观察外周血红细胞形态,是贫血诊断与鉴别诊断最基本的检查方法。

1.红细胞大小异常

(1)小红细胞:直径$<6\mu m$,正常人偶见,如果血涂片中出现较多染色过浅的小红细胞,提示血红蛋白合成障碍,可能由于缺铁引起,或者是珠蛋白异常引起的血红蛋白病。遗传性球形细胞增多症的小红细胞,其血红蛋白充盈良好,生理性中心浅染区消失。

(2)大红细胞:指直径$>10\mu m$的红细胞,见于溶血性贫血及巨幼细胞贫血。

(3)巨红细胞:直径$>15\mu m$,最常见于维生素 B_{12} 及叶酸缺乏所致的巨幼细胞贫血。其胞体之所以增大,是因为缺乏上述因子,幼红细胞内 DNA 合成不足,导致其不能按时分裂。当这种幼红细胞脱核后,便成为巨红细胞。如果涂片中同时存在分叶过多的中性粒细胞,则巨幼细胞贫血可能性更大。

(4)红细胞大小不均:是就红细胞直径之间相差 1 倍以上而言。常见于严重的增生性贫血血涂片中,而在巨幼细胞贫血时特别明显,这与骨髓粗制滥造红细胞有关。

2.红细胞形态异常

(1)球形红细胞:球形红细胞直径小于正常,厚度稍增加,>2μm,无中心浅染区,形似球形。细胞中心区血红蛋白含量较正常红细胞多,常见于遗传性球形细胞增多症、自身免疫性溶血性贫血、异常血红蛋白病(HbS、Hb病等)。

(2)椭圆形红细胞:椭圆形红细胞呈卵圆形、杆形,长度可大于宽度的3~4倍,最大直径可达12.5μm,横径为2.5μm。此种红细胞置于高渗、低渗、等渗溶液或正常人血清中,其椭圆形可保持不变。多见于:①遗传性椭圆形红细胞增多症,该种红细胞>25%~50%才有诊断意义;②大细胞性贫血,可达25%。

(3)靶形红细胞:靶形红细胞直径比正常红细胞大,厚度变薄,中心部位染色较深,其外周为苍白区域,细胞边缘又深染,形如射出之靶。靶形红细胞常见于:①地中海贫血及严重缺铁性贫血;②一些血红蛋白病(如HbC、HbD、HbE病等);③肝病、脾切除后及胆汁淤积性黄疸等。

(4)镰形红细胞:形如镰刀形,这是由于红细胞内存在着异常血红蛋白S(HbS)所致,在缺氧情况下也可以出现这类红细胞。因此,检查镰形红细胞需将血液制成湿片,然后加入还原剂,如偏亚硫酸钠后观察,主要见于HbS病。

(5)口形红细胞:红细胞中央有裂缝,中心苍白区呈扁平状,周围深染,犹如一个微张开口的嘴形或鱼口,正常人偶见。增高见于:①遗传性口形红细胞增多症;②急性乙醇中毒;③少量见于弥散性血管内凝血。

(6)棘形红细胞:一种带棘状的红细胞,棘呈针刺状或尖刺状,其长短及大小不一。见于:①棘细胞增多症(遗传性吐血浆β脂蛋白缺乏症),可高达70%~80%;②严重肝病或制片不当。

(7)皱缩红细胞:周边呈锯齿状,排列紧密,大小相等,外端较尖。可见于干燥太慢的血片,也见于急性铅中毒、尿毒症等患者的血片中,需要与棘形红细胞鉴别。

(8)锯齿红细胞:也称刺毛细胞,形态和皱缩红细胞相似,主要见于尿毒症、微血管病性溶血性贫血、丙酮酸激酶缺乏症、阵发性睡眠性血红蛋白尿(PNH)等。

(9)裂片红细胞:为红细胞碎片或不完整的红细胞,大小不一,外形不规则,有各种形态,如棘形、盔形、三角形、扭转形等。正常人血片中裂片红细胞小于2%。增多见于弥散性血管内凝血、微血管病性溶血性贫血和心源性溶血性贫血等红细胞破碎综合征,其他见于化学中毒、肾功能不全、血栓性血小板减少性紫癜等。

3.红细胞结构异常

(1)嗜碱性点彩红细胞:指在瑞氏染色条件下,胞浆内存在嗜碱性蓝黑色颗粒的红细胞,属于未完全成熟的红细胞,其颗粒大小不等、多少不均。正常人血片中很少见到,在铅、铋、汞、锌中毒时增多,常作为铅中毒的诊断筛选指标。

(2)卡波环:成熟红细胞胞浆内有染成紫红色的细线性环,呈圆形或扭曲的8字形,可能是残留核膜所致,见于恶性贫血、溶血性贫血、铅中毒等。

(3)豪-焦小体:位于成熟或幼稚细胞的胞浆中,呈圆形,直径约 $1\sim2\mu m$,紫红色,可为一个至数个,有可能是残留的核染色质微粒。见于增生性贫血、脾切除后、巨幼细胞贫血、恶性贫血等。

(4)有核红细胞:即幼红细胞,正常存在于骨髓中,外周血中不能见到。在溶血性贫血、急慢性白血病、红白血病时常见。

4.红细胞内血红蛋白含量异常

(1)正常色素性红细胞:正常红细胞在瑞氏染色的血片中为淡红色圆盘状,中央有生理性淡染区,通常称为正色素性。除见于正常外,还见于急性失血、再生障碍性贫血和白血病等。

(2)低色素性红细胞:红细胞的生理性中央浅染区扩大,甚至成为环圈形红细胞,提示其血红蛋白含量明显减少,常见于缺铁性贫血、地中海贫血、铁粒幼细胞贫血,某些血红蛋白病也常见到。

(3)高色素性红细胞:指红细胞内生理性中央浅染区消失,整个红细胞均染成红色,而且胞体也大,其平均红细胞血红蛋白量增高,但其平均红细胞血红蛋白浓度仍多属正常。最常见于巨幼细胞贫血,也可见于球形红细胞增多症。

(4)嗜多色性红细胞:属于尚未完全成熟的红细胞,故细胞较大。由于胞浆中含有多少不等的碱性物质 RNA 而被染成灰蓝色。嗜多色性红细胞增多提示骨髓造血功能活跃,在增生性贫血时,尤其是溶血性贫血时最为多见。

二、铁代谢检查

(一)骨髓铁染色

缺铁性贫血患者骨髓单核-巨噬系统细胞的含铁血黄素多少可表明贮存铁的状况,骨髓穿刺后的骨髓渣(骨髓小粒)经普鲁士蓝染色染成蓝色颗粒,为细胞外铁,一般认为它是判断铁缺乏症的上佳标准,缺铁性贫血患者绝大多数细胞外铁表现为阴性,有核红细胞内蓝色铁颗粒为细胞内铁,缺铁性贫血患者细胞内铁明显减少或缺如,这种含铁颗粒的铁粒幼红细胞内铁颗粒数目甚少,体积较小。骨髓铁染色是诊断缺铁性贫血的一种直接而可靠的实验室检查方法。

缺铁性贫血经铁剂治疗后,细胞外铁增多,因此铁染色可作为诊断缺铁性贫血及指导铁剂治疗的重要方法。另外在铁粒幼细胞贫血、骨髓增生异常综合征时,可出现较多环铁粒幼红细胞,含铁粒幼红细胞也增多,其所含铁颗粒的数目也较多,颗粒也粗大,有时还可见铁粒红细胞。

参考范围:细胞内铁:铁粒幼红细胞 $19\%\sim44\%$;细胞外铁:(+)~(++),大多为(++)。由于各实验室的实验条件不同,参考范围也可有差异,应建立本实验室的正常值。

临床意义:

1.缺铁性贫血时　骨髓细胞外铁明显减低,甚至消失;铁粒幼红细胞的百分率减低。经有效铁剂治疗后,细胞外铁增多。因此铁染色可作为诊断缺铁性贫血及指导铁剂治疗的重要方法,有人认为骨髓铁染色是缺铁性贫血诊断的金标准。

2.铁粒幼细胞贫血时 出现较多环铁粒幼红细胞,铁粒幼红细胞也增多,其所含铁颗粒的数目也较多,颗粒也粗大,有时还可见铁粒红细胞。因此铁染色可作为诊断铁粒幼细胞贫血的重要方法。

3.骨髓增生异常综合征时 铁粒幼红细胞的百分比可增高,其所含铁颗粒的数目可增多,环铁粒幼红细胞常见。在铁粒幼细胞难治性贫血,环铁粒幼红细胞在 15% 以上。

4.非缺铁性贫血 如溶血性贫血、营养性巨幼细胞贫血、再生障碍性贫血和白血病,细胞外铁正常或增高,细胞内铁正常或增高。

5.感染、肝硬化、慢性肾炎或尿毒症、血色病及多次输血后,骨髓细胞外铁增加。

(二)血清铁蛋白测定

血清铁蛋白(SF)含量也能准确反映体内贮存铁情况,与骨髓细胞外铁染色具有良好的相关性,甚至血清铁蛋白反映体内贮存铁可能比后者更准确。血清铁蛋白减少只发生于铁缺乏症,单纯缺铁性贫血患者的血清铁蛋白一般在 $10\sim20pg/ml$ 以下,而伴有慢性感染、活动性肝病、恶性肿瘤、组织破坏、甲状腺功能亢进或铁剂治疗后血清铁蛋白可正常或增高。血清铁蛋白的测定是诊断缺铁性贫血最敏感、可靠的方法。目前临床测定血清铁蛋白常用的方法是竞争性放射免疫法,血清铁蛋白商品试剂盒的质量是测定结果准确性的关键。

参考范围:正常成人为 $14\sim300\mu g/L$,小儿低于成人,青春期至中年,男性高于女性。

临床意义:

1.降低见于缺铁性贫血早期、失血、营养缺乏和慢性贫血等。

2.增高见于肝脏疾病、血色病、急性感染和恶性肿瘤等。

(三)红细胞碱性铁蛋白测定

红细胞碱性铁蛋白(EF)是幼红细胞合成血红蛋白后残留的微量的铁蛋白,与铁粒幼红细胞数量呈良好的平行关系。红细胞碱性铁蛋白对缺铁性贫血的敏感性低于血清铁蛋白,但红细胞碱性铁蛋白较少受某些疾病因素的影响。缺铁性贫血患者伴发慢性感染时血清铁蛋白正常或增高,而红细胞碱性铁蛋白则明显降低。红细胞碱性铁蛋白测定方法与血清铁蛋白类似,但测定影响因素相对较多,临床应用受到限制。

(四)血清铁(SI)、总铁结合力(TIBC)及转铁蛋白饱和度(TS)测定

1.血清铁测定 缺铁性贫血患者的血清铁明显减少,总铁结合力增高,转铁蛋白饱和度减低。血清铁、转铁蛋白饱和度受生理、病理因素影响较大,其敏感性、特异性均低于血清铁蛋白;总铁结合力较为稳定,但反映贮存铁变化的敏感性也低于血清铁蛋白。临床上这三项指标同时检测,对鉴别缺铁性贫血、慢性疾病引起的贫血和其他贮铁增多的贫血仍有价值。

参考范围:成年男性 $11\sim30\mu mol/L$,女性 $9\sim27\mu mol/L$。

临床意义：

（1）血清铁均值为 $20\mu mol/L$，上限为 $32\mu mol/L$。初生 1 个月为 $22\mu mol/L$，比成人略高；1 岁后小儿时期约为 $12\mu mol/L$。血清铁经常变化，单项测定意义不大。

（2）血清铁降低见于缺铁性贫血、失血、营养缺乏、发炎、感染和慢性病。

（3）血清铁增高见于肝脏疾病、造血不良、无效增生、慢性溶血、反复输血和铁负荷过重。

2.血清总铁结合力测定　测定总铁结合力（TIBC）需先测定血清铁，再于血清内加入已知过量铁溶液，使其与未饱和的转铁蛋白结合，再加入吸附剂，如轻质碳酸镁，去除多余的铁。按此法测定总铁结合力，再减血清铁，则为未饱和铁结合力（UIBC）。

参考范围：血清总铁结合力 $48.3\sim68.0\mu mol/L$。

临床意义：

（1）降低或正常见于肝脏疾病、恶性肿瘤、感染性贫血、血色病和溶血性贫血，显著降低见于肾病综合征。

（2）增高见于缺铁性贫血、红细胞增多症。

3.转铁蛋白饱和度测定　转铁蛋白饱和度简称铁饱和度，可由计算得出：转铁蛋白饱和度（TS）（％）＝（血清铁/总铁结合力）×100％

参考范围：$20\%\sim55\%$（均值男性为 34%，女性为 33%）。

临床意义：

（1）降低见于缺铁性贫血（TS$<15\%$）、炎症等。

（2）增高见于铁利用障碍，如铁粒幼细胞贫血、再生障碍性贫血；铁负荷过重，如血色病早期，贮存铁增加不显著，但血清铁已增加。

4.转铁蛋白测定　转铁蛋白测定可采用多种方法，如免疫散射比浊法、放射免疫法和电泳免疫扩散法。免疫散射比浊法利用抗人转铁蛋白血清与待检测的转铁蛋白结合，形成抗原-抗体复合物，其光吸收和散射浊度增加，与标准曲线比较，可计算出转铁蛋白值。

参考范围：免疫散射比浊法 $28.6\sim51.9\mu mol/L$。

临床意义：

（1）降低见于肾病综合征、肝硬化、恶性肿瘤、炎症等。

（2）增高见于缺铁性贫血、妊娠。

5.红细胞游离原卟啉（FEP）测定　缺铁性贫血患者由于铁缺乏，血红蛋白合成减少，造成红细胞内 FEP 蓄积，所以 FEP 可以间接反映铁的缺乏。FEP 对缺铁性贫血的敏感性仅次于血清铁蛋白和红细胞碱性铁蛋白（EF），但是铅中毒、红细胞生成性卟啉病、骨髓增生异常综合征（MDS）等可见 FEP 增高，而红细胞游离原卟啉/血红蛋白的比值变化对诊断缺铁性贫血的敏感性比红细胞游离原卟啉高。

红细胞游离原卟啉与锌离子结合生成锌原卟啉（ZPP），缺铁性贫血患者锌原卟啉增高。

红细胞内绝大部分原卟啉与锌离子络合成锌原卟啉（ZPP），测定时 ZPP 可变成 FEP，两者意义相同。

参考范围：男性：FEP$(0.78\pm0.22)\mu$mol/L$[(43.4\pm12.3)\mu$g/dl]红细胞；女性：(1.0 ± 0.32) μmol/L$[(55.7\pm17.0)\mu$g/dl]红细胞。

临床意义：

(1)FEP或ZPP增高见于缺铁性贫血、铁粒幼细胞贫血，特别是铅中毒时增高显著，可能与铁络合酶被抑制，阻滞了铁的转运有关。另见于先天性铁络合酶缺陷症、无效造血和吡多醇缺乏症。

(2)FEP/Hb比值更敏感，可作为鉴别参考。缺铁性贫血时FEP/Hb$>4.5\mu$g/gHb；铅中毒时FEP/Hb更高。

三、叶酸及维生素 B_{12} 测定

(一)叶酸测定

对巨幼细胞贫血患者的叶酸测定方法有生物学法和放射免疫法，后者操作简便、时间短、影响因素少，更适合临床应用。有专门的叶酸测定试剂盒，其原理为用^{125}I标记的叶酸及叶酸抗体与标本中叶酸共同作用，即用竞争法测定叶酸的含量。一般认为血清叶酸<6.8nmol/L，红细胞叶酸<2227nmol/L为叶酸减低。标本溶血对血清叶酸的结果影响较大。

必须注意的是，要同时测定血清和红细胞的叶酸，因为红细胞叶酸不受当时叶酸摄入情况的影响，能反映机体叶酸的总体水平及组织的叶酸水平。

参考范围：血清叶酸$13.6\sim47.5$nmol/L$(6\sim21$ng/ml)，红细胞叶酸$226\sim1359$nmol/L $(100\sim600$ng/ml)。

临床意义：

1.患者血清和红细胞的叶酸水平下降，红细胞与血清的叶酸浓度相差几十倍。身体组织内叶酸已经缺乏，但尚未发生巨幼红细胞贫血时，红细胞叶酸测定对于判断叶酸缺乏与否尤其有价值。

2.在维生素 B_{12} 缺乏时，红细胞叶酸亦降低。

(二)维生素 B_{12} 测定

维生素 B_{12} 测定方法与叶酸相似，常用竞争性放射免疫法。血清维生素 B_{12} 测定的影响因素较多，其特异性不及叶酸测定，应结合临床及其他检查综合分析判断是否存在巨幼细胞贫血。

参考范围：$78.3\sim738$pmol/L$(100\sim1000$pg/ml)。

临床意义：血清维生素 $B_{12}<73.8\sim103.3$pmol/L$(100\sim140$pg/ml)，见于巨幼细胞贫血、脊髓侧束变性、髓鞘障碍症。

(三)诊断性治疗试验

本法简单易行，准确性较高，对不具备进行叶酸、维生素 B_{12} 测定的单位可用以判断叶酸或

维生素 B_{12} 的缺乏情况,从而达到诊断巨幼细胞贫血的目的。方法是给患者小剂量叶酸或维生素 B_{12},使用 7～10 日,观察疗效反应,若 4～6 日后网织红细胞上升,应考虑为相应的物质缺乏。本试验须注意饮食的影响。

小剂量叶酸对维生素 B_{12} 缺乏的巨幼细胞贫血无效,而用药理剂量的叶酸亦可有效,但同时可加重患者的神经系统症状,因为此时增加了造血系统对维生素 B_{12} 的利用,使维生素 B_{12} 更加缺乏。因此本试验不仅可用于诊断叶酸缺乏,还可与维生素 B_{12} 缺乏进行鉴别。

目前叶酸、维生素 B_{12} 检测已比较普及,所以诊断性治疗已经较少使用,而应该在治疗前进行检测,避免造成对诊断的干扰。

(四)叶酸或维生素 B_{12} 吸收试验

叶酸、维生素 B_{12} 吸收试验用于检测患者对叶酸或维生素 B_{12} 的吸收功能,用核素 ^3H 标记的叶酸 $40\mu g/kg$,一次口服后肌注无标记叶酸 15mg,测定尿粪中的放射性,反映叶酸的吸收。给患者口服放射性核素 ^{57}CO 标记的维生素 B_{12} 0.5g,2 小时后肌注未标记的维生素 B_{12} 1mg,收集 24 小时尿测定 ^{57}CO 排出量,反映维生素 B_{12} 的吸收。

参考范围:正常人从尿液中排出口服叶酸剂量的 32％～41％;排出维生素 B_{12} ＞7％。

临床意义:叶酸吸收障碍者从尿液中排出＜26％,粪中排出＞60％。巨幼细胞贫血者维生素 B_{12} 排出＜7％,恶性贫血者＜5％。

需要说明的是,由于目前叶酸、维生素 B_{12} 检测已比较普及,所以诊断性治疗、吸收试验均已较少使用。

四、显示溶血的一般检验

溶血性贫血有多种分类方法,根据起病的缓急和病程的长短分为急性型溶血性贫血和慢性型溶血性贫血;根据溶血发生的场所分为血管内溶血性贫血和血管外溶血性贫血;根据病因及发病机制分为红细胞内在因素异常引起的溶血性贫血和红细胞外在因素异常引起的溶血性贫血,前者多由先天遗传所致,后者为后天获得,因此也可分为先天性溶血性贫血和后天性溶血性贫血。溶血性贫血实验室检查可以分为两类:①反映红细胞过度破坏的指标;②反映代偿性红细胞生成加速的指标。

(一)细胞形态学检验

溶血性贫血外周血象特征为血红细胞数及血红蛋白量减少,网织红细胞明显增多,常至 5％～25％,重者可达 75％以上。因网织红细胞比成熟红细胞大,故 MCV 增高。血片上可出现幼红细胞、多染性或嗜碱性红细胞,红细胞内含豪-焦小体(H-J 小体)、卡波环等。骨髓象表现为增生性特征,红系显著增生,粒红比值减低。红系增生以中幼红和晚幼红细胞为主,原红和早幼红细胞亦增多。幼红细胞比正常同阶段者稍大,此点与缺铁性贫血不同,但无巨幼红细胞。再生障碍危象者骨髓增生低下,全血细胞减少。

某些溶血性贫血在血涂片可见到特定的红细胞形态学改变(球形红细胞、靶形红细胞、裂片红细胞等)。

(二)血红蛋白释放检验

显示红细胞破坏后血红蛋白释放入血浆(血管内溶血),包括以下检验。

1.血浆游离血红蛋白检测　红细胞在血管内破坏后,释放出的血红蛋白游离于血浆中,血浆呈粉红色,血浆游离血红蛋白定量增高。

参考范围:10～50mg/L(<50mg/L)。

临床意义:血管内溶血时血浆游离血红蛋白增高,如阵发性睡眠性血红蛋白尿、阵发性寒冷性血红蛋白尿、冷凝集素综合征、温抗体型自身免疫性溶血性贫血、行军性血红蛋白尿、微血管病性溶血性贫血、黑尿热等。血管外溶血时血浆游离血红蛋白正常,如遗传性球形细胞增多症。

2.血清触珠蛋白检测　血清触珠蛋白(Hp)是肝脏合成的一种 α_2-球蛋白,约占血浆总蛋白的1%。Hp减低是一个很敏感的血管内溶血的指标。血浆中一旦出现游离血红蛋白,立即与 Hp 结合成 Hp-Hb 复合物,此复合物分子大,不能由肾脏排出,迅速被带至肝脏间质细胞而被清除。急性溶血时 Hp 暂时(3～5 日)减低,慢性溶血时 Hp 持续减低。

参考范围:700～1500mg/L(200～1900mgHb/L)。

临床意义:各种溶血都有血清 Hp 减低,严重者甚至测不出。肝病、传染性单核细胞增多症、先天性无触珠蛋白血症等亦有 Hp 减低。感染、创伤、肿瘤、红斑狼疮、类固醇治疗、肝外胆汁淤积性黄疸等可有 Hp 升高,此时如 Hp 正常,不能排除溶血。

3.血浆高铁血红素白蛋白检测　与 Hp 结合后血浆中剩余的游离血红蛋白可转变为高铁血红蛋白(MHb)。MHb 再分解为高铁血红素和珠蛋白,前者与血浆白蛋白结合形成高铁血红素白蛋白(MHbAlb)。血中的 MHbAlb 是血管内溶血后在血浆中停留最久的来自血红素的色素,持续存在数日,最后由肝细胞摄取、消除。它的出现表示严重的血管内溶血,只在 Hp 消失后出现。

正常结果:阴性。

临床意义:阳性表示严重血管内溶血,此时 Hp 已消耗殆尽。

4.血浆血红素结合蛋白减低　血红素结合蛋白(Hx)是一种 β_1-球蛋白,由肝脏合成,可与溶血后形成的 MHb 结合成 Hx-血红素复合物,结果使 Hx 减低。HX-血红素复合物由肝脏间质细胞清除,其清除速度比 Hp-Hb 复合物慢。

5.尿血红蛋白测定　如血浆中的游离血红蛋白超过肾阈(1.3g/L),血红蛋白可出现于尿中,形成血红蛋白尿。血红蛋白尿呈樱红色,酸性尿时,部分血红蛋白氧化为 MHb,使尿呈棕黑色。血红蛋白尿通常只见于急性血管内溶血发作后1～2次尿中。尿镜检不见红细胞,但隐血试验阳性。

6.尿含铁血黄素试验　血浆中的游离血红蛋白经过肾小管时被重吸收,在肾小管上皮细胞内分解成为含铁血黄素,尿沉渣内含有三价铁的含铁血黄素颗粒的上皮细胞,应用普鲁士蓝反应(Rous 试验),使含铁血黄素的铁在酸性条件下与亚铁氰化钾形成蓝色的亚铁氰化铁。它是慢性血管内溶血的有力证据。急性溶血的最初几天可呈阴性,数日后转为阳性。

正常结果:阴性。

临床意义:血管内溶血,特别是慢性血管内溶血呈阳性,并持续数周。阴性不能排除血管内溶血;溶血初期,肾小管上皮细胞尚未充分将吸收的血红蛋白转变成含铁血黄素,并形成足够大的颗粒(直径$>1\mu m$ 才能在光镜下被看到);含有含铁血黄素颗粒的上皮细胞需要一个衰老脱落的过程,因此溶血初期可呈阴性。

(三)胆红素代谢异常检验

1.血清胆红素测定　红细胞被破坏后,血红蛋白经单核-巨噬细胞系统摄入、降解成珠蛋白和血红素,血红素再降解为一氧化碳、铁和胆绿素,后者再还原为胆红素,离开单核-巨噬细胞系统进入血液。胆红素与白蛋白结合成胆红素白蛋白复合体,此即非结合胆红素。此种胆红素不能从肾脏排出,不出现于尿中,呈凡登白间接反应。当非结合胆红素流经肝脏时,被肝细胞摄取,复合体分离,胆红素部分与葡萄糖醛酸等结合成为葡萄糖醛酸胆红素,此即结合胆红素。此种胆红素经胆道排入肠中,如因胆道或肝内梗阻而反流入血,则呈凡登白直接反应。

急性溶血时,大量非结合胆红素不能被肝脏充分处理,血清胆红素增高,凡登白间接反应呈强阳性;慢性溶血时肝脏可以充分处理胆红素,胆红素增高不如急性明显或不增高。因此,血清胆红素增高不是溶血性贫血的敏感指标,不增高不能排除溶血,因健全的肝脏可以处理 4倍于正常量的胆红素。原来有严重贫血的患者发生溶血时,胆红素产量明显低于无贫血者,可能及时被肝脏所处理而不出现血清胆红素增高。

2.粪、尿中的尿胆原、尿胆素测定　结合胆红素经胆道进入肠道,还原为尿胆原。尿胆原大部分由粪便排出(每日 $67\sim472\mu mol$,即 $40\sim280mg$),尿胆原小部分重吸收入血后,一部分经肝脏处理(肠肝循环),另一部分由尿排出($0\sim6\mu mol$,即 $0\sim3.5mg$)。尿胆原无色,与空气接触氧化后变为橘黄色的尿胆素。

急性溶血时,由粪、尿排出的尿胆原增多(可达 $5\sim10$ 倍或更多);慢性溶血时,肝脏可以充分处理重吸收入血的尿胆原,致使尿胆原不增高。粪中的尿胆原的增高要比尿中尿胆原增高为早,且较为恒定,但受肝脏和消化道功能及肠内菌群(应用抗生素等)的影响。

(四)其他检验

1.红细胞寿命测定　正常红细胞寿命为 120 日,用放射性铬(^{51}Cr)标记红细胞的半寿期($T_{1/2}$)为 $22\sim30$ 日,溶血性贫血的$^{51}Cr\ T_{1/2}<14$ 日。

2.血浆乳酸脱氢酶　红细胞破坏时,红细胞内的 LDH_1、LDH_2 释放入血,使血浆乳酸脱氢酶增高。

五、自身免疫性溶血检验

（一）抗球蛋白试验

温抗体型自身免疫性溶血性贫血患者血清用多抗性抗球蛋白抗体进行抗球蛋白试验。

原理：抗球蛋白试验是诊断自身免疫性溶血性贫血最重要的试验。抗球蛋白试验分为直接试验（直接反应）和间接试验（间接反应）。

直接试验的目的是检查红细胞表面的不完全抗体。表面附有相应抗原的红细胞与不完全抗体结合之后称为致敏红细胞。经盐水洗涤过的致敏红细胞在盐水介质中不发生凝集，加入抗球蛋白血清后出现凝集，此即抗球蛋白直接试验阳性。

间接试验的目的是检查血清中存在游离的不完全抗体。先用 Rho(D) 阳性 O 型（或与被检者血型同型）的正常人红细胞吸附血清中存在的游离不完全抗体（亦称致敏红细胞），致敏红细胞经盐水洗涤后加入抗球蛋白血清，如出现凝集，即为抗球蛋白间接试验阳性。

正常结果：直接、间接试验均呈阴性。

临床意义：抗球蛋白直接试验阳性证明红细胞上有不完全抗体或补体，间接试验阳性证明血清中存在不完全抗体或补体。抗球蛋白试验阳性见于自身免疫性溶血性贫血、药物免疫性溶血性贫血及同种免疫性溶血性贫血。

对于自身免疫性溶血性贫血，若用特异性抗体，IgG 和 C3d 都出现阳性的病例有 67%，单独 IgG 或 C3d 出现阳性的病例分别有 20% 或 13%。本病患者的血清常有低滴度的游离抗体，其中 80% 的免疫球蛋白是 IgG，也有的含有 IgA、IgM 和补体 CC。补体和免疫球蛋白一起协同作用，引起红细胞溶解。事实上，溶血的严重程度同补体和 IgG 的浓度直接相关。虽然在常规试验中，不检测 IgA、IgM，但它们是实际存在的，只要应用合适的试剂，它们是可以被检测出来的。当然，本病的血清学检查还存在许多问题，例如，被自身抗体包被的患者红细胞，可受到来自自身抗原表达的干扰；血清中的自身抗体可能被误认为是一种基本的异常抗体。

抗球蛋白试验的半定量测定（自身抗体的滴度积分）是红细胞致敏程度的半定量指标。它与疾病严重程度的关系在个体间无比较意义，但在同一个体随访中有自身对照价值，可作为随访病情变化的参考指标。

间接抗球蛋白试验检测患者血清中有无游离抗体或补体，可以间接估计体内抗红细胞抗体或补体的数量，似与预后有关。诊断价值不如直接抗球蛋白试验。应用胰蛋白酶或菠萝蛋白酶处理正常人"O"型红细胞，再与患者血清进行凝集试验，可提高阳性率。

实际上，直接试验阳性并有溶血者其间接试验有可能呈阴性，这是由于抗体与红细胞亲和力强，无多余的抗体游离于血清中。直接试验阳性者不一定发生溶血，这是由于抗体数量少，不足以引起溶血。

（二）冷凝集试验

冷凝集素综合征患者血清中存在冷凝集素（IgM），在低温（0～4℃）时使自身红细胞、O 型红细胞或受检者同型红细胞发生凝集，当温度上升（37℃）后，凝集现象消失。

由于抗体 IgM 与之发生反应的 I 或 i 血型抗原在不同个体的红细胞上多少不一，进行此试验时，可用同一患者的血清与不同正常人的"O"型红细胞做混合试验，所得的抗体效价可以不一样，故重复冷凝集试验时，每次最好都用同一正常人的红细胞作为抗原。

临床意义：稀释血清在 4℃观察凝集效价，正常人效价一般为 1：8～1：16，效价＜1：64。冷凝集素的效价大多很高，常＞1：1000，可高达 1：100000 以上。原发性和继发于慢性淋巴细胞白血病、淋巴瘤、系统性红斑狼疮等冷凝集素综合征患者的冷凝集素效价可高达 1：500000，甚至更高。并发支原体肺炎者的冷凝集素效价常较低，最高不超过 1：1000～4000。正常血清的冷凝集素效价一般＜1：40。4℃时冷凝集素效价高不一定提示有溶血反应，如果 30℃效价仍较高，则有更大的临床意义。对有明显的红细胞冷凝集和溶血而冷凝集素效价较低者，应进行不同温度（4℃、室温、32℃、37℃等）下的冷凝集素效价测定。低效价的本病患者血清在较高温度，甚至 37℃仍有凝集红细胞作用。

六、珠蛋白合成异常实验室检查

（一）血红蛋白电泳

血红蛋白电泳是利用各种血红蛋白（包括正常和异常血红蛋白）等电点不同的原理，在一定 pH 缓冲液中各带不同电荷及总电荷，缓冲液 pH 大于等电点，则血红蛋白带负电荷，反之则带正电荷。将去除杂质（细胞膜、基质蛋白及脂溶性物质）的血红蛋白液点于浸在特定缓冲液中的支持介质上，置电泳仪内，经一定电压和时间电泳。各种血红蛋白的泳动方向和速度不同，有可能分出各自的区带。采用不同的缓冲液、支持介质、电泳仪和方法的分辨力不同。

参考范围和临床意义：

1.pH 8.5 TEB 缓冲液醋酸纤维膜电泳　适合检出 HbA、HbA_2、HbS、HbC，HbF 不易与 HbA 分开，Hb H 与 Hb Bart 快速泳向阳极，应再选择 pH 6.5 缓冲液醋酸纤维膜电泳进行鉴别。在 pH 8.6～9.0 碱性缓冲液电泳中，泳速快的血红蛋白带在前，从阴极泳向阳极。正常人参考范围 HbA 96%～98%，HbA_2 1.2%～3.5%，HbF 1%～2%。

2.pH 6.5 磷酸盐缓冲液醋酸纤维膜电泳　特别适合用于分离 HbA 与 Hb Bart 和 Hb H。现常用 pH 6.0～6.2 枸橼酸盐缓冲液琼脂电泳，可以区分 HbS 与 HbD 和 HbG，HbC 与 HbE 和 O-Arab。

（二）抗碱血红蛋白检测

抗碱血红蛋白检测，又称碱变性试验，胎儿血红蛋白（HbF）具有抗碱和抗酸作用。待检的溶血液与 NaOH 溶液混合，加半饱和磷酸铵，过滤去除变性血红蛋白，取上清液于 540nm 处检测 HbF 浓度,并计算其百分率。

参考范围:2 岁以后至成人<2.5%。

临床意义:

1.珠蛋白生成障碍性贫血 HbF 增加,持续性胎儿血红蛋白症 HbF 高至 100%。

2.某些疾病时 HbF 相对增加,包括恶性疾病,如放射治疗后骨髓纤维化、恶性肿瘤骨髓转移、急性或慢性白血病、浆细胞瘤、再生障碍性贫血、纯红细胞再生障碍性贫血、PNH、未治疗恶性贫血等。

3.孕妇和新生儿期 HbF 增加是生理性的。

(三)HbF 酸洗脱法检测

胎儿血红蛋白具有抗碱和抗酸作用,其他血红蛋白则不能。将血片与酸性缓冲液孵育 5 分钟,流水冲洗,待干后,用 0.5% 伊红液染色,含 HbF 的红细胞呈红色,含其他血红蛋白的红细胞呈苍白色,计数 500 个红细胞中染成红色细胞的百分率。

参考范围:成人含 HbF 的红细胞约占 1%,新生儿占 80%~90%。

临床意义:

1.重型珠蛋白生成障碍性贫血大多数红细胞染成红色,轻型只有少数。

2.胎儿向母亲输血,母血中含 HbF 的红细胞增多。

3.遗传性胎儿血红蛋白持续综合征染成红色的细胞占 100%。

(四)异丙醇沉淀试验

在含有异丙醇的 0.1mol/L 的 Tris/HClpH 7.4 缓冲液中,不稳定血红蛋白珠蛋白肽链容易解裂,不稳定血红蛋白则在 10 分钟内出现混浊,20 分钟开始出现绒毛状沉淀,同时进行对照试验。

结果:正常人呈阴性。

临床意义:不稳定血红蛋白(包括 Hb H)于 20 分钟内沉淀逐渐增加,甚至呈絮状或粗颗粒状,但血液中含有 HbF 和 HbE 可出现假阳性。

(五)热变性试验

又称热不稳定试验,用以检测不稳定血红蛋白。先洗涤红细胞,制备溶血液,于磷酸盐缓冲液中 50℃ 孵育约 1 小时,不稳定血红蛋白容易裂解沉淀,计算其沉淀率,同时进行对照试验。

参考范围:正常<1%。

临床意义:同异丙醇沉淀试验。

(六)红细胞包涵体试验

红细胞包涵体试验用以检测不稳定血红蛋白,其变性珠蛋白肽链沉淀成包涵体。血片用 1% 甲基绿或 1% 煌焦油蓝染色,在 37℃ 孵育 2 小时,计算含包涵体的红细胞数。包涵体散布在红细胞膜上,分别似紫红色或蓝绿色小点。

结果:正常人呈阴性。

临床意义

1.不稳定血红蛋白的变性珠蛋白肽链沉淀成包涵体,在多数红细胞中查见。

2.Hb H 病的 α 珠蛋白肽链合成不足,β 珠蛋白肽链形成四聚体沉淀成包涵体,30%以上红细胞可查出。包涵体还见于因 α 珠蛋白肽链形成包涵体的重型 β 珠蛋白生成障碍性贫血、G-6-PD 缺陷和化学药物中毒者。

(七)HbA$_2$ 微柱层析试验

血红蛋白有不同的等电点,在 pH7.0 中性溶液中,血红蛋白带正电荷,被微柱的阴离子交换树脂 DEAE 纤维素吸附,利用不同的洗脱液对不同的血红蛋白组分依次洗脱。不同的 pH、离子强度洗脱液、柱体交换剂、样品的容积、微柱的尺寸、流速都会影响分辨结果。目前常用 Tris/HCl 缓冲系统和甘氨酸缓冲系统。

参考范围:HbA$_2$ 占 1.2%~3.5%。

临床意义:

1.轻型 β 珠蛋白生成障碍性贫血 HbA$_2$ 常增高,HbA$_2$ 微柱层析法比光密度法、电泳洗脱法准确,醋酸纤维膜电泳法和微柱层析法不能分辨 HbC 与 HbA$_2$,当出现地中海贫血时,要采用不同的缓冲液系统电泳,或特别的层析分离技术。

2.利用层析法可提纯某种血红蛋白。

(八)肽链分析

血红蛋白珠蛋白肽链经尿素或对氯汞苯甲酸(PCMB)能破坏血红蛋白的空间结构,前者可使血红蛋白中的二硫键还原,后者与珠蛋白肽链中的半脱氨酸的 SH 基结合,裂解成肽链亚单位,通过电泳分别查出不同肽链。

参考范围:HbA 裂解后有 4 条带,可泳出 4 条带,分别为 β、HbA、HbA$_2$、α 带。

临床意义:

1.电泳出现异常条带,提示存在异常血红蛋白。

2.肽链合成速率检测对地中海贫血的诊断具有参考价值。

3.肽链结构分析用酶法裂解肽段,经层析或高压电泳得出肽图,与正常对照,用氨基酸自动分析仪测定其氨基酸序列。

4.限制性内切酶片段长度多态性(RFLP)从病者白细胞、妊娠 8~10 周绒毛滋养细胞或羊水细胞中提取 DNA,用一种或几种限制性内切酶消化,与核素探针杂交自显影,取得 RFLP 图谱,发现其变异。

5.聚合酶链反应(PCR)扩增结合等位特异寡核苷酸(ASO)探针杂交诊断法是目前采用的最常用的诊断 a 珠蛋白生成障碍性贫血或 β 珠蛋白生成障碍性贫血的方法。

七、补体敏感性增高试验

（一）酸化血清溶血试验

酸化血清溶血试验，又称 Ham 试验，是诊断阵发性睡眠性血红蛋白尿（PNH）的最基本的试验。可采用去纤维蛋白、肝素、草酸盐、枸橼酸盐或 EDTA 抗凝血，病者红细胞于 37℃ 与正常或自身的酸化后的血清（pH6.5～7.0）作用，发生溶血，血清中补体致敏的患者，红细胞能被酸化后血清所溶解，特异性强。

结果：正常人呈阴性。

临床意义

1.只有酸化血清溶血试验阳性，PNH 的诊断才能成立，具有特异性，是国内外公认的 PNH 的确诊试验。但会产生假阴性，应强调方法标准化，要与阴性对照。用光电比色法，一般 PNH 患者的溶血度在 10％以上，阳性率为 78％～80％。本试验加入氯化镁后，更加激活补体，使试验的敏感度增加。

2.红细胞生成障碍性贫血（CDA 型）可有酸化血清溶血试验阳性。溶血的原因是在酸化血清的情况下，多数红细胞膜上有与抗原和补体相结合的 IgM 抗体。

3.球形红细胞在酸化血清内可呈假阳性。

（二）蔗糖溶血试验

蔗糖溶血试验为简易重要的筛选试验，选用等渗的蔗糖溶液，加入与 PNH 患者同血型的新鲜血清和患者的红细胞混悬液，经孵育后，患者红细胞膜存在缺陷，容易被补体激活，蔗糖溶液加强补体与红细胞的结合，发生程度不同的溶血（溶血率为 10％～80％）。

结果：正常人呈阴性。

临床意义：PNH 患者试验为阳性。本试验对 PNH 的敏感性最高，但特异性稍差，白血病、骨髓硬化也可出现假阳性。溶血度＞10％才肯定属阳性。

（三）热溶血试验

原理同酸化血清溶血试验，利用患者自身血清中的补体和葡萄糖，经孵育使糖分解酸化，使补体敏感细胞溶解。

结果：正常人呈阴性。

临床意义：阳性见于 PNH。但本试验敏感性较差，且缺乏特异性，除 PNH 患者外，酶缺乏性溶血性贫血和遗传性球形细胞增多症患者亦可呈阳性，故该试验可作为 PNH 的初筛试验。

（四）蛇毒溶血试验

蛇毒因子通过某种血清因子可在液相激活中经替代途径激活补体。蛇毒溶血试验多采用纯化眼镜蛇毒。PNH 患者的红细胞补体系统经蛇毒激活后，促使溶血发生，出现阳性结果。

可作为筛检试验。

结果:正常人呈阴性。

临床意义:本试验的阳性率与酸化血清溶血试验结果近似,在一定程度上更能反映 PNH Ⅲ 型细胞的多少。本试验的阳性率与酸化血清溶血试验相似,为 78% ~ 80%。

(五)补体溶血敏感试验

观察患者红细胞被溶解所需要的补体量,从而测得受检红细胞对补体的敏感程度,并进行 PNH 红细胞分群研究。周凤兰等先后报道正常人红细胞补体溶血敏感性(CLS)为 6.3 ~ 8.3,并认为观察 Ⅰ 型细胞与 Ⅱ 型或 Ⅲ 型细胞的 CLS 比值更有意义。

1989 年,国内学者进一步将每型红细胞所占百分比与 CLS 试验结果结合考虑,提出补体溶血敏感性分值(CLSS)的计算公式,并按 CLSS 的多少将 PNH 分为 3 组:第 1 组 CLSS > 300 分,全部是频发型与偶发型;第 2 组 CLSS 为 200 ~ 300 分,多为偶发型,也有少数频发型;第 3 组 CLSS < 200 分,均为不发型。CLSS 可作为患者血红蛋白尿发作情况及病情的观察指标,也可作为药物治疗的疗效评价指标。

(六)免疫学标记

PNH 患者细胞的主要缺陷是 PI 连接蛋白的缺失,可用特异性强的抗体(常常是单克隆抗体)与之结合。现多用荧光标记,可直接检测这类胰蛋白的多少,也有助于诊断方法的改进,如用流式细胞仪分析 CD55、CD59。

PNH 患者的红细胞做补体溶血敏感试验,同时用流式细胞仪分析红细胞表面的 PI 连接蛋白的量,可以看出两者有较好的平行关系,对补体最敏感的 Ⅲ 型细胞膜蛋白缺失最严重或完全缺失,补体敏感性接近正常的 Ⅰ 型细胞则膜蛋白没有明显减少,补体敏感性介于中间的 Ⅱ 型细胞的膜蛋白量居中。用本法不仅可以查出胰蛋白的缺失程度,而且也能得知某种缺失程度的细胞所占的百分数。用补体溶血敏感试验查不出膜蛋白缺陷的 PNH 患者,用本法可以检出,因此认为本法是更为敏感的检测手段。应用本法需注意的是:①PI 连接蛋白的缺失不一定总是与补体敏感性同步;②红细胞的 DAF 在正常情况下也为数不多,因此,若抗体不强,则不易区分 DAF 是正常还是减少(特别是轻度减少);③有个别 PNH 患者的红细胞及中性粒细胞上的 DAF 及 AchE 均正常。故应用本法时,最好能检测几种 PI 连接蛋白,特别要包括 MIRI 及淋巴细胞因子抗原-3(LFA-3)。

第二节　贫血的分类与诊断原则

一、贫血的分类

引起贫血的病因十分广泛,为了便于鉴别诊断。学者们根据血液检查结果,从多个角度对贫血进行了分类,目前大致有 4 种分类法。当然,由于分类角度不同,同一种贫血可有多种不同的名称。

（一）按病因分类

贫血从病因学可分为红细胞生成不足及消耗过多两大类。

（二）按骨髓病理形态分类

1.增生性贫血　如缺铁性贫血、急慢性失血性贫血、溶血性贫血、继发性贫血。

2.巨幼细胞贫血　如缺乏叶酸、维生素 B_{12}；某些无效性红细胞生成伴有巨幼样红细胞贫血。

3.增生不良性贫血　如原发性及继发性再生障碍性贫血。

（三）按红系病理变化分类

1.红细胞膜异常　多为溶血性贫血，多有形态异常，如遗传性球形细胞增多症、遗传性椭圆形红细胞增多症。

2.红细胞胞质异常

（1）铁代谢异常，如缺铁性贫血。

（2）血红素的异常：如高铁血红蛋白血症、硫化血红蛋白血症。

（3）珠蛋白合成异常：如珠蛋白生成障碍性贫血、异常血红蛋白病。

（4）酶的异常：如丙酮酸激酶缺乏症、葡糖 6-磷酸脱氢酶缺乏症，多为溶血性贫血。

3.红细胞核代谢异常

（1）叶酸、维生素 B_{12} 缺乏，导致巨幼细胞贫血。

（2）病态红细胞生成，多核红细胞，且为奇数核，一个红细胞内的多个核大小不均、成熟程度不同，巨大红细胞等，表明 DNA 复制紊乱，多见于恶性疾病，如骨髓增生异常综合征（MDS）、各种白血病。

（四）按红细胞指数分类

现代血细胞分析仪可以同时给出平均红细胞容积（MCV）、平均红细胞血红蛋白量（MCH）、平均红细胞血红蛋白浓度（MCHC）及红细胞体积分布宽度（RDW），按这几个指标及红细胞的形态可以将贫血分为不同的类型。

1.根据红细胞大小分类。

2.根据 MCV 和 RDW 的密切关系，用 MCV 和 RDW 来确定贫血的类型。

3.根据红细胞的形态确定贫血的类型。制备完整的染色良好的血涂片，镜下认真观察红细胞的形态，并进行相应计数，可判断出贫血的类型。

二、贫血的诊断原则

贫血诊断的过程中，必须遵循：①确定有无贫血；②贫血的严重程度；③确定贫血的类型和原因。因为贫血是许多疾病的一种症状，原因较为复杂。因此，对任何贫血患者的诊断，病因学诊断尤为重要,只有纠正或治疗引起贫血的基本疾病,才能解决根本问题。贫血的严重性主要决定于引起贫血的基本疾病,其重要意义远超过贫血的程度。早期的结肠癌或白血病患者的贫血可能是轻度的;钩虫病或痔出血引起的贫血可能是重度的,但对患者来说,前者的严重性远远超过后者。

(一)确定有无贫血

通常根据 RBC、Hb 和 HCT 以确定有无贫血,其中又以 Hb 和 HCT 最常用,并应参照公认的贫血诊断标准。

成人诊断标准:男性成人 Hb<120g/L 或 125g/L;女性成人 Hb<100g/L 或 110g/L<Hb,孕妇 Hb<100g/L 或 105g/L。同时,成年男性 HCT<0.4,成年女性 HCT<0.35,可作为诊断贫血的标准。

中华儿科学会血液学组于 1982 年制订并经 1988 年修改的小儿贫血诊断标准为:出生 10 天内新生儿 Hb<145g/L,10 天～3 个月婴儿因生理贫血等因素影响,贫血难以确定,暂以 3 个月～不足 6 岁小儿 Hb<110g/L,6～14 岁<120g/L,作为诊断贫血的标准。

(二)确定贫血严重程度

1.成人贫血严重程度标准 极重度<30g/L;重度 30～60g/L;中度 60～90g/L;轻度 90～120g/L。

2.小儿贫血严重程度的标准 极重度 Hb<30g/L,红细胞<$1×10^{12}$/L;重度 Hb 30～60g/L,红细胞$(1～2)×10^{12}$/L;中度 Hb 60～90g/L,红细胞$(2～3)×10^{12}$/L;轻度 Hb>90～120g/L(6 岁以上),90～110g/L(6 岁以下),红细胞$(3～4)×10^{12}$/L。

(三)确定贫血类型

根据 RBC 计数、HCT、Hb 计算出红细胞指数 MCV、MCH 及 MCHC,结合 RDW 及红细胞形态确定贫血的类型。

在实际工作中,染色良好的血涂片,镜下认真观察红细胞的形态,常常对于初步判断贫血的类别具有重要的意义。

(四)寻找贫血的病因

1.深入了解病史和仔细进行体格检查,包括饮食习惯史、药物史、血红蛋白尿史、输血史、家庭成员贫血史、地区流行性疾病(甲状腺功能减退、蚕豆病、疟疾史)等,体格检查中注意肝、脾、淋巴结肿大、紫癜、黄疸等。

2.根据 MCV、MCH、MCHC 和 RDW 等指数,结合血涂片中血细胞的形态学改变,可得出诊断线索。结合病史,多数贫血诊断并不困难。

3.骨髓检验:骨髓检验对了解贫血发生的原因和机制很有必要,如骨髓造血功能状况是增生或下降,各系统有核细胞百分率、粒红比例是否正常,有核细胞是否减少,淋巴细胞、组织细胞、浆细胞、嗜酸性粒细胞或嗜碱性粒细胞百分率是否正常,有无异常细胞出现等。除骨小粒涂片外,最好从骨髓不同部位同时取病理活检,并根据需要进行特殊组织化学染色。

4.特殊检测:根据需要选择某些确诊试验,如了解铁的贮存,血清铁蛋白检测和骨髓涂片进行铁粒染色较为重要。诊断地中海贫血可选用血红蛋白电泳检测,但要分析病理基因,则应选择分子生物学方法;怀疑自身免疫性溶血性贫血,应选择抗球蛋白试验等。

5.其他检查:贫血常可由非血液系统疾病,如消化系统或泌尿系统肿瘤引起,虽然贫血不重,但病情可能很严重,需要慎重选择其他检查。

总之,贫血诊断的病因学是建立在正确的贫血分类的基础上的。首先以网织红细胞为鉴别点,高者多属于各类溶血性贫血或伴溶血的其他疾病,网织红细胞未明显增高的可以按照红细胞的参数分为大细胞性、正细胞性及小细胞性贫血,再结合相关贫血检查进一步进行诊断与鉴别诊断。

对于溶血性贫血,则需要进行溶血性质的鉴别及溶血病因的诊断:

1.确定有无溶血性贫血 溶血性贫血是由于先天性或获得性因素使红细胞过早地破坏,存活期缩短,并经单核吞噬细胞系统被清除。先天性溶血性贫血者红细胞本身膜、酶和血红蛋白有缺陷,引起红细胞破坏;获得性溶血性贫血者,由于红细胞外在因素,如免疫性、药物性、生物性和阵发性睡眠性血红蛋白尿等导致红细胞被破坏。

2.确定血管内或血管外溶血 两者鉴别有时相当困难,严重的溶血两者常同时存在,血管外溶血比血管内溶血更为常见。

3.寻找溶血的原因 病史要注意患者的性别、年龄、种族、职业、病史、饮食和药物史、家族遗传病史、妊娠史、旅行史等。体检中注意贫血的程度、黄疸及肝、脾的大小等。

第三节 造血原料异常贫血的诊断

一、缺铁性贫血

缺铁性贫血(IDA)指由于多种原因造成人体铁的缺乏,发展到一定程度时就会影响血红蛋白的合成,使红细胞生成障碍而导致的一种小细胞、低色素性贫血。贫血早期可以没有症状或症状很轻,当缺铁严重或病情进展很快时,可出现一般慢性贫血症状,如皮肤和黏膜苍白、头晕、乏力、心悸等;另外由于组织缺铁、含铁酶的缺乏,临床上可出现消化系统症状,如食欲不振、舌乳头萎缩、胃酸缺乏、异食癖,以及神经系统症状,严重者可出现反甲。缺铁性贫血是贫血疾病中最常见的一种,可发生于各年龄组,女性多于男性,在婴幼儿、孕妇及育龄妇女中尤为多见。

(一)病因及发病机制

1.铁的代谢 铁是合成血红蛋白的重要成分。在骨髓的有核红细胞和肝细胞中,甘氨酸和琥珀酰辅酶 A 在胞浆和线粒体一系列酶的作用下生成原卟啉Ⅸ,再在血红素合成酶的作用

下与 Fe^{2+} 络合生成血红素,最后与在胞浆中合成的珠蛋白结合生成血红蛋白。铁代谢异常影响血红蛋白的正常合成过程。

铁在人体内含量不高,正常成人体内含铁约 3～4g,但分布极为广泛,几乎每个细胞都含有极其微量的铁。从其生理功能角度可以把体内铁大致分为两大部分:①正在执行生理功能的铁:包括血红素蛋白类物质、铁黄素蛋白类物质以及血浆转铁蛋白、乳铁蛋白中的铁;②贮存铁:主要包括铁蛋白和含铁血黄素中的铁,存在于单核巨噬细胞系统中。在正常情况下,人体不断从外界摄取少量铁,又以不同形式排出大致等量的铁,从而保持体内铁代谢的平衡。

(1)铁的来源与吸收:在正常情况下,体内代谢的铁有两个来源:①外源性:一般成人每日从食物中吸收约 1mg 的铁;②内源性:是红细胞破坏后释放的铁,被人体循环利用,约为外源性铁的 15～20 倍。由食物来源的铁主要在十二指肠和空肠上端以二价铁离子的形式被主动吸收。维生素 C 和许多还原剂有助于铁的吸收,而植物性酸、碱性药物等不利于铁的吸收。

(2)铁的运输及利用:铁被吸收后转变为三价铁离子,与血浆转铁蛋白结合,经血液循环运送到骨髓、肝、脾及其他需铁组织,用以合成血红蛋白及多种含铁酶类,多余的铁在肝、脾、骨髓等处以铁蛋白和含铁血黄素的形式贮存起来,当人体铁来源减少或机体需求增加时,即可动员利用。

(3)铁的再利用和排泄:体内血红蛋白等含铁类物质代谢分解后的铁并不被排出体外,而是再次进入铁代谢过程,循环利用。只有少量的铁随衰老脱落的胃肠道黏膜上皮细胞、胆汁经粪便排出体外,经皮肤、尿液等途径也可以丢失极少量的铁,妇女由月经排出较多的铁。

2.病因　缺铁的原因很多,大体归属摄入不足、需要增加和丢失过多 3 个方面。

(1)摄入不足:一般对于成年人来说单纯由于食物中缺乏铁造成的贫血较少见,主要见于婴幼儿,长期母乳或人工喂养不及时添加含铁剂的辅食。

(2)铁吸收不良:包括胃肠道手术和吸收不良综合征,肠道吸收不良也是缺铁的常见原因。

(3)需要增加:主要包括青少年和孕妇,此期间由于生长发育,铁的需要量增加,饮食中摄入的铁可能不足。

(4)丢失过多:主要为男性胃肠道的慢性失血、女性月经过多丢失。成人最常见的胃肠道出血的原因包括溃疡、裂孔疝、胃炎、钩虫病、痔疮或胃肠道肿瘤。尽管多数情况下失血量较小,但日积月累就可以造成缺铁性贫血。

3.发病机制　缺铁性贫血是体内慢性渐进性缺铁的发展结果。体内的这种慢性缺铁称为铁缺乏症,按病程可以分为三个阶段:①贮存铁减少期:是铁缺乏的早期阶段,此时仅有贮存铁减少,血红蛋白和血清铁正常。②缺铁性红细胞生成期:除了贮存铁减少或缺乏,随着缺铁加重,骨髓、肝、脾等贮铁器官中的铁蛋白和含铁血黄素消失,血清铁开始下降,转铁蛋白饱和度降低,但仍无贫血。③缺铁性贫血期:骨髓幼红细胞可利用铁减少,红细胞数下降,开始多呈正细胞正色素性贫血,表现为轻度贫血,为早期缺铁性贫血;随着骨髓幼红细胞可利用铁缺乏,红细胞及血红蛋白进一步下降,各种细胞含铁酶亦渐减少或缺乏,同时骨髓代偿性增生,出现明显的小细胞低色素性贫血,即典型的缺铁性贫血,此时血清铁明显降低,甚至缺如,转铁蛋白饱和度也明显下降,表现出相应的贫血症状和体征。

(二)临床表现

缺铁性贫血发生一般是一个慢性过程,由于机体的代偿能力可以掩盖症状。最常见的临床表现为乏力、心悸、易怒及头痛。某些症状可能是因为含铁的酶或蛋白的功能障碍引起,如头痛、感觉异常及舌烧灼感等。异食癖是缺铁性贫血的典型表现,嗜食异物,如土块、食盐、纸板等。缺铁性贫血的常见体征有面色苍白、舌炎、口腔炎等,也可见反甲,少数患者可出现脾脏轻度肿大。

(三)实验室检查

1.细胞形态学检查

(1)血象:患者贫血程度不一,轻者可为正细胞正色素性贫血,重者呈典型的小细胞低色素性贫血,MCV、MCH、MCHC 均下降,且血红蛋白浓度的减少较之红细胞计数的减少更为明显。

血涂片染色检查,红细胞体积偏小、大小不均、着色较浅、中心浅染区扩大,贫血严重者仅见红细胞胞质边缘一圈红色,呈环形;可以见到椭圆形红细胞、靶形红细胞及形状不规则的红细胞。引起小细胞低色素性贫血的机制有人认为是血红蛋白合成减少和幼红细胞的异常额外分裂所致,而红细胞大小不均及形态异常在缺铁性贫血早期正细胞正色素性贫血时即可出现。除了红细胞呈小细胞低色素性外,还可出现中性粒细胞增多、血小板较小而数量多等特点。

红细胞体积分布宽度(RDW)是反映红细胞大小不均一性的指标,可以用于缺铁性贫血的诊断、鉴别诊断及疗效观察;现代血细胞分析仪可直观显示红细胞大小的分布情况,IDA 直方图特征为曲线波峰左移,峰底变宽,显示小细胞不均一性。

(2)骨髓细胞形态学检查:缺铁性贫血患者呈增生性贫血骨髓象,增生程度和粒红比例差异较大,严重缺铁时骨髓各阶段的幼红细胞较正常小,浆量变少且边缘不完整,呈"核老质幼"型。骨髓铁染色对 IDA 的诊断更为重要,骨髓外铁,即含铁血黄素减少或缺如是其特点,是诊断 IDA 的敏感可靠的指标。需要注意治疗予以的铁剂可以影响检测结果。IDA 的骨髓 PAS 染色可以呈现一定程度的弱阳性,需要注意与 MDS 鉴别。

(3)骨髓活检:HGF 染色下骨髓切片示增生明显活跃,以红系细胞增生为著,粒红比例降低或倒置。中、晚幼红细胞增生明显增加,常成簇、成片存在。红系发育异常的红细胞表现为幼红细胞体积小、核染色质紧密、多核、核畸形、固缩,胞浆少而蓝,边缘不规则,易与淋巴细胞混淆,但淋巴细胞核染色质较均匀、核圆、胞浆嗜碱性。

粒细胞和巨核细胞系无明显改变。在钩虫导致的缺铁性贫血患者中嗜酸性粒细胞比例可达 20% 以上,甚至可见轻度基质水肿,呈胶状变性,考虑与营养不良导致的动用骨髓内脂肪有关。网状细胞中含有一些细胞碎片,说明有无效红细胞生成。一般 Gomori 及 Masson 染色阴性,细胞内外铁染色阴性。

但是由于骨髓活检切片中细胞不像涂片那样展开,所以观察红系细胞形态改变并没有骨髓涂片那样细致,但铁染色更能反映骨髓的真实情况。

2.铁代谢检查

(1)骨髓铁染色:细胞外铁染色一般认为是判断铁缺乏症的金标准,缺铁性贫血患者绝大多数细胞外铁表现为阴性。缺铁性贫血患者细胞内铁明显减少或缺如。经铁剂治疗后,细胞外铁增多,因此铁染色可作为诊断缺铁性贫血及指导铁剂治疗的重要方法。

(2)血清铁蛋白(SF):SF含量也能准确反映体内贮存铁情况,与骨髓细胞外铁染色具有良好的相关性。

(3)血清铁(SD、总铁结合力(TIBC)及转铁蛋白饱和度(TS):这些指标往往联合测定,对鉴别缺铁性贫血、慢性疾病引起的贫血和其他贮存铁增多的贫血有一定价值。缺铁性贫血患者的SI明显减少,总铁结合力增高,TS减低。

(4)红细胞游离原卟啉(FEP):FEP可以间接反映铁的缺乏,FEP对缺铁性贫血的敏感性仅次于血清铁蛋白和红细胞碱性铁蛋白(EF),但目前临床实际应用较少。

(四)诊断及鉴别诊断

1.诊断原则　IDA的诊断应包括确定贫血是否是因贫血引起和查找缺铁的原因,根据病史、临床症状、体征及相关的检验,IDA诊断并不困难。总的一条原则就是患者为小细胞低色素性贫血,又有铁缺乏的证据,即可诊断为IDA。临床工作中诊断原则包括以下几点:

(1)贫血为小细胞低色素性贫血:红细胞形态有明显低色素小细胞的表现,可参照血涂片细胞形态学以及血液分析仪的参数进行分析。

(2)有明确的缺铁的病因:如铁供给不足、吸收障碍、需要量增多,儿童应注意寄生虫病,妇女应注意月经情况。

(3)缺铁指标阳性:排除其他小细胞低色素性贫血。

(4)诊断困难可考虑用铁剂试验性治疗。

2.诊断标准　关于缺铁性贫血的诊断标准,除小儿患者外,目前国内还没有完全统一的诊断标准。一般参照以下标准进行:

(1)国内诊断标准:①贫血性质为小细胞低色素性:Hb:男性<120g/L,女性<110g/L,孕妇<100g/L;MCV<80fl,MCH<27pg,MCHC<0.32;红细胞形态可有明显小细胞低色素表现。②有相应的临床表现及明确的缺铁病因。③SI<8.95μmol/L(50μg/dl),TIBC>64.44μmol/L(360μg/dl)。④TS<0.15。⑤骨髓铁染色,细胞外铁阴性,细胞内铁铁粒幼红细胞<0.15。⑥FEP>0.9μmol/L,或血液ZPP0.96μmol/L,或FEP/Hb>4.5μg/gHb。⑦SF<12μg/L。⑧血清可溶性铁蛋白受体(sTfR)浓度>26.5nmol/L(2.25mg/L)。⑨铁剂治疗有效。

符合上述①和②~⑨中任意2条以上者可诊断为IDA。临床工作中常采用血象、骨髓、两种以上铁指标联合检查,以提高诊断的准确率。

(2)国外诊断标准:患者为低色素性贫血,伴有缺铁因素且符合下述铁代谢指标中的任意

3 项,即可诊断为缺铁性贫血:①SI<8.95μmol/L(50μg/dl)。②TS<0.15。③SF<12μg/L。④FEP>1.26μmol/L(70μg/dl)。⑤血清可溶性铁蛋白受体(sTfR)浓度>2.2mg/L。⑥RDW≥0.14,MCV≤80fl。

如果有炎症性疾病,如类风湿关节炎伴有缺铁,则可将血清铁蛋白的标准定为<50μg/L或 60～50μg/L。

3.鉴别诊断 缺铁性贫血的鉴别诊断主要包括形态学表现为小细胞低色素性的贫血,包括铁粒幼细胞贫血、地中海贫血、慢性病性贫血等。虽然基本都是细胞性贫血,但是它们常常具有不同的临床特征和实验室检查。还应注意临床工作中常遇见胃肠道因素造成的混合性营养性贫血,同时存在小细胞性和大细胞性贫血的因素,常造成细胞形态学特征的不典型性,容易漏诊。

(1)铁粒幼细胞贫血:因血红素不能正常合成致铁利用障碍,血涂片中可见特征性的双形红细胞,骨髓内见大量铁粒幼红细胞。SF 升高,SI 升高,TIBC 降低。

(2)地中海贫血:血红蛋白电泳异常,血涂片中可见大量靶形红细胞,RDW 多在正常水平,骨髓铁染色增高。

(3)慢性病性贫血:主要包括慢性感染性贫血,多为小细胞正色素性贫血,骨髓或血涂片粒细胞有感染中毒改变,骨髓铁染色内铁降低,但外铁可增高。SF 正常或增高,SI、TS 降低,TIBC 正常或降低。

(4)混合性营养性贫血:IDA 同时有叶酸或维生素 B₁₂缺乏者,可合并巨幼细胞贫血,此时具有两种贫血的特点,可掩盖 IDA 的血涂片和骨髓片细胞典型形态,可借助骨髓铁染色和 SF 鉴别。

二、巨幼细胞贫血

巨幼细胞贫血(MA)是由于脱氧核糖核酸(DNA)合成障碍所引起的一组贫血,主要系体内缺乏维生素 B_{12} 或叶酸所致,亦可因遗传性或药物等获得性 DNA 合成障碍引起。

(一)病因及发病机制

1.维生素 B_{12} 缺乏 维生素 B_{12} 为含钴的维生素,化学名钴胺,仅由某些微生物合成,人体所需的维生素 B_{12} 主要从动物性食物,如肉类、肝、鱼、蛋和乳制品等中摄取。成人每天需要量约为 2.5μg,一般饮食中的供给量已远超过需要量。正常成人体内含维生素 B_{12} 总量约为 2～5mg,其中约 2mg 贮存在肝内,因此单纯因食物中含量不足而导致缺乏者极为罕见。

具有代谢活性的钴胺有两种,即甲基钴胺和腺苷钴胺。药用维生素 B_{12} 系氰钴胺,它必须在体内转变为活性形式才能被组织利用。甲基钴胺系蛋氨酸合成酶的辅酶,蛋氨酸系体内合成蛋白质的必需氨基酸,且 S-腺苷蛋氨酸又是体内许多重要酶反应的甲基提供者。腺苷钴胺是 L-甲基丙二酰辅酶 A 变位酶的辅酶,促使 L-甲基丙二酰辅酶 A 转变成琥珀酰辅酶 A。

维生素 B_{12} 缺乏主要见于以下情况：

(1)摄入不足,需要量增加:单纯摄入不足引起者甚罕见,仅见长期严格素食者。需要量增加见于妊娠、婴幼儿、溶血性贫血、感染、甲状腺功能亢进及恶性肿瘤等。

(2)吸收障碍:系维生素 B_{12} 缺乏症的主要原因,主要由以下因素造成:①缺乏内因子:见于恶性贫血,患者存在内因子抗体,影响维生素 B_{12} 的吸收;还见于胃全部或大部切除及胃黏膜腐蚀性破坏。②小肠疾病:如小肠吸收不良综合征、口炎性腹泻、克罗恩病、回肠切除后、小肠淋巴瘤及系统性硬化症等;小肠病变常同时有叶酸和铁的吸收减少。③某些药物:如对氨基水杨酸钠、新霉素、苯妥英钠等,影响小肠内维生素 B_{12} 的吸收。④胃泌素瘤和慢性胰腺炎可引起维生素 B_{12} 吸收障碍,系维生素 B_{12} 和 R 结合蛋白结合转变为和内因子结合发生障碍。

(3)利用障碍:如 TCⅡ缺乏或存在异常的维生素 B_{12} 结合蛋白及应用一氧化氮,均可影响维生素 B_{12} 的转运和利用。

2.叶酸缺乏 叶酸是一种水溶性 B 族维生素,化学名蝶酰谷氨酸。叶酸在新鲜绿叶蔬菜中含量最多,肝、肾、酵母和蘑菇中也较多。食物烹调、腌制及储存过久等均可破坏叶酸,尤其是加水煮沸,损失量尤大。食物中的叶酸以蝶酰多聚谷氨酸的形式存在,要经过胆汁和小肠中的 γ-谷氨基羧肽酶水解成蝶酰单谷氨酸和二谷氨酸方能吸收,吸收部位主要在近端空肠。吸收的叶酸以 Ns-甲基四氢叶酸的形式存在于血中,和白蛋白疏松结合运输,通过叶酸受体被摄取进入细胞内,在维生素 B_{12} 依赖的蛋氨酸合成酶作用下形成四氢叶酸而发挥作用;亦可再度成为多谷氨酸盐储存,后者可避免叶酸逸出细胞外。成人每日需叶酸 $50\sim200\mu g$,储存于肝细胞内,储存量仅 $5\sim10mg$,因此营养性巨幼细胞贫血主要由叶酸缺乏引起。

四氢叶酸在体内转移"一碳基团",包括甲基($-CH_3$)、甲酰基($-CHO$)、甲烯基($-CH_2$)、次甲基($-CH$)及羟甲基($-CH_2OH$)等的过程中起辅酶作用。丝氨酸是一碳基团的来源,它和四氢叶酸作用形成 N5,10-甲烯基四氢叶酸和甘氨酸;另一来源系在组氨酸分解代谢中的亚氨甲酰谷氨酸和四氢叶酸作用生成 N5-亚氨甲酰四氢叶酸和谷氨酸。这些辅酶型叶酸携带各种一碳基团,从而参与体内一些重要的生化反应,如参与胸腺嘧啶核苷酸和嘌呤的合成,尿嘧啶脱氧核苷酸(dUMP)和 N5,10-甲烯基四氢叶酸形成胸腺嘧啶核苷酸(dTMP)和二氢叶酸。dTMP 是合成 DNA 的重要原料:①参与嘌呤环中碳 2 及 8 的合成;②参与蛋氨酸的合成,系将 N5 甲基四氢叶酸的甲基转移到同型半胱氨酸,形成蛋氨酸。

叶酸缺乏主要有以下因素:

(1)摄入不足,需要量增加:见于婴儿、儿童及妊娠期妇女。一些疾病,如骨髓增殖性疾病、恶性肿瘤等叶酸的需要量增加,酗酒或慢性肝病影响叶酸的摄入。

(2)肠道吸收不良:如小肠吸收不良综合征、热带口炎性腹泻、短肠综合征、小肠疾病及某些药物作用(抗癫痫药如苯妥英钠、扑米酮等,及口服避孕药等)。

(3)利用障碍:叶酸对抗物,如甲氨蝶呤、乙胺嘧啶和甲氧苄啶都是二氢叶酸还原酶抑制剂,导致叶酸利用障碍。

(4)丢失过多:如在血液透析过程中丢失。

维生素 B_{12} 和叶酸是细胞合成 DNA 过程中的重要辅酶,维生素 B_{12} 和叶酸缺乏,导致 DNA 合成障碍。维生素 B_{12} 缺乏导致 DNA 合成障碍是通过叶酸代谢障碍引起的,维生素 B_{12} 缺乏,细胞内 N5 甲基四氢叶酸不能转变成其他形式的活性四氢叶酸,并且不能转变为聚合形式的叶酸以保持细胞内足够的叶酸浓度。维生素 B_{12} 和叶酸缺乏,胸腺嘧啶核苷酸减少,DNA 合成速度减慢,而细胞内尿嘧啶脱氧核苷酸(dUMP)和脱氧三磷酸尿苷(dUTP)增多。胸腺嘧啶脱氧核苷三磷酸(dTTP)减少,使尿嘧啶掺入 DNA,使 DNA 呈片段状,DNA 复制减慢,核分裂时间延长(S 期和 G1 期延长),故细胞核比正常大,核染色质呈疏松点网状,缺乏浓集现象,而胞质内 RNA 及蛋白质合成并无明显障碍。随着核分裂延迟和合成量增多,形成胞体巨大、核浆发育不同步、核染色质疏松、所谓"老浆幼核"改变的巨型血细胞。这种异常常导致贫血或全血细胞减少。

维生素 B_{12} 还参与神经组织的代谢。维生素 B_{12} 缺乏,蛋氨酸合成减少,后者导致胆碱和含磷脂的胆碱合成障碍,并且由于腺苷钴胺缺乏,导致大量甲基丙二酰辅酶 A 及其前身丙酰辅酶 A 的堆积,合成异常脂肪酸进入神经脂质,从而导致脱髓鞘病变,轴突变性,最后可导致神经原细胞死亡。神经系统可累及周围神经、脊髓后侧索及大脑。

(二)临床表现

1.症状与体征　维生素 B_{12} 和叶酸缺乏的临床表现基本相似,都可引起巨幼细胞贫血、白细胞和血小板减少,以及消化道症状,如食欲减退、腹胀、腹泻及舌炎等,以舌炎最为突出,舌质红、舌乳头萎缩、表面光滑,俗称"牛肉舌",伴疼痛。维生素 B_{12} 缺乏时常伴神经系统表现,如乏力、手足麻木、感觉障碍、行走困难等周围神经炎、亚急性或慢性脊髓后侧索联合变性,后者多见于恶性贫血,小儿和老年患者常出现精神症状,如无欲、嗜睡或精神错乱。叶酸缺乏可引起情感改变,补充叶酸即可消失。维生素 B_{12} 缺乏尚可影响中性粒细胞的功能。

2.主要临床类型

(1)营养性巨幼细胞贫血:以叶酸缺乏为主,我国以西北地区较多见,主要见于山西、陕西、河南诸省,常有营养缺乏病史,新鲜蔬菜摄入少,又极少食用荤食,加上饮食和烹调习惯不良,因此常伴有复合性营养不良表现,如缺铁、缺乏维生素 B_1、维生素 B_2、维生素 C 及蛋白质。本病好发于妊娠期和婴儿期。1/3 的妊娠期妇女有叶酸缺乏,妊娠期营养不良性巨幼细胞贫血常发生于妊娠中末期和产后,感染、饮酒、妊娠期高血压疾病以及合并溶血、缺铁及分娩时出血过多均可诱发本病。婴儿期营养不良性巨幼细胞贫血好发于 6 个月到 2 岁的婴幼儿,尤其应用山羊乳及煮沸后的牛奶喂养者,母亲有营养不良、患儿并发感染及维生素 C 缺乏易发生本病,维生素 C 有保护叶酸免受破坏的作用。

(2)恶性贫血:系原因不明的胃黏膜萎缩导致内因子分泌障碍,维生素 B_{12} 缺乏。好发于北欧斯堪的纳维亚人。多数病例发生在 40 岁以上,发病率随年龄而增高,但也有少数幼年型恶性贫血,后者可能和内因子先天性缺乏或异常及回肠黏膜受体缺陷有关。恶性贫血的发病可能和自身免疫有关,90% 左右的患者血清中有壁细胞抗体,60% 的患者血清及胃液中找到内因子抗体,有的可找到甲状腺抗体,恶性贫血可见于甲状腺功能亢进、慢性淋巴细胞性甲状腺炎、类风湿关节炎等,胃镜检查可见胃黏膜显著萎缩,有大量淋巴细胞、浆细胞的炎症性浸润。本病和遗传也有一定关系,患者家族中患病率比一般人群高20倍。脊髓后侧索联合变性和周围神经病变发生于70%～95%的患者,也可先于贫血出现。胃酸缺乏显著,注射组胺后仍无游离酸。

(3)药物性巨幼细胞贫血:这组药物包括前述干扰叶酸或维生素B_{12}吸收和利用的药物以及抗代谢药等。药物性巨幼细胞贫血可分两大组:一组是用叶酸或维生素B_{12}治疗有效者,另一组是应用上述药物无效者。

(三)实验室检查

1.血象 巨幼细胞贫血血象具有以下特点:①大卵圆形红细胞增多,MCV常大于100fl,MCH常大于32pg。②中性粒细胞核分叶过多:5叶以上的中性粒细胞超过5%,或找到6叶以上的中性粒细胞超过1%,或计算100个中性粒细胞的核叶平均数超过3.5,或5叶以上和4叶以下中性粒细胞的比率超过0.17,均具有诊断价值。③重症病例常呈全血细胞减少,网织红细胞减少。

2.骨髓象 叶酸或维生素B_{12}缺乏,细胞内DNA合成速度减慢,致使细胞核变大、核质疏松,但胞浆内RNA及蛋白质的合成不受影响,造成RNA与DNA的比例失调,结果形成胞体巨大而核发育较幼稚,呈"核幼浆老"改变的巨型细胞。

骨髓三系细胞均可出现巨幼改变,但以红系最为明显,具有特征性,称巨幼红细胞,占骨髓细胞总数的30%～50%,其中巨原红及巨早幼红细胞可达半数以上。巨幼红细胞形态巨大,核染色质疏松,呈点网状结构。巨原红细胞核仁大而蓝,巨晚幼红细胞核染色质浓集差,核常靠边缘,可呈分叶状,浆内充满血红蛋白。成熟红细胞巨大而厚,常呈卵圆形,缺乏中心苍白区,并伴大小不等、嗜多色性或含有嗜碱性点彩、卡波环或豪-焦小体等。

粒系和巨核系的巨幼改变以晚幼粒和杆状核更显著,成熟粒细胞出现分叶过多。巨型改变也见于粒和巨核细胞系列,尤以晚幼粒细胞为突出。晚幼粒和杆状核粒细胞形态巨大,核形肿大,畸形,核染色质疏松,胞质中颗粒较粗,称巨晚幼粒和巨杆状核粒细胞。分叶核分叶过多,常在5叶以上,甚至达16叶,称巨多叶核粒细胞。巨核细胞体积也增大,核分叶过多,并且核间可不相连接。血小板生成障碍,可见巨大和形态不规则的血小板。

由于粒细胞生存期短、转换快,所以形态学改变先于红系细胞,但粒系巨幼变在治疗后恢复要迟于巨幼红细胞。需注意在维生素B_{12}或叶酸治疗开始6～24小时后即找不到典型巨幼红细胞。

3.叶酸及维生素B_{12}测定

(1)血清及红细胞内叶酸测定是诊断叶酸缺乏的可靠指标。血清叶酸正常为6～15ng/ml,叶酸缺乏者常低于3ng/ml;正常红细胞叶酸浓度为150～600ng/ml,低于100ng/ml表示缺乏。红细胞叶酸可反映体内贮存情况,不受叶酸摄入量的影响,因此诊断价值较大。

（2）血清维生素 B_{12} 测定是诊断维生素 B_{12} 缺乏的最有效证据。维生素 B_{12} 的正常值为 $150\sim1000pg/ml$，低于 $100pg/ml$ 诊断为维生素 B_{12} 缺乏。

4.胆红素代谢 巨幼细胞贫血表现为无效性的红细胞、粒细胞和血小板生成，巨幼细胞和大型红细胞的生存期均较正常为短，出现原位溶血，因此可出现血清胆红素增高、触珠蛋白降低、乳酸脱氢酶增高，特别是后者的增高提示溶血存在。

5.其他 Schilling 试验有助于判断维生素 B_{12} 缺乏的原因。脱氧尿核苷抑制试验有助于疑难病例的诊断。胃液分析恶性贫血呈真性缺乏，营养性叶酸和维生素 B_{12} 缺乏在有效治疗后胃酸可恢复正常。营养性巨幼细胞贫血患者 NAP 活性明显降低。

（四）诊断及鉴别诊断

1.诊断原则 由于巨幼细胞贫血骨髓细胞巨幼变常表现为显著性和典型性，而且这种形态学异常极少出现于或不见于其他病理情况，故形态学诊断简便易行。因此，巨幼细胞贫血形态学诊断要点有两条：①大细胞高色素性或大细胞正色素性贫血（血红蛋白几乎都<90g/L，甚至<20g/L，MCV>100fl，MCH>27pg）；②骨髓细胞巨幼变，骨髓造血旺盛，细胞巨幼变具有显著性和典型性（细胞群体性质异常），通常以幼红细胞变化为主，也可以粒系细胞显著生成和巨幼变为主。以上两条又以第2条最重要，因第1条是第2条的结果。

形态学确诊巨幼细胞贫血后，临床上常需确定病因，是叶酸缺乏还是维生素 B_{12} 缺乏，是单纯营养不合理性还是其他疾病所致，则需进一步做其他检查。

2.诊断标准 对于巨幼细胞贫血的诊断标准，目前尚无统一的规定，参照国内相关文献如下。

具有以下临床表现：①贫血；②消化道症状；③神经系统症状，后者主要为脊髓后侧束变性，表现为下肢对称性深部感觉及震动感消失，严重的可有平衡失调及步行障碍；也可同时出现周围神经病变及精神抑郁。

具有以下实验室检查特征：

（1）大细胞性贫血，MCV>100fl，多数红细胞呈大的卵圆形。网织红细胞常降低。

（2）白细胞和血小板也常减少，中性粒细胞核分叶过多（5叶者≥5%，6叶者≥1%）。

（3）骨髓增生明显活跃，红细胞系统呈典型的巨幼细胞变，巨幼红细胞>10%。粒细胞和巨核细胞系统也有巨幼变，特别是晚幼粒细胞形态改变明显，核质疏松、肿胀，巨核细胞有核分叶过多，血小板生成障碍。

（4）生化检查

1）血清叶酸测定（放免法）<6.91nmol/L（3ng/ml）；或维生素 B_{12}<74～103nmol/L（100～140ng/ml）。

2）红细胞叶酸测定（放免法）<227nmol/L（100ng/ml）。

具备上述生化检查1）、2）项，诊断为叶酸或维生素 B_{12} 缺乏，这类患者可同时伴有临床表现。若具有临床表现的（1）、（2）项，加上实验室检查（1）、（3）［或（2）］者，则诊断为叶酸缺乏的巨幼细胞贫血;若具有临床表现的(1)、(2)、(3)项[或仅有(3)],加上实验室检查(1)及(3)[或(2)]者,则诊断为维生素 B_{12} 缺乏的巨幼细胞贫血。

恶性贫血的诊断,除了与维生素 B_{12} 缺乏的巨幼细胞贫血相似的临床症状和细胞形态学表现外,还需要满足以下特殊检查,尤其确诊需要维生素 B_{12} 吸收试验阳性:

(1)血清维生素 B_{12} <29.6nmol/L(40ng/ml)。

(2)血清内因子阻断抗体阳性。

(3)维生素 B_{12} 吸收试验:24 小时排出量<4%,加服内因子后可恢复正常,判断为阳性。

3.鉴别诊断　巨幼细胞贫血的骨髓呈特征性形态改变,外周血呈大细胞性贫血,甚至是全血细胞减少,因此需要与相似形态或特征的疾病进行鉴别,主要包括白血病、MDS、一些神经系统疾病、全血减少性疾病以及引起大细胞性贫血的一些其他疾病。需要注意的是,巨幼细胞贫血常与营养缺乏有关,如合并缺铁性贫血,其红系的巨型改变可被掩盖而不典型,周围血液可见两种类型的红细胞,称为"双向性贫血",但此时粒系的巨型改变不易被掩盖,可资鉴别。

(1)急性失血或溶血性贫血所致的大细胞性贫血:急性失血或溶血性贫血,大量红细胞丢失或破坏,刺激骨髓红系造血功能代偿性增生,使尚未完全成熟的红细胞,即网织红细胞大量进入血液,使贫血呈现大细胞性,因此也需要与巨幼细胞贫血鉴别。鉴别并不困难,两者的临床表现、全血细胞分析、骨髓象表现以及其他生化检测指标都有所不同。但是需要注意的是,巨幼细胞贫血时因无效造血可存在一定程度的溶血表现,甚至可以并发溶血性贫血,此时需要结合患者的综合情况考虑,尤其是叶酸、维生素 B_{12} 水平的测定等。

(2)骨髓增生异常综合征(MDS):巨幼细胞贫血与 MDS 在临床上均可出现大细胞性贫血及全血细胞减少,骨髓检查中两者均可出现三系形态改变(包括原、早、中、晚幼红细胞核浆发育不平衡,形态异常及巨核细胞、粒细胞异常),两者容易混淆。但两者是两组本质不同的疾病,前者主要是由于叶酸和(或)维生素 B_{12} 缺乏引起的 DNA 合成障碍,导致骨髓细胞系列改变的一组良性贫血。后者是一种造血干细胞疾病,属恶性细胞克隆增生的范畴,WHO 分型已将 MDS 归类为髓系造血系统恶性肿瘤。MDS 诊断的重要依据是骨髓病态造血现象,但病态造血又并非 MDS 所特有,故在诊断 MDS 时,要进一步排除其他可能病态造血的疾病,特别是巨幼细胞贫血(MA)。

(3)急性红白血病(AML-M_6):急性红白血病也伴有红细胞巨幼样变,但骨髓原始细胞增多、细胞形态畸变,是急性白血病的一种,依据骨髓象和免疫分型可鉴别。

(4)再生障碍性贫血(AA):再生障碍性贫血是由于生物、化学、物理等因素导致造血功能减退或衰竭而引起全血细胞减少,临床表现为贫血、出血、感染等症状的一系列综合征。但再生障碍性贫血患者骨髓形态截然不同,故骨髓检查是主要的鉴别方法。

(5)阵发性睡眠性血红蛋白尿(PNH):典型病例有血红蛋白尿发作,易鉴别。不典型病例,临床主要为慢性贫血,外周血液中三系血细胞减少。但 PNH 出血、感染均较少、较轻,网织红细胞比例多大于正常,骨髓多增生活跃,幼红细胞增生较明显。蔗糖溶血试验、酸化血清溶血试验和蛇毒溶血试验(CoF)可呈阳性,尿含铁血黄素试验(Rous 试验)可呈阳性。红细胞微量补体溶血敏感试验(mCLST)可检出 PNH 红细胞,中性粒细胞碱性磷酸酶(N-ALP)减少,血浆及红细胞胆碱酯酶明显减少。骨髓或外周血 CD55(—)、CD59(—)细胞增多。

(6)急性造血功能停滞:本病常在溶血性贫血或感染发热的患者中发生,如遗传性球形细胞增多症、镰状细胞贫血、PNH、自身免疫性溶血性贫血等。少数病例也可发生在缺铁性贫血、营养不良性贫血和妊娠贫血等。上述疾病患者因某些诱因,如感染,尤其是病毒感染,使外周血三系细胞,尤其是红细胞骤然下降,网织红细胞可降至零,骨髓三系减少,故与再生障碍性贫血相似。但病程早期骨髓出现巨大原始红细胞,其形状结构均与原始红细胞相似,且组织化学反应也与原始红细胞一致。本症是一种自限性疾病,约经 1 个月可自然恢复。

三、铁粒幼细胞贫血

铁粒幼细胞贫血是一组由多种不同原因引起血红素合成障碍和铁利用不良的疾病,其特点是骨髓里有大量环形铁粒幼细胞生成,组织中铁也显著增加,血中可出现比例不等的低色素性红细胞。该病可为获得性,也可为遗传性。获得性铁粒幼细胞贫血可能是肿瘤性的,即一种可以进展为急性白血病的克隆性疾病,也可能因某些药物、毒物引起或与其他肿瘤、炎症性疾病伴发。

(一)病因及发病机制

铁粒幼细胞贫血的发病主要是铁代谢障碍,导致其在线粒体内异常堆积,从而引起机体的生化代谢损害及贫血等症状。虽然不同病因的铁粒幼细胞贫血产生的机制不尽相同,但从血红素的合成过程可以理解这些贫血的产生。

1.血红素合成障碍 铁粒幼细胞贫血骨髓红细胞 δ-氨基乙酰丙酸(ALA)合成酶缺乏已在遗传性铁粒幼细胞贫血和某些获得性铁粒幼细胞贫血的患者中得以证实,除了酶合成减少外,酶结构变异,破坏了其整体结构或磷酸吡哆醛结合部位的结构。有的患者存在其他酶的缺乏,如粪卟啉脱羧酶、血色素合成酶等;线粒体内铁负荷过大对酶活性存在抑制作用,使血色素合成酶活性降低。酒精中毒是继发性铁粒幼细胞贫血的常见原因,在各个步骤抑制血红素的合成。

2.吡哆醇代谢异常 缺乏吡哆醇出现典型的铁粒幼细胞贫血,提示吡哆醇在发病中的可能作用。铁粒幼细胞贫血可由药物引起,可能是因为药物降低了血中磷酸吡哆醇的水平,或影响 ALA 合成酶的活性,采用大剂量吡哆醇治疗有效。磷酸吡哆醛是粪卟啉合成初期一个必要的辅酶,在 ALA 合成酶介导下缩合甘氨酸和琥珀酰辅酶 A 形成 ALA。

3.无效造血是贫血产生的主要原因 血红素合成障碍导致红系的无效造血,铁负荷过重是结果,也是进一步加重的原因。当无效造血程度较轻时,功能正常的骨髓容易代偿。实验表明,铁进入血红素、新合成的血红蛋白进入血液均受到抑制,红细胞存活寿命可明显缩短。

(二)临床表现

1.遗传性铁粒幼细胞贫血 遗传性铁粒幼细胞贫血极为少见,文献报告可能还包括几种遗传类型和治疗效应不相同的贫血,因此是异质性的。其中 X 连锁病例较常染色体遗传为多,最近认识到是由于红细胞系统特异性 δ 氨基 γ 酮戊酸合成酶 2(ALAS2)基因突变所致,ALAS2 基因定位在 X 染色体上,并已获得克隆,为该病采用基因治疗的策略提供了可能性。

患者男性居多,生后数月或数年贫血即很明显,甚至出生前即可出现贫血,贫血为小细胞低色素性;性连锁的女性携带者,可见明显的双形性红细胞群。红细胞大小不等及异形常很明显,红细胞渗透脆性参差不齐,脆性增加和减低的细胞均存在。白细胞数通常正常或轻度减少。大多数病例均有脾肿大,脾切除术后白细胞数可明显增加。

2.原发性获得性铁粒幼细胞贫血 原发性获得性铁粒幼细胞贫血不属于特定的维生素或矿物质缺乏,对已知的补血药无效。它是一种多能干细胞缺陷性疾病,骨髓幼红细胞在成熟前即遭破坏,发生原位溶血,引起红细胞无效生成,红细胞寿命正常或轻度缩短。其他系统的细胞仅有轻度成熟障碍。

本病多见于 50 岁以上患者,男、女两性患病比例相等,主要表现为贫血的症状和体征。面色苍白、易疲劳、衰弱、活动后呼吸困难及心悸。肝脏可轻度肿大,少数患者脾脏轻度肿大。大部分患者呈轻度至严重的大细胞性贫血,血片常包括一群低色素性细胞,红细胞呈双形性;红细胞大小不等,嗜碱性点彩,也可见轻度异形红细胞等。贫血一般呈中度,但偶可低至 30g/L。白细胞和血小板计数一般正常,但也可以轻度异常,包括白细胞数减少、血小板增加或减少。骨髓红系增生,异常形态如空泡、小细胞、大细胞或双核原始红细胞可见,普鲁士蓝染色均显示病理性铁粒幼细胞,可为大量环形铁粒幼细胞或铁颗粒数量增加;1/3 的患者粒系病态造血,如颗粒减少、获得性 Pelger-Huet 异常、多分叶核或颗粒异常,或巨核系病态造血,如小巨核、大的分叶状巨核等可见。存在病态造血者在形态学分类中属于 MDS-RARS 范畴。

3.继发性获得性铁粒幼细胞贫血 某些药物和嗜酒可引起铁粒幼细胞贫血。最常见的药物是异烟肼、吡嗪酰胺和环丝氨酸,均为吡哆醇拮抗药。继发于药物的贫血可以很严重,但予吡哆醇治疗或撤停有关药物,则贫血很快改善。红细胞为低色素性,外周血片常表现为双形性,可区分出两类红细胞,网织红细胞计数低或正常。少数情况下,当应用吡哆醇治疗过程中贫血继续发展,此时应怀疑该患者另有基础的骨髓增生异常综合征或骨髓增殖性疾病。

也有文献报告存在一类获得性难治性铁粒幼细胞贫血,骨髓细胞遗传学异常为该病的克隆特征提供了证据,常涉及 8 号、11 号及 20 号染色体。女性获得性铁粒幼细胞贫血 X 染色体(一个断裂点在 Xq13)改变,需要与 X 染色体连锁的遗传性铁粒幼细胞贫血相鉴别。

(三)实验室检查

1.血细胞形态 铁粒幼细胞贫血的红细胞大小呈不均一性,可以为小细胞性贫血,但大部分患者呈轻度至严重的大细胞性贫血。血涂片常包括一群低色素性细胞,红细胞呈双形性,即部分红细胞为低色素性,而另一部分为正色素性。

2.骨髓细胞形态学 铁粒幼细胞贫血骨髓细胞呈增生性贫血,红细胞系明显增生,可有一些形态异常,如核固缩、空泡、核畸形等。骨髓铁染色显示外铁增多,环形铁粒幼细胞增多,或在其胞质中普鲁士蓝颗粒的数量增加。一般粒系和巨核系无明显改变,但在 MDS 基础上发生的原发性铁粒幼细胞贫血,粒系或巨核系可出现病态造血。

铁粒幼细胞是指幼红细胞中含有非血红素形式的铁聚集体,在光镜下呈现一个或多个普鲁士蓝染色阳性的颗粒;而含铁的颗粒围绕核周呈环状病理分布,称为环形铁粒幼细胞,电镜检查显示光镜下的颗粒体是负荷铁的线粒体结构。病理性环形铁粒幼细胞中含大量铁颗粒,沉积在线立体嵴之间,铁负荷的线粒体变形、肿胀、嵴模糊。因为幼红细胞的线粒体绕核分布,因此当线粒体铁过负荷时出现形态上的环核铁颗粒分布。

一般认为幼红细胞铁颗粒在 6 个以上,且绕核周分布 1/2 以上者,形态学描述为环形铁粒幼细胞。WHO 标准关于环形铁粒幼细胞描述为沉积于胞质铁粒≥10 颗,环核周排列≥1/3 者。国际 MDS 形态学工作组的标准为铁粒≥5 颗、环核周排列常≥1/3。

(四)诊断及鉴别诊断

1.诊断 铁粒幼细胞贫血的诊断主要根据血象特点、骨髓铁染色以及其他铁代谢的特征;因为铁粒幼细胞贫血是一类异质性疾病,治疗策略也不同,因此有必要对贫血的性质和原因进行进一步鉴别。

(1)首先确定是否为铁粒幼细胞贫血:主要根据血细胞形态初步筛查,呈小细胞低色素或呈双相性贫血。铁代谢检查呈蛋白、血清铁、转铁蛋白饱和度增高,总铁结合力减低等特点。骨髓细胞学检查是否存在较多的环形铁粒幼细胞,如果骨髓中环形铁粒幼细胞大于有核红细胞的 15% 应考虑诊断。

(2)其次为确定铁粒幼细胞贫血的类型:需要结合临床特征及患者病史、家族史等进行甄别。一般遗传性铁粒幼细胞贫血多有家族史,骨髓细胞学检查铁颗粒主要沉积于晚幼红细胞阶段.而获得性铁粒幼细胞贫血则各个阶段都可以出现。进一步进行染色体及分子生物学检查以确定是遗传性还是后天获得性。

(3)确定铁粒幼细胞贫血的原因:对于获得性铁粒幼细胞贫血,部分是在 MDS、白血病或 MPD 基础上发生的,或者是伴随发生的。对于继发性的,常常在去除继发因素,补充必要的维生素 B_6 后病情可以得到缓解。因此需要注意患者是单纯贫血,还是多系异常或全血减少,还要注意患者有无家族史、饮酒史及用药史等。注意低温环境、早产儿伴营养不良、胃切除及长期肠外营养而没有补充铜、摄入过多锌等导致铜缺乏,也可以出现铁粒幼细胞贫血。

2.鉴别诊断

(1)遗传性铁粒幼细胞贫血与获得性铁粒幼细胞贫血的鉴别:如前所述,前者有特定的家族史,染色体及分子生物学检查有助于遗传性铁粒幼细胞贫血的确诊。

(2)非 MDS 基础的原发性铁粒幼细胞贫血与难治性贫血伴环形铁粒幼细胞贫血(MDS-RARS)的鉴别:MDS-RARS 常呈全血细胞减少,骨髓两系以上的病态造血,可出现原始细胞增多,甚至在少数 AML-M_6、MPD 中也可以出现环形铁粒幼细胞;而非 MDS 基础的原发性铁粒幼细胞贫血主要表现为贫血,骨髓其他两系一般无明显的病态造血。

（3）遗传性铁粒幼细胞贫血与原发性血色病鉴别：两者均有铁负荷过重及组织内铁沉积的特征。从红细胞形态学来看，遗传性铁粒幼细胞贫血红细胞形态多为低色素性，形态呈双形性；而血色病一般很少有环形铁粒幼细胞存在。

（4）铁粒幼细胞贫血与红细胞生成型原卟啉病鉴别：卟啉病是一种较为常见的常染色体显性遗传性疾病，主要表现为皮肤光敏性皮炎，血细胞及血浆中卟啉水平增高，一般无特征性的环形铁粒幼细胞。因此原卟啉的检测及骨髓细胞学检查是鉴别的主要方法。

第四节　再生障碍性贫血检验

一、再生障碍性贫血

再生障碍性贫血（AA），简称再障，是由多种原因引起的骨髓造血干细胞及造血微环境的损伤，以致骨髓造血组织被脂肪代替引起造血功能衰竭的一类贫血。其特征是全血细胞减少，进行性贫血、出血和继发感染，患者以青壮年居多，男性多于女性。

（一）病因

再生障碍性贫血是表示骨髓造血功能衰竭的一组综合征，按其发病原因，可分为体质性（先天性）再生障碍性贫血和获得性再生障碍性贫血。通常所说的再生障碍性贫血是指后者，又可分为原发性再生障碍性贫血（未能查明原因的再生障碍性贫血或现在还未被人们认识到），继发性再生障碍性贫血指有某些化学物质和药物，如（氯霉素、苯等）、电离辐射、生物因素（如病毒性肝炎、结核等）以及妊娠、阵发性睡眠性血红蛋白尿症（PNH）等。统计资料表明，原发性再生障碍性贫血所占比例逐渐下降，继发性再生障碍性贫血有增多趋势。

（二）发病机制

再生障碍性贫血是再生障碍性贫血致病因素作用于人体而导致的，其机制复杂，往往是多方面作用的结果，目前公认的有造血干细胞缺乏、造血微环境的缺陷、免疫机制异常等。

1.造血干细胞受损　再生障碍性贫血患者的造血干细胞数量减少，或者有分化成熟障碍。用培养的方法证明再生障碍性贫血患者骨髓和血中粒细胞-单核细胞集落生成单位（CFU-GM）、红细胞集落生成单位（CFU-E）、巨核细胞集落生成单位（CFU-Meg）都减少；再生障碍性贫血的骨髓增生减低及淋巴组织萎缩，全身的淋巴细胞系也是减少的，这也很可能是由于多能干细胞的减少之故。从治疗的角度看，输入同种异基因骨髓亦即输入干细胞可使患者造血功能恢复，也证实再生障碍性贫血时干细胞的缺乏。

2.造血微环境的缺陷　少数再生障碍性贫血患者骨髓体外细胞培养生长良好，但移植得到的干细胞却不能很好增殖，对这种患者进行骨髓基质移植能使患者骨髓生长，据此认为这些患者有造血微环境的缺陷。

3.体液因素调节异常　再生障碍性贫血患者血清中造血调节因子活性增加，如集落刺激因子、红细胞生成素,有学者认为这些因子不能被运输至骨髓,而有学者认为这是患者的继发性代偿反应。少数患者造血负调控因子水平增高,如干扰素(INF)、白介素-2(IL-2)、前列腺素(PGE)等。

4.细胞免疫机制异常　部分患者存在 T 淋巴细胞介导的免疫抑制。一部分患者抑制性 T 淋巴细胞活性增强,抑制自身或正常人骨髓造血细胞的增殖,有人认为再生障碍性贫血患者 CD4/CD8 细胞比例无明显失衡,其骨髓抑制作用主要与活化的细胞毒性 T 淋巴细胞(TCL)有关。用免疫抑制药或 ATG 治疗可取得较好疗效。

其他如单核细胞抑制作用,第二信使 cAMP 水平下降,也被认为与再生障碍性贫血发病有关。

(三)病理生理

再生障碍性贫血的主要病变包括造血功能障碍、止血机制异常及免疫功能降低 3 个方面。

1.造血功能障碍

(1)造血组织的病变:骨髓增生减低,长管状骨多完全变为脂肪髓而呈蜡黄色油胨状,严重病例扁平骨亦变为脂肪髓。有的在脂肪髓中散在一些造血灶,造血灶中包括不同比例的造血细胞成分,但仍可见有较多的淋巴细胞及浆细胞,其增生程度可接近或超过正常。

(2)无效性红细胞生成和无效性血红素合成:慢性再生障碍性贫血骨髓虽有代偿性增生的部位,但此部位可能有无效性红细胞生成。

(3)其他如肾上腺皮质萎缩,重量减轻,皮质细胞内的脂肪、脂质及胆固醇含量均较多。肾上腺皮质分泌增加,但储备能力降低。患者血浆及血细胞的 CAMP 含量降低。男性患者睾丸萎缩,血清睾酮减低,雌二醇增加,这更不利于造血。

2.止血机制异常　部分患者凝血时间延长,凝血活酶生成障碍,少数患者血中出现类肝素抗凝物质。蛋白 C 含量及抗凝血酶活性增高。血小板除数量减少外,其体积变小,形态不规则,突起少,胞质透明,颗粒减少或消失,其黏附性、聚集性及血小板因子Ⅲ明显低于正常。微血管功能方面有不同程度改变。因此可出现广泛出血。

3.免疫功能降低　患者的粒细胞减少,其碱性磷酸酶阳性率和阳性指数增加,可能和细胞衰老有关。淋巴细胞绝对值减少,T 细胞、B 细胞均减少,T_8 增加,T_4/T_8 减少,甚至倒置。血清总蛋白与白蛋白含量均较正常减低,淋巴因子 IL-2、IL-2 受体、干扰素 γ 及肿瘤坏死因子增加(这些都对骨髓造血有抑制作用),自然杀伤细胞减少。表明患者的体液及细胞免疫功能都有异常。

(四)临床表现及分型

再生障碍性贫血的主要的临床表现为贫血、出血、发热和感染。由于这些症状发生的快慢、严重性以及病变的广泛程度不同,临床表现亦各异。国外根据病程分为急性再生障碍性贫血(<6 个月)、亚急性再生障碍性贫血(6 个月至 1 年)、慢性再生障碍性贫血(长于 1 年)3 类,后又提出重型再生障碍性贫血(SAA)。我国根据其发病原因、病程、病情、血象、骨髓象、转归

等方面特点,将再生障碍性贫血分为慢性再生障碍性贫血(SAA)和急性再生障碍性贫血(AAA)。

1.急性再生障碍性贫血 发病年龄 4～47 岁,多小于 12 岁,但各种年龄、性别都可发病。约 50%病例发病急骤,50%病例发病缓渐。约 50%病例以贫血发病,50%病例以出血发病,少数病例以发热发病,出血趋势十分严重,不仅有皮肤、黏膜等外部出血,且有多处内脏出血,包括消化道(便血)、泌尿生殖器(血尿、子宫出血)及中枢神经系出血。失血量较多。有的患者眼底出血致影响视力。发热及感染也较严重,体温多在 39℃ 以上,除呼吸道感染和口腔黏膜感染外,也可有肺炎、蜂窝织炎、皮肤化脓及败血症等。严重的感染常加重出血趋势,出血又易继发感染,而出血及感染都可加重贫血。

(1)血象:全血细胞减少,程度十分严重,血红蛋白可降至 30g/L 左右,白细胞降至 $1.0×10^9$/L 左右,中性粒细胞极度减少可至 10%,血小板可少于 $10×10^9$/L,网织红细胞大多少于 1%,可降为 0。红细胞、粒细胞形态大致正常。

(2)骨髓象:绝大多数病例多部位骨髓穿刺示增生不良,分类计数示粒、红系细胞减少,淋巴细胞、浆细胞、组织嗜碱性细胞及网状细胞增多,骨髓涂片中不易找到巨核细胞。可见非造血细胞团。

此型相当于国外的重型再生障碍性贫血(SAA),为与重型慢性再生障碍性贫血区别,称之为 SAA-Ⅰ。

2.慢性再生障碍性贫血 发病年龄 2～46 岁,但以 50～60 岁发病率高,男多于女。发病多缓渐,多以贫血发病,以出血或发热发病者甚为少见。出血趋势很轻,常见的出血为皮肤出血点或轻微的牙龈出血,很少有内脏出血,但青年女性可有不同程度的子宫出血。合并严重感染者甚少见,如有感染,亦常为感冒,体温多在 38℃ 以内。

(1)血象:全血细胞减少程度较轻,血红蛋白多在 50g/L 左右,白细胞多在 $2×10^9$/L 左右,中性粒细胞多在 25%左右,血小板降至$(10～20)×10^9$/L,网织红细胞多大于 1%。

(2)骨髓象:胸骨和脊突增生活跃,骨骼多增生减低。分类计数:增生活跃的部位红细胞系增多,且晚幼红细胞增多,巨核细胞减少;增生减低部位粒、红系都减少,多找不到巨核细胞,淋巴细胞百分率增多,片尾有较多脂肪细胞,骨髓小粒造血细胞所占的面积比率少于 50%。肉眼观察骨髓液有较多油滴。

如病程中病情恶化,临床、血象及骨髓象与急性型相似,称重型再生障碍性贫血Ⅱ型(SAA-Ⅱ)。

(五)检验项目

1.血象 再生障碍性贫血全血细胞减少为最主要特点,但早期红细胞、血细胞、血小板三者不一定同时出现减少,并且减少的程度也不一定呈平行关系。急性再生障碍性贫血属正色素正细胞性贫血,Hb、网织红细胞明显减低,白细胞减少,主要为中性粒细胞减少,而淋巴细胞比例相对增高。血小板减少,体积偏小,突起和颗粒减少,形态可不规则。慢性再生障碍性贫血各指标均要好于急性再生障碍性贫血。全血细胞减少程度较轻,血红蛋白多在 50g/L 左右,白细胞多在 2×10^9/L 左右,中性粒细胞多在 25% 左右,血小板降至 $(10 \sim 20) \times 10^9$/L,网织红细胞多大于 1%。

2.骨髓象 再生障碍性贫血患者的骨髓象特点为增生低下,造血细胞减少,脂肪多,穿刺涂片时见较多量的油滴,以致片膜不易干燥。必要时需结合骨髓活检考虑。急性型绝大多数病例多部位骨髓穿刺示增生不良,分类计数示粒、红系细胞减少,淋巴细胞、浆细胞、组织嗜碱性细胞及网状细胞增多,骨髓涂片中不易找到巨核细胞。可见非造血细胞团。慢性型胸骨和脊突增生活跃,骨骼多增生减低。分类计数:增生活跃的部位红细胞系增多,且晚幼红细胞增多,巨核细胞减少;增生减低部位粒、红系都减少,多找不到巨核细胞,淋巴细胞百分率增多,片尾有较多脂肪细胞,骨髓小粒造血细胞所占的面积比率少于 50%。肉眼观察骨髓液有较多油滴,如病程中病情恶化,临床、血象及骨髓象与急性型相似,称重型再生障碍性贫血Ⅱ型(SAA-Ⅱ)。

3.细胞化学染色 常用于再生障碍性贫血检验的化学染色是中性粒细胞碱性磷酸酶(NAP),再生障碍性贫血患者 NAP 值升高,随病情改善而下降。另外过碘酸-雪夫反应(PAS)、骨髓铁染色也可用于再生障碍性贫血的检验,再生障碍性贫血患者中性粒细胞 PAS 反应比正常人显著增强,骨髓铁染色显示铁储存量偏高,常在＋＋～＋＋＋以上。

中性粒细胞碱性磷酸酶染色

原理:显示碱性磷酸酶的方法有钙-钴法和偶氮耦联法两种。血细胞的碱性磷酸酶(ALP)在 pH 9.6 左右的碱性条件下将基质液中的 β 甘油磷酸钠水解,产生磷酸钠,磷酸钠与硝酸钙发生反应,形成不溶性磷酸钙。磷酸钙与硝酸钴发生反应,形成磷酸钴,磷酸钴与硫化氨发生反应,形成不溶性棕黑色的硫化钴沉淀,定位于酶活性之处。

参考值:正常情况下碱性磷酸酶主要存在于成熟中性粒细胞,除巨噬细胞可呈阳性反应外,其他血细胞均呈阴性反应。成熟中性粒细胞碱性磷酸酶(NAP)的积分值为 7～51 分。

临床意义:NAP 有年龄、性别以及月经周期、妊娠期、应激状态等生理变化。在临床中 NAP 染色主要用于:细菌性感染升高,而病毒性感染时一般无明显变,因而可有助于鉴别感染;慢性粒细胞白血病的诊断与鉴别诊断,CML 的 NAP 明显降低,甚至到 0;再生障碍性贫血的 NAP 积分值增高。

4.造血髓总容量 用放射性核素扫描技术,放射性核素进入患者体内,被骨髓单核-巨噬系统细胞吞噬而成像,证实再生障碍性贫血患者的造血髓总容量减少。

5.骨髓细胞培养 再生障碍性贫血属于造血干细胞异常疾病,通过粒细胞、巨噬细胞集落形成单位(CFU-GM)、红细胞集落形成单位(CFU-E、BFU-E)、T 淋巴细胞集落形成单位(CFU-TL)等培养来观察干细胞的异常。

(1)再生障碍性贫血患者的 CFU-GM 集落数明显减少或为零,丛形成亦减少,但丛/集落比值明显高于正常。暴式红细胞集落形成单位 BFU-E 和 CFU-E 培养集落形成都减少甚至为零。所以细胞培养可作为诊断再生障碍性贫血的重要方法。

(2)再生障碍性贫血集落数减少的程度与病情严重性较一致,病情好转时集落数上升,因此细胞培养可作为病情判断和疗效观察的重要方法。

(3)CFU-TL 的培养有助于研究再生障碍性贫血发病的免疫机制。若上述培养生长为正常的再生障碍性贫血患者理论上应属造血诱导微环境(HIM)缺陷,可通过成纤维细胞培养 CFU-F 来证实。再生障碍性贫血的发病机制不同,细胞培养的结果也不同,因此细胞培养对研究再生障碍性贫血的发病机制和指导临床治疗有重要价值。

6.免疫功能检验

(1)T 细胞检验:对再生障碍性贫血患者的免疫功能检验有 E 玫瑰花环形成试验、淋巴细胞转化试验、T 细胞亚群测定,淋巴因子 γ-IFN、IL-2 可增高,IL-1 减少等。

(2)B 细胞检验:患者 B 细胞膜表面免疫球蛋白(SmIg)标记明显减低,血清免疫球蛋白可减低,循环免疫复合物(CIC)可增高等。

随着流式细胞仪的广泛应用,利用单克隆抗体直接分析再生障碍性贫血患者血液或骨髓的淋巴细胞各亚群的数量和功能。

(3)单核细胞减少:再生障碍性贫血患者外周血单核细胞比例减低或仍维持正常范围,但绝对数一定减少。

7.其他检验

(1)染色体,再生障碍性贫血患者淋巴细胞姐妹染色单体互换(SCE)率可用于了解细胞 DNA 的损伤和修复。正常人 SCE 率较低,而再生障碍性贫血患者 SCE 率增高,提示染色体 DNA 的损伤。

(2)红细胞生成素(EPO),慢性再生,障碍性患者红细胞生成素显著升高,但多数贫血患者红细胞生成素也升高。

(3)血小板平均容积(MPV),正常人血小板数与 MPV 呈非线性负相关,血小板数愈低,MPV 愈大,而再生障碍性贫血患者血小板数越低,MPV 越小。在再生障碍性贫血患者治疗过程中 MPV 明显增大,待病情稳定后 MPV 又逐渐变小,并且 MPV 增大的出现比骨髓及血象恢复早。所以 MPV 是预示骨髓恢复的指标,MPV 大小还可以预示有无出血倾向。

(4)血红蛋白 F 测定,慢性再生障碍性贫血贫血患者血红蛋白 F 升高,一般认为血红蛋白 F 升高的再生障碍性贫血患者预后较好。

(六)诊断标准

当患者血液表现为全血细胞减少,特别是伴有出血、发热、感染时,而脾不大,均应考虑再生障碍性贫血的可能。再生障碍性贫血的诊断要考虑:①全血细胞减少,有一些不典型的再生障碍性贫血贫血有一、两系统血细胞先后或同时减少,最后发展为全血细胞减少。②骨髓多增生低下,慢性再生障碍性贫血或不典型再生障碍性贫血的增生灶处可呈骨髓增生活跃。疑为再生障碍性贫血患者,应做骨髓活检,有条件的可以做全身放射性核素扫描。③确诊再生障碍性贫血后,通过全面实验室检查可进一步确定其类型,并尽可能查明原因。

1.国内标准 1987 年第四届全国再生障碍性贫血学术会议修订再生障碍性贫血诊断标

准为:④全血细胞减少,网织红细胞绝对值减少;②一般无肝脾肿大;③骨髓至少有一个部位增生减少或不良,非造血细胞增多;④排除其他伴有全血细胞减少的疾病;⑤一般抗贫血治疗无效。

2.急性再生障碍性贫血诊断标准 综合国内外文献,作如下总结。

(1)有急性再生障碍性贫血临床表现:发病急,贫血进行性加剧,常伴有严重感染、内脏出血。

(2)血象:血红蛋白下降较快,并具备下述两条:①网织红细胞<0.01,绝对值<$15×10^9$/L;②白细胞数明显减少,中性粒细胞绝对值<$0.5×10^9$/L;③血小板<$20×10^9$/L。

(3)有急性再生障碍性贫血骨髓象表现:①多部位增生减低,三系造血细胞明显减少;②非造血细胞增多,淋巴细胞比例明显增高。

3.慢性再生障碍性贫血诊断标准 须符合下述3项标准。

(1)有慢性再生障碍性贫血临床表现:发病慢,贫血、感染、出血较轻,可出现病情恶化。

(2)血象:慢性再生障碍性贫血患者血红蛋白下降较慢,网织红细胞、白细胞数及血小板比急性再生障碍性贫血高。

(3)骨髓象:慢性再生障碍性贫血患者骨髓有三系或两系血细胞减少,至少一个部位增生不良,可见有核红细胞,巨核细胞明显减少,非造血细胞增加。

4.国外标准 参照美国标准,并结合近年的国外文献作如下综述。

(1)标准型再生障碍性贫血:①粒细胞<$0.5×10^9$/L;②血小板计数<$20×10^9$/L;③网织红细胞<0.01(以上3项中符合2项);④骨髓增生中至重度减低,非造血细胞>0.70;⑤除外其他全血细胞减少性疾病。

(2)轻型再生障碍性贫血:④骨髓增生减低;②全血细胞减少。

(七)鉴别诊断

多种疾病具有与再生障碍性贫血相似的全血细胞减少,故需与再生障碍性贫血相鉴别。

1.阵发性睡眠性血红蛋白尿症(PNH) 该症是再生障碍性贫血患者首要鉴别的疾病。此症伴全血细胞减少,且再生障碍性贫血患者中偶尔也可出现对补体敏感的红细胞,因此这两种病可混淆。但 PNH 是溶血性贫血,患者有黄疸,网织红细胞轻度增高,酸溶血试验阳性,发作时有血红蛋白尿,骨髓红系增生活跃等,再生障碍性贫血患者多没有这些特点。

再生障碍性贫血与 PNH 均属于造血干细胞发育异常疾病,少数病例可相互转化,即先表现为再生障碍性贫血后出现 PNH 的实验室检查特征,或先表现为 PNH 后出现慢性骨髓造血功能低下,称为 AA-PNH 综合征。有人认为一部分再生障碍性贫血的本质是 PNH 前期状态,而 AA-PNH 综合征只是这些病例的发展过程。

2.骨髓增生异常综合征(MDS) MDS 的血象和临床症状,有时与再生障碍性贫血很相似。临床工作中常遇到的情况是增生度较活跃的患者,是 MDS 无效造血,还是再生障碍性贫血增生灶或再生障碍性贫血对治疗的反应;还有低增生的 MDS 也要与再生障碍性贫血相鉴别。MDS患者除可有原始细胞不同程度的增多,主要是其细胞形态的畸形,巨核细胞多不减少,可有小巨核细胞,骨髓病理检查有助于鉴别。此外 NAP 也有助于鉴别。

有人认为某些再生障碍性贫血病程中可出现细胞的异常克隆,因此可以向 MDS 或急性白血病转化。

3.急性白血病 低增生性白血病可表现为全血细胞减少,尤其外周血中原始细胞很少时,容易与再生障碍性贫血混淆,骨髓检查即可鉴别。但有些低增生性白血病与再生障碍性贫血鉴别就较为困难,此时应多部位复查或做骨髓活检。

4.肝炎后再生障碍性贫血 肝炎患者可有一过性血细胞减少,一般可恢复;少数患者可发生严重的再生障碍性贫血,预后较差。

5.其他 还要与营养性巨幼细胞贫血、原发性血小板减少性紫癜(ITP)、脾功能亢进、粒细胞缺乏症、骨髓病性贫血等相鉴别。

(八)疗效标准

1.基本治愈 患者血象恢复,男性血红蛋白>120g/L,女性血红蛋白>10^9/L,WBC>4×10^9/L,血小板计数>80×10^9/L,临床症状消失,一年以上未复发。

2.缓解 男性血红蛋白>120g/L,女性血红蛋白>100/L,WBC>3.5×10^9/L,血小板也有一定程度的增加,临床症状消失,随访3个月病情稳定或继续恢复。

3.明显进步 患者贫血和出血症状明显好转,不输血,血红蛋白比治疗前1个月内上升30g/L 以上且能维持3个月。

以上标准均须3个月内不输血。

4.无效 经充分治疗后,血象、症状均未达到明显进步。

(九)其他造血功能障碍性贫血

1.先天性再生障碍性贫血 又名先天性全血细胞减少综合征或范科尼贫血。本病有家族性,呈常染色体隐性遗传,遗传基因易受到外界多因素而变异,淋巴细胞或成纤维母细胞培养出较多的断裂。男女发病约为2:1。临床上常见自幼贫血,智力低下,常伴先天畸形(包括指、趾、尺桡骨、眼、肾及生殖器官发育畸形)和先天性心脏病。

该病血象呈正细胞正色素性贫血,可见靶形和巨幼红细胞,全血细胞减少,中性粒细胞有中毒颗粒,HbF 常增加。骨髓象主要呈现再生障碍或不良,造血细胞减少,脂肪细胞增多。

2.急性造血停滞(AAH) 也称急性再生障碍危象。本病常在原有慢性贫血病或其他疾病的基础上,在某些诱因作用下,促使造血功能紊乱和代偿失调,血细胞暂时性减少或缺如,一旦诱因除去,危象可随之消失。

常见的原发病有各种遗传性慢性溶血性贫血、营养性贫血,或在其他原发病基础上,又患感染(如某些病毒或细菌感染)、多种营养素缺乏和免疫调节紊乱。也可因服用某些直接损害血细胞膜的药物,影响 DNA 合成而致发病。

该病的贫血比原有疾病严重,Hb 常低至15～20g/L,网织红细胞减低,淋巴细胞占绝对多数,中性粒细胞有中毒颗粒。除去诱因后,血象可逐渐恢复,先是网织红细胞和粒细胞上升,Hb 则恢复较慢。骨髓象多数增生活跃,但有的减低,尤其红细胞系受到抑制,粒红比例增大。在涂片周边部位出现巨大原始红细胞是本病的突出特点,胞体呈圆形或椭圆形,20～50μm,有少量灰蓝色胞质内含天青胺蓝色颗粒,出现空泡及中毒颗粒,胞核圆形或多核分裂型,核仁1～2个,核染色质呈疏网状。部分患者有粒系和巨核细胞系成熟障碍。治疗后各系的成熟障碍会逐渐恢复。

3.纯红细胞再生障碍性贫血。

二、纯红细胞再生障碍性贫血

纯红细胞再生障碍性贫血(PRCA),简称纯红再生障碍性贫血,是指因红细胞系统祖细胞受损衰竭而致骨髓中单纯红细胞减少或缺如的红细胞系统造血功能障碍性贫血。本病分为先天性和获得性两类,前者病例可伴有先天性畸形并有家族史,患儿出生后出现症状者称Diamond-Blakfan综合征,有遗传基因的异常。骨髓红系发育障碍停止在定向干细胞和早期原红细胞阶段,因此幼红细胞极度减少,其他二系均正常。获得性者有不同病因。

(一)病因学分类

1.先天性纯红细胞再生障碍性贫血　先天性纯红再生障碍性贫血又称 Diamond-Blakfan贫血,是一种罕见的慢性贫血。婴幼儿时期发病,部分患儿合并先天畸形。本病可能为遗传性疾病,患者有免疫机制障碍。近年研究表明,红细胞系统细胞生成障碍是因为:①一些患者造血多能干细胞向红细胞系统祖细胞分化有障碍;②红细胞系统祖细胞对红细胞生成素 EPO 敏感性明显下降。有人还认为血清中存在抑制血红素生成的物质。

2.获得性纯红细胞再生障碍性贫血

(1)原发性获得性纯红细胞再生障碍性贫血大部分病例已证实系自身免疫性疾病,血浆中存在 IgG 型抗幼红细胞抗体,可抑制幼红细胞生成和破坏已生成的幼红细胞。

(2)继发性获得性纯红细胞再生障碍性贫血胸腺瘤是继发性纯红细胞再生障碍性贫血最常见的原因,亦可合并或继发于其他肿瘤、自身免疫病、病毒感染(微小病毒)等。

少数患者红细胞生成素水平很低,并且存在红细胞生成素抗体或抑制物,但大多数原发性纯红再障的红细胞生成素增高;也有人认为与细胞免疫异常有关,患者抑制性 T 细胞增多。

(二)发病机制

本病某些病例合并胸腺瘤提示免疫作用在病因和发病中占有重要地位。T 细胞是造血干细胞在胸腺中由胸腺素作用分化而成,与细胞免疫有关。胸腺增生不良时与免疫缺陷病有关,胸腺过度增生或胸腺瘤常被偶然发现,且常无症状。但有些胸腺瘤又合并重症肌无力,低 γ 球蛋白血症和类风湿关节炎等。这些提示纯红再障可能是因对红系细胞的免疫排斥而发生。肾上腺皮质激素及免疫抑制药治疗有效也支持这种论点。

有时淋巴系统增殖性疾病(慢淋或淋巴瘤)合并 PRCA,此时 Tr 细胞有直接抑制 CFU-E

发育的作用。合并胸腺瘤的纯红再障的发病机制还未明确,此种患者的血清在体外并不抑制红细胞生成,但去除骨髓的 T 细胞后红系祖细胞的集落增加,表明患者的 T 细胞有抑制作用。

(三)临床表现

贫血是 PRCA 唯一的症状和体征。如合并胸腺瘤,瘤体也较小,不易从物理检查时查知。一般不合并先天的异常。

(四)实验室检验

1.血象 贫血呈正细胞正色素性,血红蛋白呈进行性下降,网织红细胞减少或为 0,白细胞及血小板正常或轻度减少。

2.骨髓象 主要呈单纯红系增生不良。

3.骨髓细胞培养 患者 BFU-E 及 CFU-E 减少。

4.其他检验 骨髓基质内广泛的含铁血黄素沉积,铁染色试验呈强阳性和血清铁增高,血及尿中红细胞生成素增多,IgG 可增高,抗核抗体阳性或有狼疮细胞,还可出现冷凝集素、冷溶血素、温凝集素、嗜异性抗体阳性等。

(五)诊断标准

1.国内标准 纯红细胞再生障碍性贫血是一种少见的疾病,对于无法解释的单纯贫血要考虑本病的可能。诊断主要是血象和骨髓象红细胞系统明显减少。

(1)临床表现:①有贫血症状;②无出血、发热及肝脾增大。

(2)血象:正细胞正色素性贫血,白细胞和血小板一般正常。

(3)骨髓象:单纯红细胞系统增生低下,一般无病态造血。

(4)其他:做溶血检查以除外溶血性贫血;注意发病年龄、有无畸形以除外先天性纯红再生障碍性贫血;注意有无原发病或诱因以确定是否为继发性纯红细胞再生障碍性贫血。

2.国外标准 国外诊断纯红细胞再生障碍性贫血,其临床表现、血象、骨髓象基本与国内一致,另外还有一些诊断条件:①骨髓细胞培养示 BFU-E 及 CFU-E 减少;②微小病毒 B19 检测阳性;③血清红细胞生成素升高;④血清中有涉及自身免疫性疾病的多种抗体。

(六)鉴别诊断

原发性纯红细胞再生障碍性贫血的先天畸形须注意与 Fanconi 贫血相鉴别,获得性纯红细胞再生障碍性贫血应注意其原发病的特殊临床表现。有些纯红细胞再生障碍性贫血最终可向白血病转化;还有少数骨髓增生异常综合征以纯红细胞再生障碍性贫血形式出现,但是纯红细胞再生障碍性贫血不具备骨髓增生异常综合征病态造血的形态异常。

(七)疗效标准

疗效标准参照再生障碍性贫血的标准,纯红细胞再生障碍性贫血除了白细胞和血小板正常外,其余标准均与再生障碍性贫血一致。

参考文献

1.罗小平,刘铜林.儿科疾病诊疗指南(第 3 版)[M].北京:科学出版社,2020.

2.吴小川.儿科临床思维(第 3 版)[M].北京:科学出版社,2019.

3.王卫平,孙锟,常立文.儿科学(第 9 版)[M].北京:人民卫生出版社,2018.

4.赵祥文.儿科急诊医学(第 4 版)[M].北京:人民卫生出版社,2015.

5.陈国洪.儿科神经系统发作性疾病的诊断与治疗[M].郑州:河南科学技术出版社,2019.

6.刘春峰.儿科诊疗手册(第 3 版)[M].北京:科学出版社,2020.

7.宋涛.儿科急症诊疗精要[M].北京:化学工业出版社,2017.

8.朱翠平,李秋平,封志纯.儿科常见病诊疗指南[M].北京:人民卫生出版社,2019.

9.蔡威.儿科临床营养支持[M].上海:上海交通大学出版社,2019.

10.桂永浩.实用小儿心脏病学(第 6 版)[M].北京:科学出版社,2019.

11.黄国英,黄陶承,王艺.社区儿科常见疾病诊治指南[M].上海:复旦大学出版社,2019.

12.李德爱,陈强,游洁玉,等.儿科消化系统疾病药物治疗学[M].北京:人民卫生出版社,2019.

13.申昆玲,龚四堂.儿科常见疾病临床指南综合解读与实践·呼吸消化分册[M].北京:人民卫生出版社,2017.

14.查艳,黄山.尿液生物化学与检验[M].北京:人民卫生出版社,2019.

15.杨国珍,李兴.临床生物化学检验试验指导[M].北京:科学出版社,2019.

16.夏金华,舒文.免疫检验技术[M].北京:科学出版社,2019.

17.李凤巧.临床疾病血生化检验[M].昆明:云南科技出版社,2016.

18.丛玉隆,尹一兵,陈瑜.检验医学高级教程[M].2 版.北京:科学出版社,2019.

19.仲其军,江兴林,范颖.生物化学检验[M].武汉:华中科技大学出版社,2017.

20.朱中梁.检验医学与临床[M].昆明:云南科技出版社,2016.

21.程凤菊.新编临床检验学[M].北京:中医古籍出版社,2016.

22.毕玲.医学检验与临床[M].北京:科学技术文献出版社,2016.

23.王治国,费阳,康凤凤.临床检验质量指标[M].北京:人民卫生出版社,2016.